高血压理论与临床实践

主　编　赵海鹰　王　浩
副主编　李　玲　崔淑娴
编　委　（以姓氏汉语拼音排序）
崔淑娴　樊彩妮　赫连曼　李　玲
孟凡森　王　浩　王梦琳　王珊珊
谢桥涛　赵海鹰

河南大学出版社
HENAN UNIVERSITY PRESS
·郑州·

图书在版编目(CIP)数据

高血压理论与临床实践 / 赵海鹰，王浩主编．—郑州：河南大学出版社，2019．1
ISBN 978 - 7 - 5649 - 3661 - 7

Ⅰ．①高… Ⅱ．①赵… ②王… Ⅲ．①高血压-诊疗 Ⅳ．①R544．1

中国版本图书馆 CIP 数据核字(2019)第 023963 号

责任编辑 付会娟
责任校对 陈 巧
封面设计 郭 灿 马 龙

出版发行 河南大学出版社
地址：郑州市郑东新区商务外环中华大厦 2401 号
邮编：450046
电话：0371-86059712(高等教育与职业教育出版分社)
0371-86059701(营销部)
网址：www. hupress. com
排　　版 河南宏运蓝图文化传媒有限公司
印　　刷 北京虎彩文化传播有限公司
版　　次 2019 年 7 月第 1 版
印　　次 2019 年 7 月第 1 次印刷
开　　本 787 mm×1092 mm 1/16　　**印　　张** 14．5
字　　数 344 千字　　**定　　价** 42．00 元

(本书如有印装质量问题，请与河南大学出版社营销部联系调换)

前　言

高血压是最常见的慢性病,《中国居民营养与慢性病状况报告(2015年)》显示,2012年我国18岁及以上成年人群高血压的患病率已升至25.2%,根据2010年第六次全国人口普查数据,测算中国高血压患病人数为2.7亿人。高血压是导致心脑血管疾病的主要危险因素,可引起脑卒中、心肌梗死、心力衰竭、主动脉夹层、慢性肾脏病及周围性血管疾病等严重并发症的发生,致残率高。

我国高血压“三高”(患病率高、致死率高、致残率高)的原因除与患者的健康知识缺乏、认知水平低、生活方式不健康有关外,也与患上高血压不能得到正确的治疗相关。笔者在长期临床工作中,经常遇到有些患者在就诊前从来未测量过血压,有些患者眼睛已经失明才知道患有高血压,有些患者到医院就诊时肾脏功能已经严重受损到尿毒症阶段,有些患者心脏肥大、心功能衰竭出现症状时才就诊。高血压又被称为“沉默的杀手”,大约有一半高血压患者平时无任何的不适,这样造成患者即使知道自己患上高血压也并不主动就医,或者服药不规律,或者在未经任何检查前自行从市面的药店购买降压药物口服,更有甚者听从广告口服“保健品”、穿戴“保健衣服”,擅自停用降压药物,更不重视在家庭监测血压。由于高血压长期得不到有效控制,这些患者会突然因脑卒中、心肌梗死或者主动脉夹层而数小时内死亡或者致残。并发症导致的残疾,不但使患者本人生活质量严重下降,也给家庭和国家造成沉重的经济负担。

《中国心血管病报告2016》指出:根据2010年第六次全国人口普查数据,2015年死于脑血管疾病的城镇居民为85.36万人,农村居民为103.49万人。2015年城市居民冠心病死亡率110.67/10万,农村居民冠心病死亡率110.91/10万。2015年心脑血管疾病的住院费用中,急性心肌梗死为153.40亿元,颅内出血为231.99亿元,脑梗死为524.26亿元,扣除物价因素的影响,自2004年以来,三项费用年均增长速度分别为30.13%、18.06%和23.47%。《中国居民营养与慢性病状况报告(2015年)》显示,2012年≥18岁人群高血压的知晓率、治疗率、控制率(下称“三率”)分别为46.5%、41.1%、13.8%。尽管“三率”与2002年比较有较大幅度的提高,但高血压防治形势仍然非常严峻。《中国防治慢性病中长期规划(2017~2025)》指出:到2020年和2025年,力争30~70岁人群因心脑血管疾病、癌症、慢性呼吸系统疾病和糖尿病导致的过早死亡率,分别较2015年降低10%和

20%。当排除继发性高血压之后，高血压通过规律服用降压药物结合非药物治疗是可以有效预防和控制的疾病。为实现提高高血压知晓率、治疗率、控制率以及《中国防治慢性病中长期规划(2017～2025)》的目标，一方面政府需要进一步加大高血压防治的政策投入力度，同时基层广大的医务人员需要不断强化规范化诊治高血压理论和技术方面的培训，把高血压患者从广度和深度科学地管理起来。

河南省作为人口大省，高血压患病基数大，估算高血压患者人数约2000万。如何切实提高高血压的诊治水平，有效地提高高血压的控制率，减少高血压并发症的发生，是高血压防治工作者长期研究的课题。高血压患者大部分在基层，由于医疗条件以及医疗资源的分布不均，我省基层高血压诊治水平相对落后于省、市级医疗单位，诊治不规范现象普遍存在，广大的基层医疗机构医生的诊治水平亟待提高。为给基层临床工作者提供一本实用性强的参考书，本书从临床基础理论出发，基础部分有规范化血压测量、高血压规范化药物治疗等；结合临床工作经验，同时查阅了最新的高血压及相关疾病文献，尤其在继发性高血压和难治性高血压方面参阅文献较多，比如阻塞性睡眠呼吸暂停综合征与高血压、精神心理因素与高血压等章节均比较新颖，是目前国内外普遍关注的继发性高血压。本书的读者面向临床工作者，既可以作为培训教材，也是临床工作者诊断和治疗高血压的参考书籍。

由于时间仓促，编写人员水平有限，书中难免有不足之处，恳请广大读者批评指正。

编 者

2019年5月

目　　录

第一章　高血压概述

一、流行病学

我国人群高血压患病率及其变化趋势：过去50年，我国曾进行过四次大规模高血压患病率的人群抽样调查。根据2010年全球疾病负担研究，中国每年由于血压升高而导致的过早死亡人数高达200万人，每年直接医疗费用达366亿元人民币。

据2002年调查，中国18岁及以上成人高血压患病率为18.8%。估计全国患病人数1.6亿人，与1991年相比，患病率上升31%，患病人数增加7000多万人。《中国居民营养与慢性病状况报告（2015年）》显示，2012年中国18岁及以上居民高血压患病率为25.2%。近几年各地高血压患病率都呈上升趋势。北方地区高于南方，部分北方地区高达30%以上。从1979年到2002年的演变趋势看，不同性别人群的患病率都呈上升趋势，城乡人群高血压患病率差别在缩小，城乡人群高血压患病率在1979年分别为10.8%、6.2%，在2002年分别为19.3%、18.6%。2012年中国15岁及以上人群高血压患病率为24%，2012年全国高血压患者人数约为2.7亿人。

队列研究表明，高血压发病率呈上升趋势。从1991～1997年队列的2.9/100人/年增加到2004～2009年队列的5.3/100人/年。

正常高值血压：据2002年调查，中国18岁及以上居民正常高值血压检出为34%，男性高于女性，正常高值检出率在40～59岁年龄段最高。估算全国有3亿人为正常高值血压。与正常血压人群相比，正常高值血压人群脑卒中发病危险增加56%，冠心病危险增加44%，总心血管病危险增加52%。《中国心血管病报告2017》发布：1991～2011年中国健康与营养调查（CHNS）在中国9个省市（2011年增至12个省市）对18岁及以上成年人进行了8次横断面调查，血压正常高值年龄标化检出率从1991年的23.9%增加到2011年的33.6%，2006年前呈明显上升趋势，2006年至2011年间变化无统计学差异。

高血压的知晓率、治疗率和控制率在逐年增高：2002年高血压的知晓率、治疗率、控制率和治疗控制率分别为30.2%、24.7%、6.1%和25.0%；与1991年前三项的26.6%、12.2%和2.9%相比有所提高，但仍处于较差水平。对于有上亿高血压患者的中国，这意味着高血压患者接受降压药物治疗的人数十年内增加了近3千万人，血压控制达到目标水平的人数增加了6百万人。在许多高血压防治研究社区的管理人群中，高血压控制率已达60%以上。同期高血压的最主要并发症——脑卒中的死亡率也在我国部分城市中老年人口中以每年3%的速度平稳下降。2009～2010年13省18岁及以上50～171名参与者的调查显示，高血压的知晓率、治疗率、控制率和治疗控制率分别为42.6%、34.1%、9.3%和27.4%，女性高于男性，城市高于农村，较2002年调查相比又有所上升。《中国居民营养与慢性病状况报告(2015 年)》显示,2012 年 18 岁及以上人群高血压的知晓率、治疗率和控制率高于 1991 年和 2002 年的全国调查结果,尤其是控制率水平提高明显。2012 年,高血压的知晓率、治疗率和控制率分别为 46.5%、41.1% 和 13.8%。

不同年龄、性别儿童的血压水平均呈上升趋势。1991 ~2009 年中国健康和营养调查显示,少年儿童的高血压患病率呈持续上升趋势,从 1991 年的 7.1% 上升到 2009 年的 13.8%,年均上升率为 0.47%。2010 年全国学生体质调研 19 万余名 7 ~17 岁汉族学龄儿童血压结果显示:儿童高血压患病率为 14.5%,且不同性别的高血压患病率均随年龄呈上升趋势。

住院高血压患儿的病因以继发性高血压为主(占 52.0%),且年龄低于原发性高血压儿童。肾原性疾病始终占据首位,占儿童继发性高血压的 1/3 ~2/3;近年发现,药物因素导致的继发性高血压成为第 2 位病因,占 18.3%。我国人群高血压流行的一般规律为:高血压患病率随年龄增长而升高;女性在更年期前患病率略低于男性,但在更年期后迅速升高,甚至高于男性;高纬度寒冷地区患病率高于低纬度温暖地区,高海拔地区高于低海拔地区;与饮食习惯有关,盐和饱和脂肪摄入越高,平均血压水平和患病率也越高。我国人群高血压流行有两个比较显著的特点:从南方到北方,高血压患病率呈递增趋势,可能与北方年平均气温较低以及北方人群盐摄入量较高有关;不同民族之间高血压患病率也有一些差异,生活在北方或高原地区的藏族、蒙古族和朝鲜族等患病率较高,而生活在南方或非高原地区的壮族、苗族和彝族等患病率则较低,这种差异可能与地理环境、生活方式等有关,尚未发现各民族之间有明显的遗传背景差异。

二、病因及病理生理

超重和肥胖身体脂肪含量与血压水平呈正相关。人群中体重指数(BMI)与血压水平呈正相关,BMI 每增加 3 kg/m^2,4 年内发生高血压的风险男性增加 50%,女性增加 57%。随着我国社会经济发展和生活水平提高,人群中超重和肥胖的比例与人数均明显增加。在城市中年人群中,超重者的比例已达到 25% ~30%。超重和肥胖将成为我国高血压患病率增长的又一重要危险因素。

过量饮酒是高血压发病的危险因素,人群高血压患病率随饮酒量增加而升高。虽然少量饮酒后短时间内血压会有所下降,但长期少量饮酒可使血压轻度升高;过量饮酒则使血压明显升高。我国饮酒的人数众多,部分男性高血压患者有长期饮酒嗜好和饮烈度酒的习惯,应重视长期过量饮酒对血压和高血压产生的影响。饮酒还会降低降压治疗的疗效,而过量饮酒可诱发急性脑出血或心肌梗死。

长期精神过度紧张也是高血压发病的危险因素,长期从事精神高度紧张工作的人群高血压患病率增加。

高血压发病的其他危险因素包括缺乏体力活动等。除高血压外,心血管病危险因素还包括吸烟、血脂异常、糖尿病、肥胖等。

三、临床表现和诊断、鉴别诊断

高血压病人常常无症状,被形容为“沉默的杀手”,部分病人会出现头晕、头痛、心慌、记忆力下降等症状。诊断根据高血压定义：在未使用降压药物的情况下，非同日 3 次测量血压，收缩压≥140 mmHg 和（或）舒张压≥90 mmHg。收缩压≥140 mmHg 和舒张压<90 mmHg 为单纯性收缩期高血压。患者既往有高血压史，目前正在使用降压药物，血压虽然低于 140/90 mmHg，也诊断为高血压。高血压的危害性除与患者的血压水平相关外，还取决于同时存在的其他心血管病危险因素、靶器官损伤以及合并的其他疾病的情况。因此在高血压的定义与分类中，除仍将高血压的诊断标准定在收缩压≥140 mmHg 和（或）舒张压≥90 mmHg，根据血压水平分为正常、正常高值血压和 1、2、3 级高血压之外，还应根据危险因素、靶器官损伤和同时合并的其他疾病进行危险分层。危险分层仍沿用 2005 年《中国高血压防治指南》的方法，将高血压按危险因素、靶器官损伤及临床疾患综合评估，划分为低危、中危、高危及很高危，并依此指导医生确定治疗时机、策略与估计预后。

2017 年美国 AHA 会议将高血压诊断标准调整为：根据血压值可以分为正常、血压高值、1 级或 2 级高血压。正常血压被定义为<120/<80 mmHg，120～129/<80 mmHg 为血压升高，1 级高血压为 130～139/80～89 mmHg，2 级高血压为≥140 或者≥90 mmHg。

诊断性评估的内容包括以下三方面：确定血压水平及其他心血管危险因素；判断高血压的原因，明确有无继发性高血压；寻找靶器官损害以及相关临床情况。从而做出高血压病因的鉴别诊断和评估患者的心血管风险程度，以指导诊断与治疗。鉴别诊断重点要排除继发性高血压和白大衣高血压。

四、治疗

高血压是一种以动脉血压持续升高为特征的进行性“心血管综合征”，常伴有其他危险因素、靶器官损害或临床疾患，需要进行综合干预。抗高血压治疗包括非药物和药物两种方法，大多数患者需长期甚至终身坚持治疗。定期测量血压；规范治疗，改善治疗依从性，尽可能实现降压达标；坚持长期平稳有效地控制血压。治疗高血压的主要目的是最大限度地降低心血管发病和死亡的总危险，因此要求医生在治疗高血压的同时，干预患者所有的可逆性心血管危险因素、靶器官损伤和合并存在的临床疾病。降压目标：一般高血压患者，应将血压（收缩压/舒张压）降至 140/90 mmHg 以下；65 岁及以上的老年人的收缩压应控制在 150 mmHg 以下，如能耐受还可进一步降低；伴有肾脏疾病、糖尿病，或病情稳定的冠心病或脑血管病的高血压患者治疗更宜个体化，一般可以将血压降至 130/80 mmHg 以下。伴有严重肾脏疾病或糖尿病，或处于急性期的冠心病或脑血管病患者，应按照相关指南进行血压管理。舒张压低于 60 mmHg 的冠心病患者，应在密切监测血压的情况下逐渐实现降压达标。

非药物治疗主要指生活方式干预，即去除不利于身体和心理健康的行为和习惯。它不仅可以预防或延迟高血压的发生，还可以降低血压，提高降压药物的疗效，从而降低心血管风险。建立健康的生活方式，在任何时候，对任何高血压患者（也包括血压为正常高值血压者），都是一种合理和有效的治疗方法，改变不健康生活方式干预对降低血压和心血管危险的肯定作用已得到广泛认可，所有患者都应采用，这些主要措施包括：减少钠盐摄入，增加和适当补钾盐摄入；控制体重；不吸烟；不过量饮酒；适当的体育运动；减轻精神压力，保持心理平衡。

高血压的药物治疗的时机：高危、很高危或 3 级高血压患者，应立即开始降压药物治疗。确诊的 2 级高血压患者，应考虑开始药物治疗；1 级高血压患者，可在生活方式干预数周后，血压≥140/90 mmHg 时，再开始降压药物治疗。以心脑血管并发症为主要研究目标的随机对照的降压治疗临床试验为高血压的治疗与管理建立了理论基础。自 20 世纪 50 年代以来的半个多世纪中，在全世界范围内进行了数十个以高血压患者为研究对象的临床试验，大致可以分为 4 种类型。较早期的降压治疗试验，主要研究积极降压治疗与安慰剂或不治疗对比是否能够显著降低心脑血管并发症的风险，这些研究一致显示，降压治疗通过降低血压可以显著降低各种类型的高血压患者发生心脑血管并发症的风险。这是我们治疗与管理各种类型的高血压最重要的理论基础。在此基础上，进行了多个不同种类的药物之间进行对比的临床试验，主要探讨较新的降压药物如钙通道阻断剂（CCB）、血管紧张素转换酶抑制剂（ACEI）、血管紧张素受体拮抗剂（ARB）等，与传统的降压药物如噻嗪类利尿剂、β 受体阻断剂相比，是否能够更有效预防心脑血管并发症，这些临床试验的结果显示，降低血压是这些降压药物减少心脑血管并发症的最主要原因，药物之间的差别总体很小，但就特定并发症而言仍有较大差别，如脑卒中，CCB 的作用较强。不同的联合治疗方案可能有较大差别，比如，CCB 与 ACEI 联合治疗，与 ACEI 与噻嗪类利尿剂联合或 β 受体阻断剂与噻嗪类利尿剂联合相比，可以更有效预防各种心脑血管并发症的发生。ACEI+ARB 联合治疗与 ACEI、ARB 单药治疗相比，不仅不能更有效降低心脑血管并发症的风险，相反会显著增加不良反应和肾功能不全等并发症的风险。β 受体阻断剂则对预防心脏发作事件作用较强些。正如上述，高血压患者的风险不仅取决于血压水平，还取决于患者的并发症以及其他心血管危险因素。

常用降压药物包括钙通道阻断剂、血管紧张素转换酶（ACEI）、血管紧张素受体拮抗剂（ARB）、利尿剂和 β 受体阻断剂五类，以及由上述药物组成的固定配比复方制剂。此外，α 受体阻断剂或其他种类降压药有时亦可应用于某些高血压人群。钙通道阻滞剂、ACEI、ARB、利尿剂和 β 受体阻断剂及其低剂量固定复方制剂，均可作为降压治疗的初始用药或长期维持用药，单药或联合治疗。治疗药物应用应遵循以下 4 项原则，即小剂量、优先选择长效制剂，联合用药及个体化。

（1）小剂量：初始治疗时通常应采用较小的有效治疗剂量，并根据需要，逐步增加剂量。降压药物需要长期或终身服用，药物的安全性和患者的耐受性的重要性不亚于或甚至更胜过药物的疗效。

（2）优先选择长效制剂：尽可能使用一天一次给药而有持续 24 小时降压作用的长效药物，以有效控制夜间血压与晨峰血压，预防心脑血管并发症的发生。如使用中、短效制剂，则需每天 2 ~ 3 次用药，以达到平稳控制血压。

（3）联合用药：以增加降压效果又不增加不良反应，在低剂量单药治疗疗效不满意时，可以采用两种或多种降压药物联合治疗。事实上，为达到目标血压，2 级以上高血压常需要联合治疗。对血压≥160/100 mmHg 或中危及以上患者，起始即可采用小剂量两种药联合治疗，或选用小剂量固定复方制剂。

（4）个体化：根据患者的具体情况和耐受性及个人意愿或长期承受能力，选择适合患者的降压药物。

第二章　难治性高血压诊治流程

高血压是内科最常见的疾病之一，与心血管病的发病及死亡密切相关，高血压是最重要的心血管病危险因素。调查数据显示，1979～2002年间高血压发病率在逐年增加，2002年中国18岁及以上成人高血压患病率为18.8%，2014年卫生部公布的高血压患病率为25.5%，全国第五次高血压调查初步数据（12省）显示目前高血压患病率为27.9%，由此可见高血压患病率一直在增加。2010年对13省的调查显示，高血压知晓率、治疗率、控制率及治疗控制率分别为42.6%、34.1%、9.3%和27.4%，高于2002年水平。1991～2009年，我国6～17岁儿童青少年高血压患病率也出现增加趋势，这就要求我们必须采取有效措施以预防和治疗高血压。目前我国高血压患病人数约有2.7亿人，控制率很低，其原因较多，其中难治性高血压是重要的原因之一。难治性高血压患者往往血压较高、病程较长、心脑血管并发症较多，难治性高血压是引起高血压人群严重并发症和死亡的最危险因素。因此，正确的评估和治疗难治性高血压，才能提高高血压的控制率，降低心脑血管疾病的致残率和病死率。难治性高血压的确切患病率不详，不同的学者研究结果不同。《2013年欧洲动脉高血压管理指南》指出"由于检测人群和筛查水平不同，已报道的难治性高血压患病率占整个高血压人群的5%～30%不等，实际患病率可能小于10%"。难治性高血压患者是一个庞大的患者群体，研究难治性高血压使其不再难治也是许多学者努力的方向，2008年高血压研究委员会专业教育委员会美国心脏协会（AHA）发布了首个"难治性高血压诊断、评估和治疗的科学声明"。2018年9月13日，美国心脏协会颁布了新版"难治性高血压检测、评估和管理科学声明"，这是对2008年发布的第一份"难治性高血压科学声明"的更新，反映了过去十年间发表的新的科学证据。尽管使用了3种抗高血压药物，患者血压仍高于目标值，通常包括长效钙通道阻滞剂（CCB）、肾素-血管紧张素系统抑制剂（血管紧张素转换酶抑制剂[ACEI]或血管紧张素受体阻滞剂[ARB]）和利尿剂。所有抗高血压药物应以最大剂量或最大耐受剂量和适当的频率给药。

难治性高血压还包括使用四种以上抗高血压药物血压才能达到目标值，这些患者在文献中被称为"已控制的RH"。

以下步骤或许可以对难治性高血压的诊断与治疗提供有益的帮助。

一、确定诊断

首先根据难治性高血压的定义确定病人是否为难治性高血压。定义的演变并不太复杂，早在1997年，美国国家联合委员会关于高血压预防、检测、评估与治疗第六次报告（JNC-6）中对难治性高血压进行了明确规定，即对那些已经应用包括一种利尿降压药在内的、足够而适宜的三种降压药物治疗，且所用三种药物已接近最大剂量时，血压仍未控制在 140/90 mmHg 以下者应考虑为难治性高血压；对于老年单纯性收缩期高血压患者，该报告认为虽然已经用了足够的三种药物治疗但仍未能使收缩压下降到 160 mmHg 以下者，亦考虑为难治性高血压。2003 年 JNC-7 的定义：难治性高血压一般指高血压患者应用调整生活方式和服用三种或三种以上包括利尿剂在内不同作用机制的全剂量降压药物，诊所偶测血压仍不能控制在目标血压水平（SBP<140 mmHg 和 DBP<90 mmHg，糖尿病或肾病患者应<130/80 mmHg）。《2003 年欧洲高血压防治指南》《2005 年中国高血压防治指南》以及《2007 年欧洲高血压防治指南》中难治性高血压的定义基本一致：在应用改善生活方式和包括利尿剂在内的合理搭配足量的至少三种抗高血压药物治疗的措施，仍不能将收缩压和舒张压控制在目标水平时，称为难治性高血压（或顽固性高血压）。2008 年高血压研究委员会专业教育委员会美国心脏协会发布了首个"难治性高血压诊断、评估和治疗的科学声明"中再次对难治性高血压进行定义：患者应用了三种作用机制不同的降压药，其中一种应是利尿剂而且三种药物已达到最佳剂量，血压仍在目标以上。如血压达标但已服用四种或更多种降压药仍定义为难治性高血压。《2013 年欧洲动脉高血压管理指南》对其的定义是：在改善生活方式的基础上，使用了足量的利尿剂和其他两种不同类别的降压药物（但不一定包括醛固酮受体拮抗剂），仍不能使 SBP 和 DBP 分别下降到<140 mmHg 和<90 mmHg。2016 年 1 月法国高血压学会发布的《难治性高血压管理专家共识》对难治性高血压的定义是：尽管经过治疗（包括生活方式及饮食干预、当前使用包括噻嗪类利尿剂在内的三联降压药物的最佳剂量治疗至少 4 周）血压仍未得到控制，即诊室血压≥140/90 mmHg（年龄<80 岁者）或收缩压≥150 mmHg（年龄>80 岁者）并通过诊室外血压测量（家庭血压测量，HBPM）或动态血压监测（ABPM）得到确定。

二、排除假性难治性高血压

诊断难治性高血压前，必须先排除假性难治性高血压。假性难治性高血压主要包括：血压测量技术的落后导致血压测量不准确，病人顺应性差，白大衣高血压等。血压测量最简单也最容易出现错误，不规范的血压测量可以造成假性血压升高，常见有以下一些错误：袖带大小不合适，如上肢粗大者使用了普通袖带；袖带置于衣服外面；放气速度过快；听诊器胸件置于袖带内；在听诊器胸件上向下用力较大。血压测量应遵循《中国血压测量指南》规定的条件和操作步骤。正确的血压测量应该在患者安静休息 5 分钟后，使其手臂与心脏在同一水平位置，选择尺寸合适的袖带，同时测压前应避免吸烟和喝咖啡。袖带的问题虽然简单但解决不易，目前国内很少有医院配备不同型号的血压计袖带。病人依从性差也是常见的假性难治性高血压，间断停药、减药等不能遵医嘱致血压不达标，通过详细病史询问不难鉴别。白大衣高血压也是最常见的假性难治性高血压，与一般高血压相比白大衣高血压在难治性高血压中的比例更大，约达 20%～30%，所以每一位偶测血压符合难治性高血压的患者必须检测 24 小时动态血压以避免对白大衣高血压的过度治疗。如果排除了假性高血压可进入下一个步骤。

三、鉴别和逆转生活方式因素

很早就有学者认为即使病人坚持规律地接受合理抗高血压药物治疗，也有许多因素影响抗高血压治疗效果而表现为疗效不佳，肥胖就是很常见的原因，肥胖引起高血压的确切机制目前尚不十分清楚，与钠的排泌受损、交感神经张力增高、肾素血管紧张素醛固酮系统激活相关。肥胖症患者的一般特点为体内脂肪细胞的体积和细胞数增加，体脂占体重的百分比（体脂%）异常高，并在某些局部过多沉积脂肪。如果脂肪主要在腹壁和腹腔内蓄积过多，被称为“中心性”或“向心性”肥胖，对代谢影响很大。“中心性”肥胖是多种慢性病的最重要危险因素之一。体重指数达到或大于24（$BMI \geq 24\ kg/m^2$）者患高血压的概率是体重正常（$BMI = 18.5 \sim 23.9\ kg/m^2$）者的3～4倍。肥胖常见于重度高血压患者，肥胖导致降压药物所需剂量和数量增大，且血压难以达标。所以，肥胖是引起难治性高血压的重要原因。对一些难治性高血压进行低钠治疗临床观察，严格限制每日盐的摄入在3克以下（把每天进食的各种食物中的含盐量统统计算在内），血压就比较容易控制。过度饮酒也是引起难治性高血压的原因，减少饮酒量后血压会逐步降至正常。一项横断面研究发现，仅依靠药物疗法降血压的患者越来越多，而忽视了非药物治疗，如限盐、高纤维素饮食、戒烟、限酒、控制体重、运动、心理放松等。如果经过生活方式的改善血压得到控制则不必进入下一个步骤。

四、减少或终止可以引起血压升高的物质或药物

询问病史查找是否应用有引起血压升高的药物。能升高血压的药物有甘草、麻黄、口服避孕药、类固醇、非甾体抗炎药、可卡因、安非他命、促红细胞生成素和环孢素等。非类固醇类抗炎药物可损伤钠的利尿作用，同时也抑制前列腺素的作用，并有对抗速尿和转换酶抑制剂，尤其是卡托普利的作用。口服避孕药、雌激素和黄体酮也可升高血压。肾上腺皮质激素可促使水钠潴留，从而降低利尿剂和其他降压药的作用。精神病药物包括抗抑郁三环类和单胺氧化酶抑制剂，通过抵消降压药的抗交感作用而引起难治性高血压。终末期肾衰竭病人用促红细胞生成素及环孢素可引起血压升高，呈难治性高血压。滥用可卡因、安非他命及分解代谢类固醇药可使血压上升且难治。外源性物质涉及许多种类，有的能直接升高血压（如麻黄素、肾上腺素），有的是干扰降压效果（如考来烯胺）。临床应用甘草的现象较普遍，一些患者服用普利类药血压控制很好，因出现干咳而自服大量的复方甘草片，导致增加到三联降压药血压仍顽固不降，病人停用复方甘草片后血压渐渐容易控制，逐步恢复到以前仅服用一种降压药。复方甘草片为什么会升高血压呢？我们分析一下复方甘草片的主要组分：甘草浸膏100 mg、阿片粉1.8 mg、酒石酸锑钾1 mg、樟脑2 mg、八角茴香油0.002 mL。甘草是常用的中草药，其主要成分为甘草甜酸与甘草次酸，二者具有以下机制可引起血压升高：第一，抑制糖皮质激素的生物转化，抑制11β-氢化类固醇脱氢酶的活性，氢化可的松的转化受阻，导致糖皮质激素在体内蓄积，引起水、钠潴留，血压升高。第二，甘草次酸的化学结构与皮质激素很相似可与盐皮质激素受体结合，促进肾小管储钠排钾，导致血钾下降。第三，甘草次酸还可抑制环氧合酶活性从而部分抑制了前列腺素的生物合成与释放，血管阻力升高。

血管紧张素转换酶抑制剂（如培哚普利、卡托普利等）抗高血压治疗具有很多优点，常常作为首选，但有10%的患者会出现干咳。许多医生常常会应用复方甘草片止咳，而甘草并无止咳作用，真正起镇咳作用的是复方甘草片中的阿片，阿片的作用类同吗啡，用

于各种疼痛及止泻,有镇咳作用。这个诊治步骤较容易,细致询问病史和停用这类药物即可。最为复杂的是以下的步骤。

五、寻找继发性高血压的证据

既往认为继发性高血压占高血压人群的5%,随着诊断技术的进展越来越多的继发性高血压被诊断出来,准确的比例目前尚不清楚,有学者认为约20%,在难治性高血压中比例更高。常见的继发性高血压有:阻塞性睡眠呼吸暂停、肾实质性疾病致高血压、原发性醛固酮增多症、肾动脉狭窄、抑郁、焦虑、惊恐等。不常见的有:嗜铬细胞瘤、库兴氏病、甲状旁腺功能亢进症、主动脉缩窄、颅内肿瘤。其中嗜铬细胞瘤、原发性醛固酮增多症、抑郁、焦虑及惊恐不易诊断。过去嗜铬细胞瘤误诊率很高。1981年国外学者回顾分析50年的尸体解剖资料,发现有75%的嗜铬细胞瘤患者生前未被诊为嗜铬细胞瘤。过去认为90%发生在肾上腺髓质,其余发生在交感神经节及体内其他部位的嗜铬组织,可能由于诊断手段落后漏诊了许多异位嗜铬细胞瘤。我们近几年诊断了100多例嗜铬细胞瘤,其中许多是异位嗜铬细胞瘤,发生在颈部、下腔静脉旁、腹主动脉旁、膀胱内、骶骨内等较难诊断如不耐心检查均会遗漏而诊为原发性高血压。由于瘤细胞分泌儿茶酚胺,可引起血压高和代谢紊乱,表现为阵发性或持续性伴阵发加重的高血压。典型的表现为血压急剧升高、头痛剧烈、心悸、气促、多汗、面色苍白、心动过速、血糖升高、恶心、乏力,持续数分钟或数天,发作间歇,血压可正常。个别患者血压持续升高。血压增高期测定尿中肾上腺素,去甲肾上腺素或其代谢产物3-甲基-4羟苦杏仁酸(VMA)如显著增高,提示嗜铬细胞瘤。血压增高期间可做酚妥拉明抑制试验。无论是抑制试验抑或激发试验敏感性、特异性均不高,而且激发试验的危险性也较高,临床应用受到限制,所以过去嗜铬细胞瘤的临床误诊率很高。近年诊断嗜铬细胞瘤敏感性和特异性均较高的定性诊断方法——酶联免疫法测定血浆游离3-甲氧基肾上腺素和血浆游离3-甲氧基去甲肾上腺素,大大地简化了定性诊断的程序,临床症状可疑为嗜铬细胞瘤的患者仅需抽任意时刻(不一定在血压发作性升高时)的血标本,如果检验结果为阴性基本可排除嗜铬细胞瘤,阳性时再查MIBG定位、CT或MRI局部扫描定位。河南省人民医院高血压科自2004年开展此项检测以来诊断100余例嗜铬细胞瘤(均为手术、病理证实),极大提高了嗜铬细胞瘤的诊断准确率。

有学者认为,原发性醛固酮增多症无论在有选择的病人还是普通的高血压人群中都是很常见的,约占7%~20%。既往观点:原发性醛固酮增多症的主要病因是肾上腺醛固酮腺瘤,也可能是肾上腺增生以及其他原因。但目前资料显示引起原发性醛固酮增多症的首要病因是肾上腺双侧增生,其次是肾上腺腺瘤。澳大利亚昆士兰大学Michael Stowasser教授总结其医院高血压科患者的资料后报道,双侧肾上腺增生的患者约占原发性醛固酮增多症的70%,为原发性醛固酮增多症的首要病因。其次为腺瘤,约占原发性醛固酮增多症的30%。顽固性高血压患者如果应用常规降压药物效果不佳,同时伴有多饮、夜尿多,特别是伴有自发性低血钾及周期性瘫痪等临床表现时,高血压患者使用排钾利尿剂易诱发低血钾者,以上几种情况应高度怀疑原发性醛固酮增多症,做进一步检查予以确诊或排除原发性醛固酮增多症。但目前也有学者建议,因原发性醛固酮增多症患者占高血压人群约5%~15%,基数较大,大多数是可以治愈的高血压,所以应在所有高血压患者人群中进行原发性醛固酮增多症的筛查。

血浆肾素活性和醛固酮浓度及比值在原醛的诊断中极有价值，但由于许多药物和激素可影响血浆肾素活性和醛固酮浓度，故在检查前须停服所有影响检测结果的药物，包括螺内酯和其他利尿剂和雌激素4～6周以上，赛庚啶、吲哚美辛2周以上，血管紧张素转换酶抑制剂、血管紧张素Ⅱ受体阻滞剂、钙离子拮抗剂、拟交感神经药、β肾上腺素能受体阻滞剂2周以上。个别病人如果血压过高，在检查期间可选用α受体拮抗剂如哌唑嗪或非二氢吡啶类钙拮抗剂（维拉帕米缓释剂）或肼屈嗪药物控制血压，以确保患者安全。肾上腺薄层CT扫描：诊断肾上腺形态学改变特异性较高，尤其薄层增强螺旋CT扫描更增加了诊断的特异性。并被推荐用于鉴别原发性醛固酮增多症的类型。可观察肾上腺形态，并能检测出直径为10 mm左右的APA。B超对于较小的肾上腺占位（直径小于1～1.5 cm）检测率较低，对于较大直径的占位诊断阳性率较高。B超若作为体检项目筛查肾上腺有无病变时即使已生长有直径小于1～1.5 cm的病变，通常阳性率也较低。所以B超检查不能作为排除或确定肾上腺病变的唯一检测手段。MRI：对APA的诊断特异性高，准确性为85%。但MRI检查并不优于薄层增强CT扫描。

焦虑、抑郁及惊恐导致的难治性高血压诊断并不容易，尤其惊恐发作引起的发作性血压升高极易诊断为嗜铬细胞瘤。有些外源性的事件可能不被注意，我们曾诊治一位患者6岁时的心理创伤而在60岁时出现发作性血压升高，多家医院就诊多种降压药联用血压不能控制，给予抗惊恐治疗血压完全恢复。人们常常不把时间跨度几十年的事件进行因果联系，导致长期误诊疗效很差。病史的询问需要细致而有技巧。

踝臂血压比值（ABI）筛查主动脉缩窄的敏感性、特异性均近100%，无创无痛可重复性较好，主动脉缩窄不易漏诊。阻塞性睡眠呼吸暂停、肾实质性疾病致高血压、肾动脉狭窄、库兴氏病、甲状旁腺功能亢进症、颅内肿瘤等根据特殊症状及体征结合睡眠呼吸监测、化验、CTA、MRI辅助检查诊断不难。CTA检查肾动脉狭窄敏感性、特异性都很高而且可以同时了解肾脏、肾上腺、腹主动脉、肠系膜上动脉与腹主动脉之间的夹角（夹角过小可致胡桃夹综合征）等五个方面的信息排除继发性高血压，如果病人肾功能差不能应用造影剂可选择MRA肾动脉成像，我们临床对比与CTA准确度接近。经过认真细致的检查如排除继发性高血压可进入下个步骤。

六、药物的治疗

难治性高血压应该使用噻嗪类利尿剂：氯噻酮12.5～50 mg/日，氢氯噻嗪≥25 mg/日，或吲达帕胺2.5或1.5 mg（缓释片）/日。慢性肾脏病4或5期[eGFR<30 mL/(min·1.73 m^2)]的患者，应使用袢利尿剂代替噻嗪类利尿剂，例如呋塞米、托拉塞米或布美他尼，并选择与患者肾功能相对应的剂量。哌唑嗪、维拉帕米、肼屈嗪均有很好的降压疗效。如果口服降压药不能达标，结合给予静脉的降压药物如硝普钠持续输入，根据血压调整剂量，打断恶性循环后序贯口服药，血压容易控制。2016年1月，法国高血压学会发布的"难治性高血压管理专家共识"推荐：对于年龄80岁以下的患者，若无可治疗的病因，推荐给予四联降压药物治疗，若无确定的禁忌证应包括一线的螺内酯（12.5～25 mg/日），应监测血钾和肌酐水平。根据临床情况，β受体阻滞剂也可以作为首选药物。若存在螺内酯

使用禁忌证或使用螺内酯无反应，或出现了不良反应，建议给予β受体阻滞剂、α受体阻滞剂或中枢性降压药物。

七、转诊至高血压专家

如果发现有继发性高血压的症状或经调整治疗方案治疗6个月后血压仍不能达标应及时转诊到高血压专家处进一步检查治疗。

八、介入治疗

难治性高血压的介入治疗目前仍处于探索阶段，主要包括两种介入治疗方法，一种是肾脏交感神经射频消融术，大量研究证实了其能有效控制顽固性高血压，但其适应证、安全性及远期预后等问题仍需大规模临床试验进一步证实。另一种办法是刺激颈动脉窦压力感受器（The Rheos Baroreflex Activation Therapy System（CVRx）），研究证明这种方法对顽固性高血压总体来说是一种疗效好、副作用小的降压方案，能有效降低心血管事件的发生。动脉压力感受器敏感性感觉神经末梢位于颈动脉窦和主动脉弓之间，对动脉血压的上升和下降起缓冲作用。颈动脉窦压力感受器反射激活疗法，作为药物治疗的补充，有望成为一种新型的基于设备的对顽固性高血压患者血压的干预。Rheos 颈动脉窦压力感受器（Rheos System）刺激疗法的方法是病人在麻醉状态下，在右锁骨下间隙植入一类似程控起搏器的脉冲发生器，由体外无线程控装置控制脉冲发生器，发出长期慢性刺激，并通过皮下埋置双电极连接到颈动脉窦周围血管间隙，激活颈动脉窦压力感受器，抑制交感神经活动，降低血压。这种抗高血压这一新装置的III期临床试验已注册。

2018年9月13日，美国心脏协会颁布了新版“难治性高血压检测、评估和管理科学声明”的管理流程如下。

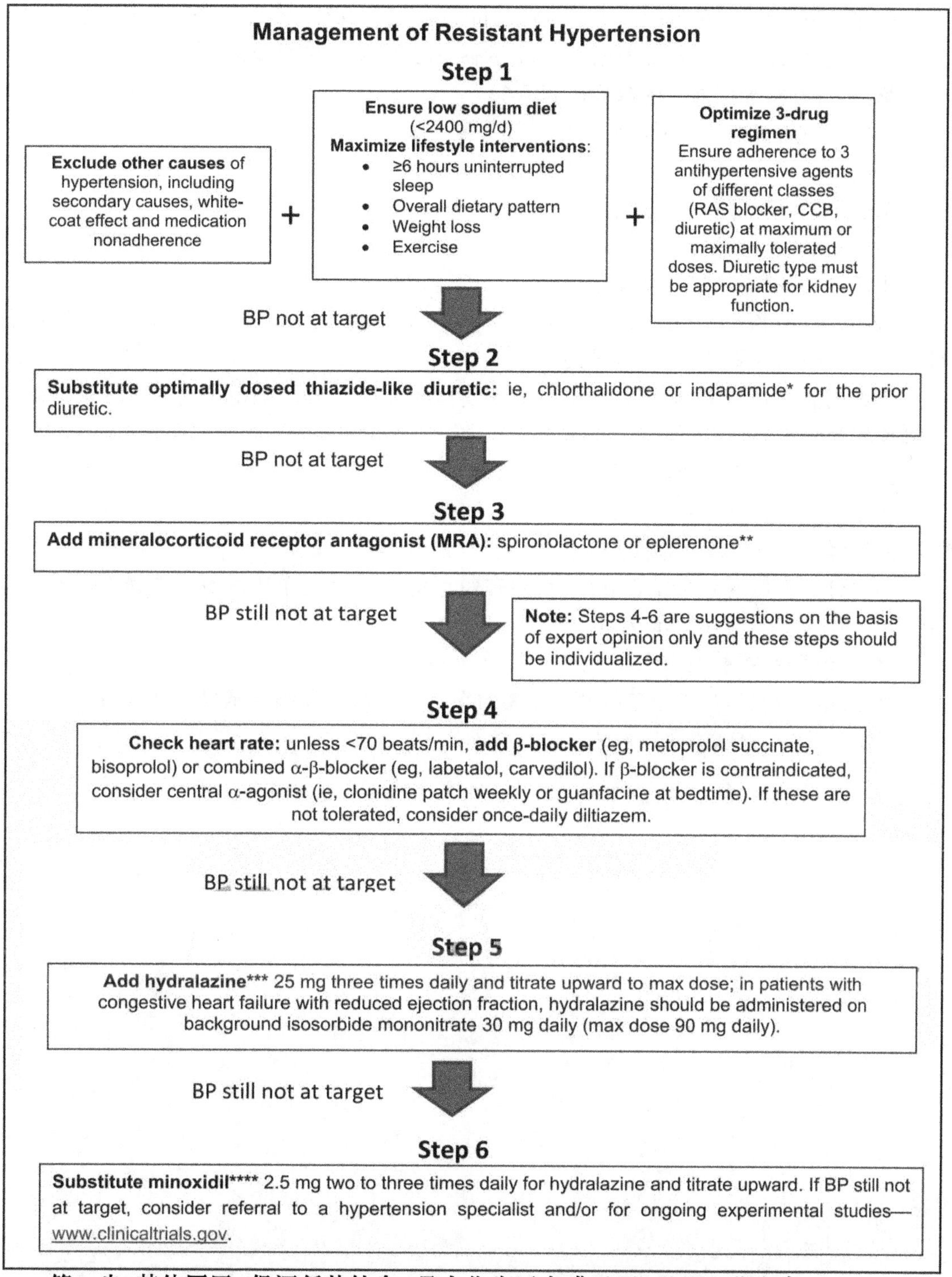

第一步:其他原因+保证低盐饮食+最大化生活方式干预+最佳三药方案

其他引起高血压的原因,包括继发性原因、白大衣效应和药物不依从;

保证低盐饮食,即<2400 mg/d;

最大化生活方式干预:≥6 h 的不间断睡眠,总体膳食模式,减重,运动;

最佳三药方案：三种不同类型、机制互补的抗高血压药物，包括 ACEI/ARB、长效 CCB 和利尿剂，使用最大剂量或最大耐受剂量，利尿剂类型须和肾功能相适应。

第二步：替换最佳剂量的噻嗪样利尿剂

可考虑使用氯噻酮或吲达帕胺来代替氢氯噻嗪；

仅通过从氢氯噻嗪转换为相同日剂量的氯噻酮，血压可降低 7～8 mmHg。

第三步：加用醛固酮受体拮抗剂（MRA）

螺内酯或依普利酮。

第四步：控制心率和 β 受体阻滞剂

若心率≥70 次/分，可加用 β 受体阻滞剂（例如，美托洛尔、比索洛尔），或 α 和 β 受体阻断剂（例如，拉贝洛尔、卡维地洛）；

若禁用 β 受体阻滞剂，可考虑中枢性 α 受体激动剂（例如，如每周用一次可乐定贴片或睡前用胍法辛）；

如果上述药物都不能耐受，可考虑地尔硫卓，每天一次。

第五步：加用肼屈嗪

肼屈嗪 25 mg/d，逐渐滴定至最大剂量；

射血分数降低的充血性心衰患者，须在每天应用 30 mg 单硝酸异山梨酯（最大剂量 90 mg/d）的基础上应用肼苯达嗪。

第六步：肼屈嗪替换为米诺地尔

将肼屈嗪替换为米诺地尔（2.5 mg，每日 2～3 次，可逐渐滴定至最大剂量）；

若血压仍未达标，需要转诊给高血压专科医师。

第三章　血压规范化测量

血压测量的准确性，是一个容易被忽视的问题。如果不能提供准确的血压数值，医生将不能准确判断患者的病情，更可能导致错误的治疗。对血压测量的细节问题不够重视，尤其使用汞柱式血压计测量时这种现象尤为显著，这种情况不仅见于患者及家属，在医务人员中也普遍存在。

一、血压的定义

血管内血液对于血管壁的侧压力称为血压（blood pressure，BP），也可以说是血液作用于单位面积血管壁上的压力。我们平常所说的血压是指动脉血压。如无特殊说明，均指肱动脉的血压。测血压时，以血压与大气压作比较，而以血压高于大气压的数值表示血压的高度。

心脏每跳动一次，称为一个心动周期，由一个收缩期和一个舒张期组成。在每一个心动周期中，动脉血压也会出现规律性的波动。收缩期动脉血压的最高值称为收缩压，用 SBP 表示；舒张期动脉血压的最低值称为舒张压，用 DBP 表示；收缩压与舒张压的差值称为脉搏压，简称脉压。舒张压加 1/3 的脉压等于平均动脉压，用 MBP 表示。

二、血压测量的分类

血压测量是评估血压水平、诊断高血压以及观察降压疗效的主要手段。目前，在临床和人群防治工作中，主要采用诊室血压、自测血压以及动态血压 3 种方法。

1. 诊室血压

医学上也称随测血压或诊所血压，是医护人员在标准条件下按统一的规范进行测量获得的血压值。临床上通常采用间接方法在上臂部位测得血压值，诊室血压由医护人员在诊室按统一规范进行测量，目前尚是评估血压水平和临床诊断高血压并进行分级的标准方法和主要依据。通常我们所说的血压就是诊室血压，它的命名是相对于自测血压和动态血压而言的。

诊室血压具体方法和要求如下。

（1）选择符合计量标准的水银柱血压计，或者经过验证（BHS、AAMI 和 ESH）的电子血压计。

（2）使用大小合适的气囊袖带，气囊至少应包裹 80% 上臂。大多数成年人的臂围 25 ~ 35 cm，可使用气囊长 22 ~ 26 cm、宽 12 ~ 14 cm 的标准规格袖带（目前国内商品水银柱血压计的气囊的规格：长 22 cm，宽 12 cm）。肥胖者或臂围大者应使用大规格气囊袖带；儿童应使用小规格气囊袖带。

(3)测血压前,受试者应至少坐位安静休息5分钟,30分钟内禁止吸烟,禁止饮咖啡、茶和排空膀胱。

(4)受试者取坐位,最好坐靠背椅,裸露上臂,上臂与心脏处在同一水平。如果怀疑外周血管病,首次就诊时应测量左、右上臂血压,以后通常测量较高读数一侧的上臂血压,必要时加测下肢血压,选择宽度>16 cm的袖带。特殊情况下可以取卧位或站立位。老年人、糖尿病患者及出现体位性低血压情况者,应加测站立位血压。站立位血压应在卧位改为站立位后1分钟和5分钟时测量。

(5)将袖带紧贴缚在被测者的上臂,袖带的下缘应在肘弯上2.5 cm。将听诊器探头置于肱动脉搏动处。

(6)使用水银柱血压计测压时,快速充气,使气囊内压力达到桡动脉搏动消失后,再升高30 mmHg,然后以恒定的速率(2~6 mmHg/s)缓慢放气,心率缓慢者放气速率应更慢些。获得DBP读数后,快速放气至零。

(7)在放气过程中仔细听取柯氏音,观察柯氏音第Ⅰ时相(第1音)和第Ⅴ时相(消失音)水银柱凸面的垂直高度。SBP读数取柯氏音第Ⅰ时相,DBP读数取柯氏音第Ⅴ时相。12岁以下儿童、妊娠妇女、严重贫血、甲状腺功能亢进、主动脉瓣关闭不全及柯氏音不消失者,可以柯氏音第Ⅳ时相(变音)为DBP。

(8)血压单位在临床使用时采用毫米汞柱(mmHg),在我国正式出版物中注明毫米汞柱与千帕斯卡(kPa)的换算关系,1 mmHg=0.133 kPa。

(9)应间隔1~2分钟重复测量,取2次读数的平均值记录。如果SBP或DBP的2次读数相差5 mmHg以上,应再次测量,取3次读数的平均值记录。

(10)使用水银柱血压计测压读取血压数值时,末位数值只能为0、2、4、6、8,不能出现1、3、5、7、9,并应注意避免末位数偏好。

诊所血压测量方法虽然有标准的规范步骤,但是由于测量方法的间接性,以及血压数值的高度变异和波动性,诊所血压读数容易受许多因素的干扰,从而影响对血压数值的判断。以下列举一些常见的影响诊所血压测量的因素和注意事项。

(1)紧张、焦虑、疼痛、疲劳等均明显升高血压,尤其在焦虑状态下,收缩压甚至可迅速上升30 mmHg以上。大部分人到诊所由医护人员测量血压时会出现警觉或防御反应,引起血压升高,这种现象称为白大衣效应,这是导致诊所血压值高于实际情况下血压值的一种常见原因。白大衣效应在临床上可使一些正常血压者诊断为轻型高血压,也使部分患者在评价降压疗效时产生假象。

(2)上臂必须裸露或仅有内衣。如果穿着过多或过厚衣服(如毛绒衣),则测得的血压不准确或听不清柯氏音;且因为需要更高的气囊内压力来克服衣服的阻力与弹力,故测得的血压读数常偏高。

(3)袖带气囊的长度、宽度对准确测量血压极为重要。气囊的长/宽之比至少为2∶1,气囊的宽度至少应包裹80%的上臂长。如果采用标准长度的袖带测量血压,臂围过大者测得的血压偏高,臂围过小者测得的血压偏低。

(4)汞柱血压计内的水银必须足量,刻度管内的水银凸面在刻度零处,刻度管必须垂直。出气孔不能被堵塞,否则水银柱上升反应迟钝会造成测量误差。

（5）首次就诊时应测量左、右上臂血压。如果左、右上臂血压相差较小，属于正常现象。如果左、右上臂血压相差 20/10 mmHg 以上，提示可能存在锁骨下动脉等处的外周血管病，应进一步检查。

（6）心率不规则时要想获得准确的血压读数较困难。长心动周期使该周期的舒张压下降而使下一周期的收缩压上升。偶尔期前收缩影响不大，但频繁期前收缩或心房颤动时影响较大。反复多次测量（一般 6 次）取平均值可减少误差。

2. 自测血压

所谓自测血压就是患者在家中或其他环境测血压。自测血压可以提供日常生活状态下有价值的血压信息，它已经成为诊室偶测血压的重要补充。家庭血压监测还可用于评估数日、数周甚至数月、数年血压的长期变异或降压治疗效应，而且有助于增强患者的参与意识，改善患者的治疗依从性。

早在 1940 年，Ayman 和 Goldshine 提出了自测血压的概念，并发现自测血压值与诊室血压值间存在差别。早年采用汞柱血压计和听诊法进行家庭血压测量。20 世纪 80 年代起，采用袖带示波原理的电子血压计上市，家庭测压得以迅速发展。目前，日本与德国的高血压患者中，分别有 77% 和 70% 的患者进行家庭测压。在美国高血压患者中，采用家庭测压的比例从 2000 年的 38% 上升到 2005 年的 55%。在日本和匈牙利，90% 的家庭医生推荐高血压患者进行家庭测压。美、英、日等国及欧洲和世界卫生组织/国际高血压学会（WHO/ISH）的高血压指南或血压测量指南均积极推荐家庭测压，有的还呼吁将家庭测压相关费用列入医疗保险报销范围。然而，在我国，家庭测压的普及程度较低。2005 年上海社区及工厂的一项调查显示，仅 18.7% 的高血压患者进行家庭测压，其中 47% 的患者采用汞柱血压计。

家庭血压监测需要选择合适的血压测量仪器，并进行血压测量知识与技能培训。

（1）使用经过验证的上臂式全自动或半自动电子血压计（BHS、AAMI 和 ESH）。

（2）家庭血压值一般低于诊室血压值，高血压的诊断标准为≥135/85 mmHg，与诊室血压 140/90 mmHg 相对应。

（3）测量方案：目前还没有一致方案。一般情况建议每天早晨和晚上测量血压，每次测 2～3 遍，取平均值；血压控制平稳者，可每周只测 1 天血压。对初诊高血压或血压不稳定的高血压患者，建议连续家庭测量血压 7 天（至少 3 天），每天早晚各 1 次，每次测量 2～3 遍，取后 6 天血压平均值作为参考值。

（4）家庭血压适用于：一般高血压患者的血压监测，白大衣高血压识别，难治性高血压的鉴别，评价长时血压变异，辅助降压疗效评价，预测心血管风险及评估预后等。

（5）最好能够详细记录每次测量血压的日期、时间以及所有血压读数，而不是只记录平均值。应尽可能向医生提供完整的血压记录。

（6）家庭血压监测是观察数日、数周甚至数月、数年血压的长期变异情况的可行方法，未来通过无线通信与互联网为基础的远程控制系统将可实现血压的实时、数字化监测。

（7）对于精神高度焦虑患者，不建议自测血压。

近年来，国际上的一些高血压学术机构和专家学者都提倡高血压病人在家自测血压，不少发达国家已经开始实行。那么，家庭自测血压有什么好处呢？

自测得到的血压值相比于诊室偶测血压值，更能代表真实的血压水平。因为在家中测量血压，心态平静，与自己平时的状态完全一样。而在医院测量血压，尤其是首次就诊于医院，对医生和环境均比较生疏，病人的心态与平时在熟悉的环境不一样。所以，这时测得的血压会比较高，即“白大衣高血压”。

2012 年，中国医师协会高血压专业委员会、中国高血压联盟和中华医学会心血管病学分会联合发布了家庭血压监测中国专家共识，就血压计的选择与校准、血压测量的频率（次数）与时间（天数）以及家庭血压的正常值等重要问题提出了建议。

家庭自测血压监测方法如下。

（1）家庭血压监测条件。

如果采用上臂式血压计进行家庭血压监测，测量血压的一般条件和在诊室测量血压时大致相似。在有靠背的椅子上坐位休息至少 5 分钟后，开始测量血压。测血压时，将捆绑袖带的上臂放在桌子上，与心脏同一水平，两腿放松、落地。也可采用更舒适一些的落座条件，比如沙发等稍矮一些的座位，但应尽可能确保捆绑袖带的上臂与心脏处于同一水平。

（2）选择大小合适的袖带与气囊。

应在采购血压计时要求销售者提供与血压计主要使用者匹配的大小合适的袖带。目前大部分电子血压计都配置了适用于大多数测量者的标准袖带和供上臂臂围较大者使用的大袖带。如果给儿童、青少年或其他上臂过细者测量血压，应注意选择小袖带。

（3）记录所测量的血压数值。

测量完成后，如果所使用血压计具有打印功能，可打印测量结果并保存。如血压计无打印功能，则应将测量结果完整地记录在笔记本上，以备需要时使用。记录内容应包括：测量血压者姓名，测量日期与时间，收缩压、舒张压与脉搏。如果血压计提供了平均压或脉搏压，也应记录。

（4）学习血压计的使用方法。

应在采购血压计时或采购之后详细了解血压计的使用方法，需要时，还应到就诊的医疗机构寻求帮助，并对其测量结果进行临床验证。

（5）血压计的选择（验证）与校准。

①上臂式全自动电子血压计。其准确性和重复性较好，临床研究证据较多，测量方法易于掌握，是家庭血压测量的优先推荐。

②腕式血压计。使用腕式血压计测量血压时不需暴露上臂，在寒冷地区或脱衣服不方便者（残疾人）使用较方便，但其使用方法比较复杂，不同血压计之间差别较大，因此，如果选择使用腕式血压计，需进行更多培训。腕式血压计在流动性较大人群中使用更方便，但一般情况下不推荐。

③手指式血压计。手指血压测量结果与上臂血压之间有较大差别，而且差别较大，不建议使用手指式血压计。

④台式水银血压计。由于台式水银血压计需要使用听诊器确定柯氏音的第 1 音（即开始音，收缩压）和第 5 音（即消失音，舒张压），因此需要专门训练才能分辨清楚。而且，水银（汞）是一种对人体有严重危害的重金属，一旦进入环境，将永远在外环境与生物体

之间循环，因此，不建议使用任何形式的水银血压计进行家庭血压监测。

⑤选择经过标准化验证的血压计。任何血压计均须按照标准化的方案进行临床验证。目前通常采用欧洲高血压学会（European Society of Hypertension，ESH）血压测量工作组制定的国际血压计验证方案，又称国际验证方案或 ESH 方案。也可以采用英国高血压学会（British Hypertension Society，BHS）或美国国家标准机构（Amercian National Standards institute，ANSI）/Association for the Advancement of Medical Instrumentation，AAMI）方案。大部分通过临床验证的血压计可在相关网站（www.dableducational.org 或 www.bhsoc.org）查询。

⑥血压计需要定期进行校准。血压计在使用期间，应进行定期校准，每年至少 1 次。可在购买处或就医处寻求帮助进行校准。一些销售网络较完善的血压计企业通常会提供其所售血压计的校准服务。

⑦家庭血压测量的频率（次数）与时间（天数）。目前《欧洲高血压学会家庭血压监测指南》建议，应在就诊前连续测量至少 3 天，最好 7 天，每日早、晚各测量血压 2 次，间隔 1～2 分钟。《美国心脏病协会家庭血压监测指南》建议，应连续测量 7 天，每日早晚各测量血压 2～3 次，间隔 1 分钟。《日本高血压学会家庭血压监测指南》则认为，家庭血压监测的优势主要来自长期坚持每日测压，每次测量的读数的数量并不重要，即便 1 次也可以，而且认为，测量次数较少更有利于长期坚持测压。

家庭血压监测在家中进行，因而会受到生活方式的影响。综合考虑各国家庭血压测量指南建议、中国血压测量指南有关建议、我国有关研究的结果以及我国居民的生活方式，中国家庭血压测量共识建议，家庭血压监测时，应每日早（起床后）、晚（上床睡觉前）各测量 2～3 次，间隔 1 分钟。初诊患者、治疗早期或虽经治疗但血压尚未达标或不稳定患者，应在就诊前连续测量 5～7 天；血压控制良好时，每周测量 1 天。

通常，早上的血压较高，晚上的血压较低。如果在理想状态下，能够在早上测量到一个人一天中最高的血压，而在晚上测量到其一天中最低的血压，将能够实现对血压的全面了解。因此，早上测压时，应尽可能排除那些可能导致血压降低的因素；而晚上测压时，则应尽可能排除那些可能导致血压升高的因素。通常，早上测压应在起床后进行，进食有时会明显影响血压，因此，应尽可能在早饭前测量血压，测压前应排空膀胱。鉴于国内医院通常测量坐位血压，家庭血压监测也应尽可能取坐位。与早上测压相比，晚上测压的条件更加难以控制，建议测量晚饭后、洗浴后、服药后的就寝前血压。

⑧家庭血压的诊断标准。

诊断标准：现有主要家庭血压监测指南所建议的家庭血压正常值不完全一致。但高血压的诊断标准则比较一致，大都建议家庭血压≥135/85 mmHg 时可以确诊高血压。ESH 建议的正常值为 130/80 mmHg，而日本高血压学会的建议则是 125/80 mmHg。目前我国尚无家庭血压监测正常值研究结果。但综合各国指南中的有关建议，本共识建议家庭血压≥135/85 mmHg 时可以确诊高血压，<130/80 mmHg 时为正常血压。

3. 动态血压

动态血压监测则通常由自动的血压测量仪器完成，测量次数较多，无测量者误差，可避免"白大衣效应"，并可测量夜间睡眠期间的血压。因此，既可更准确地测量血压，也可评估血压短时变异和昼夜节律。

美国预防服务特别工作组早在2015年的最初建议中就提出所有的血压测量都需要通过动态血压监测得到确认。但最终的建议并不包括这一条,因为他们遇到很大的阻力。动态血压监测应被考虑为金标准,但如果被测量者居住的地方离可以提供这项检查的诊所很远,或者就诊的诊所没有能力提供这项检查,它往往是困难的。有关动态血压的详细相关知识见相关章节。

第四章　动态血压监测

一、动态血压监测发展概况

动态血压监测(ambulatory blood pressure monitoring,ABPM)是高血压诊断技术发展史上的重大创新。无创的动态血压监测进入临床应用已超过30年,在我国也已超过20年。

2004年,在一个重大项目的支持下,西班牙高血压学会便在全西班牙开展了24小时动态血压登记研究,以推动高血压的防治工作,遏制随着人口的老龄化而迅速上升的各种心脑血管疾病的发病率。该研究的全称为"the Spanish Society of Hypertension Ambulatory Blood Pressure Monitoring Registry(西班牙高血压学会动态血压登记研究)",在西班牙全国17个省的卫生服务系统的一级医疗机构进行,从2004年6月入选第一名动态血压监测的患者开始,已入选近20万名进行动态血压监测的患者。

2011年,欧洲高血压协会(European Society of Hypertension,ESH)在米兰召开关于动态血压监测的共识会议。通过这次会议,欧洲高血压学会血压测量工作组集34位国际专家的意见,综合600多篇动态血压相关文章的研究证据,于2013年发表了"European Society of Hypertension position paper on ambulatory blood pressure monitoring(欧洲高血压协会关于动态血压监测的意见书或称动态血压的专家共识及操作指南)",该共识文件长达38页,详尽地阐述了动态血压监测的临床运用及研究进展,可以说是迄今为止对动态血压监测最专业、最完整的论述。为了便于临床实践,ESH在2014年基于2013年的意见书发表了一篇简明的动态血压监测实践指南,即"European Society of Hypertension practice guidelines for ambulatory blood pressure monitoring(欧洲高血压协会动态血压监测实践指南)",缩减为8页的指南,为一线临床医生提供简洁的、直接针对临床问题的指导和建议。

二、动态血压监测的方法学

1. 动态血压计的选择

选择动态血压计的基本原则是选择按照国际标准方案如欧洲高血压学会国际方案等进行过独立临床验证(validation)的动态血压计,即验证过的型号,在临床应用过程中,还要定期进行校准(calibration),以确保每台血压计在每个时间段的准确性。对一些特殊人群,如儿童、青少年、孕妇及肥胖者,还需要一些特别的验证。

2. 动态血压监测的操作标准

ESH血压监测工作组对几种检测方法都有详细的介绍。实施ABPM时,患者佩戴便携式血压测量装置24~25小时,通常在非优势上臂,提供白昼活动和夜间睡眠时的血压信息。在佩戴便携式装置时,初始值和操作者测量血压值之间的差值应不大于5 mmHg。

如果差值较大,应移开袖带重新佩戴。告诉患者从事正常的活动,但应限制剧烈运动,在袖带充气时,停止活动和说话,保持上臂静止并将袖带置于与心脏水平。要求患者提供日记信息,除服药、进餐、睡觉和起床时间外,还要记录症状和可能影响血压的情况。临床实践中,白天每间隔 15 分钟,夜间每间隔 30 分钟测量;应避免过长的血压读数间隔,因为这会减弱 24 小时血压评估的准确性。可推荐白天和夜间相同的测量频度,例如都是每间隔 20 分钟。应满足至少有 70% 的白天和夜间血压读数,或是计算白天血压的读数 20 个以上,夜间血压的读数 7 个以上可以看作有效监测,否则需要重新监测。伪差和离群值的处理尚存争议。如果有足够数量的数值,则无须编辑,只需把不准确的数据删除即可。值得注意的是,如果心律不齐,则读数可能不准确。

3. 动态血压监测报告的规范和评估

指南对普通 ABPM 的临床报告(一页报告)中的基本项目、必须包括的测量参数等做出了具体要求。

1)动态血压监测分析软件的标准和要求

(1)基本项目(一页报告,one-page report):① ABPM 分析和报告应该标准化,与机器的类型无关;② 一份标准图,包括日间、夜间的所有血压测量值及界定的正常血压区间;③ 显示平均的收缩压、舒张压及心率;④ 收缩压和舒张压夜间血压下降比例(%);⑤ 收缩压、舒张压及心率在各时间段平均值的统计汇总(包括标准差 SD,有效血压读数的数量),如 24 小时全天、日间(觉醒期)和夜间(睡眠期);⑥ 如需要,有能够显示错误读数的设备。

(2)选择性项目:① 软件可自动生成解释性报告,能够显示正常或异常血压模式,以及是否满足有效记录的要求;② 能够描绘出心率及血压变化的曲线图;③ 对重复的 ABPM 记录进行比较而做出有关趋势的报告;④ 有集中主机数据的能力。

(3)用于研究的报告需要的项目:① 用于研究分析和审计的数据存储和原始数据输出能力;② 含有血压变异方面的参数,如 24 小时血压的 SD,24 小时加权的 SD、平均实际变异、变异系数等;能够计算曲线下面积、血压负荷参数、血压-心率乘积、低谷和峰值水平、平滑指数(最后两项参数需要治疗前和治疗中可用的动态血压监测数据),源于积累和的统计数据(cusum-derived statistics),以及动态动脉硬化指数(ambulatory arterial stiffness index,AASI)等。

2)获得满意的动态血压的监测要求

(1)基本要求。

① 患者必须能够理解 ABPM 的使用过程和了解其装置以适应全天的监测;② 最好是在常规工作日进行监测;③ 重复进行监测也应在相似的日常生活环境下;④ 根据第一次和随访的记录,用 10 ~ 15 分钟编程和安装设备。

(2)佩戴监测仪。

① 输入患者详细信息;② 初始化监测仪;③ 选择测量频率;④ 关闭测量的液晶显示器;⑤ 袖带戴于非优势上臂;⑥ 选择合适的袖带,气囊的长度应超过臂围的 80% ~ 100%;⑦ 将气囊的中心放在肱动脉上;⑧ 将袖带置于裸露的上臂,管子从患者颈部上方绕过,连接到戴于腰间的监测仪;⑨ 进行试验性测量,检查监测仪工作情况,同时让患者熟悉测量装置。

(3)给患者的建议。

① 向患者讲解日记卡上的说明,包括记录服药时间、睡觉和起床的时间、发生任何症状的时间;② 告诉患者从事正常的活动,但在测量时停止活动和说话,上臂放松,使袖带与心脏在同一水平;③ 夜间睡眠时将监测仪置于床上或枕头下;④ 要求患者不要洗澡;⑤ 建议不要开车,如必须开车,尽量在测量时停车;⑥ 在肱动脉上做标记,如果袖带松动,患者可以根据标记重新佩戴;⑦ 指导患者在出故障时(如气囊反复充气)关闭监测仪。

(4)摘取监测仪。

① 通常由工作人员在 24 ~25 小时后摘下监测仪,也可以指导患者自行摘下和关闭监测仪,并将其交还工作人员;② 将监测仪连接到计算机,下载数据;③ 如果未能满足最低要求,需重新进行 ABPM。

3)动态血压监测数据的评估

(1)日间和夜间的定义。

日间与夜间最好以患者动态血压监测日记卡所记录的起床与上床时间为准。也可采用短的固定的时间间期,不计入日间和夜间之间的过渡时段,如定义日间是 09:00-21:00,夜间是 01:00-06:00(默认进行 ABPM 时没有午睡)。2015 年的动态血压监测临床应用中国专家共识定义日间为 08:00-20:00,夜间为 23:00-05:00,新疆、西藏等西部省区应按照北京时间顺延 2 小时,即白天为 10:00-22:00,夜间为 01:00-07:00。并指出,短的固定时间间期定义去除了两个血压大幅度迅速变化的时间段。

(2)测量结果的规定。

测量结果如未满足如下标准,应重新进行 ABPM:① 24 小时有效血压读数≥70%;② 觉醒和睡眠时分别不少于 20 个和 7 个有效读数;③ 科研用途的动态血压数据还需要满足日间和夜间每小时分别有 2 个和 1 个有效读数。

三、动态血压监测的临床应用

1. 动态血压的临床适应证

1)绝对适应证

(1)识别白大衣高血压现象:① 未经治疗的白大衣高血压;② 未经治疗和经过治疗个体的白大衣效应;③ 经过治疗的、归因于白大衣效应的假性难治性高血压。

(2)识别隐匿性高血压现象:① 未经治疗的隐匿性高血压;② 经过治疗的隐匿性未控制的高血压。

(3)识别异常的 24 小时血压模式:① 日间高血压;② 午睡/餐后低血压;③ 夜间高血压;④ 杓型状态/孤立性夜间高血压。

(4)评估治疗:① 评估 24 小时血压控制情况;② 识别真正的顽固性高血压。

2)附加适应证

(1)评估晨间高血压和晨间血压升高;

(2)筛查和随访阻塞性睡眠呼吸暂停;

(3)评估血压变异性;

(4)评估儿童和青少年高血压;

(5)评估妊娠期高血压;

(6)评估老年人高血压;

(7)评估高危患者高血压;

(8)识别动态低血压;

(9)识别帕金森病的血压模式;

(10)评估内分泌性高血压。

2. 动态血压监测在鉴别白大衣高血压和隐匿性高血压中的应用

1)ABPM 在白大衣高血压中的应用

2014 年的 ESH 动态血压监测实践指南中特别提到,临床实践中动态血压应用最明确的适应证是鉴别白大衣高血压(white coat hypertension),又称“孤立的诊室血压升高”。既往临床实践及研究中,白大衣高血压大都基于诊室血压和日间时段(觉醒期,the awake period)动态血压平均值来诊断,即未经治疗的患者其多次就诊的诊室收缩压(SBP)≥140 mmHg(或)舒张压(DBP)≥90 mmHg,同时日间的动态血压 SBP/DBP 均值<135/85 mmHg。目前有观点认为夜间血压在预测心血管病风险方面要优于日间血压,在定义白大衣高血压的时候不应该把夜间时段排除在外。因此,2013 年 ESH 关于 ABPM 意见书(position paper)建议用诊室血压和 24 小时血压平均值来诊断白大衣高血压。其定义如下:未经治疗的诊室血压升高≥140/90 mmHg,和 24 小时动态血压<130/80 mmHg,和觉醒时动态血压<135/85 mmHg,和睡眠中动态血压<120/70 mmHg,或家庭自测血压<135/85 mmHg。

该指南中推荐:确诊白大衣高血压需要 3~6 个月的时间,并且随访过程中每年要复查动态血压监测或进行家庭血压监测,以便监测是否出现及何时出现持续的高血压。同时强调白大衣高血压只适用于未进行降压治疗的患者,对已经降压治疗的患者,诊室血压高而 24 小时动态血压正常者,可称为白大衣效应(white coat effect)或白大衣现象(white-coat phenomenon)。

24 小时动态血压监测的第一个或最后一个小时在诊室获得的血压值也会一定程度影响白大衣效应。

2)ABPM 在隐匿性高血压中的应用

隐匿性高血压(masked hypertension)的诊断标准为:未经治疗的患者诊室血压<140/90 mmHg,但 24 小时平均血压> 130/80 mmHg 和(或)觉醒时血压> 135/85 mmHg、和(或)睡眠时血压> 120/70 mmHg,或家庭血压> 135/85 mmHg。如果诊室血压、24 小时平均血压、觉醒时血压均正常,但睡眠时血压> 120/70 mmHg,应诊断为孤立性夜间高血压,属于隐匿性高血压的一种形式(孤立性夜间高血压可能发生在 7% 的高血压患者中,目前只能通过 ABPM 进行诊断)。

2014 年的 ESH 动态血压监测实践指南对隐匿性高血压的适用人群给出了明确建议,已经接受降压治疗的患者明确患有高血压,因此不能称“隐匿的”,推荐“隐匿性未控制的高血压”用于已经治疗的患者更合适。隐匿性未控制的高血压(masked uncontrolled hypertension)的定义为:接受降压治疗的患者诊室血压<140/90 mmHg,但 24 小时平均血压≥130/80 mmHg 和(或)觉醒时血压≥135/85 mmHg、和(或)睡眠时血压≥120/70 mmHg,或家庭血压≥135/85 mmHg。

指南建议,同白大衣高血压一样,隐匿性高血压、孤立性夜间高血压的诊断,均需要3~6个月后重复ABPM加以确认,并且只适用于未经降压药物治疗的患者。

3)ABPM诊断高血压的阈值

2014年ESH动态血压监测实践指南中明确了ABPM诊断高血压的阈值,即24小时平均收缩压/舒张压≥130/80 mmHg,日间(觉醒时)平均收缩压/舒张压≥135/85 mmHg,夜间(睡眠时)平均收缩压/舒张压≥120/70 mmHg。但是该指南也承认,这些诊断阈值需要进一步研究来定义才能够更精确,特别是在高风险患者。此外,在儿童和青少年的血压值参考百分位数仍需要进一步调查。同时给出了儿童和青少年95百分位数阈值,来诊断高血压(表4-1)。

英国及加拿大高血压管理指南明确建议,诊室血压在1、2级高血压范围内,即收缩压140~179 mmHg,舒张压90~109 mmHg,应进行诊室外血压测量对高血压进行确诊,首选动态血压监测,若动态血压监测的白天血压≥135/85 mmHg,则可诊断为高血压。

表4-1 儿童和青少年动脉血压(收缩压/舒张压)的百分位数

Height(cm)	Boys				Girls			
	Day		Night		Day		Night	
	90th	95th	90th	95th	90th	95th	90th	95th
120	122/80	125/82	103/61	106/63	118/80	120/82	103/63	106/65
125	122/80	125/82	105/61	108/63	119/80	121/82	104/63	107/66
130	122/80	126/82	106/62	110/64	120/80	122/82	106/3	108/66
140	123/80	126/82	109/63	133/65	121/80	124/82	108/63	110/66
145	124/79	127/81	112/64	116/66	124/80	126/80	110/63	113/66
150	125/79	128/81	112/64	116/66	124/80	126/80	110/63	113/66
155	127/79	130/80	114/64	118/66	126/80	129/82	111/63	114/66
160	129/79	133/81	114/64	118/66	126/80	129/82	111/63	114/66
165	132/80	135/82	116/64	119/66	127/80	130/82	112/63	114/66
170	134/80	138/82	117/64	121/66	128/80	131/82	112/67	115/71
175	136/81	140/83	119/64	122/66	129/81	131/82	113/63	115/66
180	138/81	142/83	120/64	124/66	–	–	–	–
185	140/81	144/84	122/66	125/66	–	–	–	–

(注:height,身高)

4)ABPM确定的血压昼夜变化模式

2013年ESH的意见书建议对疑似高血压患者尽可能实施ABPM,其目的包括:确认高血压的诊断(即排除白大衣高血压),评估高血压的严重程度,监测夜间高血压,确定血压昼夜变化模式(如杓型、非杓型)和血压变异。异常的血压昼夜变化模式和血压变异增大与心血管疾病风险增加有关。

2014 年的 ESH 动态血压监测实践指南对如何通过 ABPM 确定血压昼夜变化模式做出如下总结。

(1)杓型血压:夜间收缩压和舒张压较日间血压值下降>10%,或夜(昼)收缩压和(或)舒张压比值>0.8 但<0.9,即是正常收缩压和舒张压的昼夜模式。

(2)减弱的杓型血压:夜间收缩压和(或)舒张压较日间血压值下降 1% ~10%,或夜(昼)收缩压和(或)舒张压比值>0.9 但<1.0。即是减弱收缩压和舒张压的昼夜模式与心血管风险增加相关。

(3)非杓型和反杓型血压:夜间收缩压和(或)舒张压较日间血压值未降低或增高,或夜(昼)收缩压和(或)舒张压比值≥1.0,与心血管风险增加相关。

(4)超杓型血压:夜间收缩压和(或)舒张压较日间血压值显著降低>20%,或夜(昼)收缩压和(或)舒张压比值<0.8,与心血管风险是否相关存在争议。

(5)夜间高血压:夜间收缩压和(或)舒张压绝对水平升高(>120/70 mmHg),与心血管风险增加相关,可能提示阻塞性睡眠呼吸暂停。

(6)晨间高血压:指晨间收缩压和(或)舒张压水平过度升高,但目前对定义、阈值及预后影响存在争议。

5)何时应该重复进行 ABPM

ESH 动态血压监测实践指南提出,应基于临床判断和 ABPM 的可用性等多种因素给出重复监测的建议。

(1)重复 ABPM 评估 24 小时血压控制情况的适应证:① 严重或明显的难治性高血压;② 存在靶器官损害;③ 有并发症(如糖尿病);④ 有早发心血管病家族史。

(2)短期内(≤3 ~6 个月)重复 ABPM 的适应证:① 明确白大衣高血压或隐匿性高血压的诊断;② 明确夜间高血压;③ 高危患者寻求最佳治疗方案时的随访。

(3)轻度高血压和心血管疾病风险低的患者,可以每 1 ~2 年重复进行一次 ABPM,定期家庭血压监测更适合于长期随访的需要。

6)ABPM 在一些特殊情况的应用

(1)肥胖患者。

肥胖是公认的高血压的主要危险因素,在一些特定的人群中发病率较高,如有糖尿病或阻塞性睡眠呼吸暂停的患者。肥胖患者进行 ABPM 时,会遇到技术难题,如袖带不合适,这种情况下可以使用锥形的袖带。如果患者手臂过于肥胖致无法实施 ABPM,袖带放置在前臂或许是获得数据的唯一办法,但测量时要求腕关节的位置必须保持在心脏水平。

(2)有心房颤动的患者。

心房颤动这种类型的心律失常会引起心室充盈时间、心搏出量、心脏收缩力的变化,使心跳之间出现血压波动,从而使得血压的测量不精确。令人遗憾的是,目前已发表的关于 ABPM 在心律失常,特别是心房颤动患者中的作用的资料很缺乏。尽管受到这些限制,尚无理由在需要心房颤动患者参与的较大的临床试验中,从实施 ABPM 环节中将其排除出去。

(3)儿童和青少年。

目前,欧洲和美国都推荐 ABPM 用于儿童和青少年高血压的诊断和管理,尤其是白大衣高血压、隐匿性高血压的筛查，以及对于夜间高血压的评价；这方面的报道往往见于I型糖尿病的儿童和青少年患者。与成人不同，这种评估将是非常困难的；假如可能的话，是否可在发病率和死亡率的基础上去验证儿童和青少年高血压的诊断参考值。因此，诊室和动态血压的参考值源于血压读数的分布情况。虽然目前在这个问题上，可用的数据较少，还需要进一步研究，该指南还给出这样界定阈值的例子（见表4-1）。袖带的大小非常重要，应根据手臂的长度（覆盖臂围的80%～100%）和宽度（臂围的40%）使用合适的袖带。

四、动态血压监测的临床及预后意义

1. 临床意义

通过实施ABPM了解一个人日常状态下的血压情况，协助诊断高血压与疗效评估，鉴别白大衣高血压、隐匿性高血压、单纯夜间高血压。还可以了解血压变化趋势，包括血压在夜间的下降情况，在晨起时的升高情况，及一个昼夜中血压的总体变异情况。ABPM还有助于发现一些特殊的血压情况或相关疾病，比如发作性低血压、阻塞性睡眠呼吸暂停综合征等。

血压是一个以高度动态、连续波动为特征的参数，包括短期和长期的变异。短期血压变异可通过24小时ABPM进行评估。基于现有证据，24小时内短期血压变异可用于队列研究的危险分层，但目前尚未成为临床实践中常规使用的参数。除血压变异之外，ABPM衍生的指标还包括血压负荷、平滑指数、动态动脉硬化指数（AASI）等指标，但这些指标只是处于临床研究阶段，并无明确定论，尚不能够作为诊断依据在临床上广泛应用。在高血压的诊断方面使用的ABPM指标，仍然是24小时、白天和夜间血压的平均水平。

动态血压监测过程中也检测脉率，并可衍生出多个血压与脉率关系的指标，比如以血压与脉率的乘积评估心血管风险，以收缩压变化与脉率变化的比值评估自主神经功能，以血压的夜间下降情况及脉率的快慢情况评估盐敏感性等。这些指标的临床意义尚需进一步研究，但脉率本身在血压管理中仍可能具有临床意义，除可以预测心血管事件之外，也可能有助于确定是否需要使用β受体阻滞剂等降压药物。

2. ABPM的预后意义

多项研究显示，高血压患者的左心室肥厚（LVH）、颈动脉内膜中层厚度（IMT）、增加和其他靶器官损害的标志物，与动态血压的相关性比诊室血压更密切。而且，24小时平均血压比诊室血压与心血管病发生和死亡事件有更强的相关。也有一些研究表明，准确测量的诊室血压与动态血压的预测价值相似。然而，对已发表的观察性研究和汇总的个体数据进行荟萃分析，显示动态血压比诊室血压是更为敏感的临床心血管终点事件风险预测指标，例如冠心病事件的发生与死亡以及脑卒中。在相同的统计模型中，计算白昼和夜间血压，发现夜间血压与白昼血压相比是更强的预测指标。夜间-白昼比值是临床心血管终点事件重要的预测指标，但是并未在24小时血压的基础上提供更多的预后信息。对于构型形态，最一致的发现是心血管事件发生率在夜间血压下降少的患者高于下降多的患者，虽然这一现象的可重复性有限，在夜间低血压，小的组间差异限制了结果的可靠性。超杓型者脑卒中风险可能增加。然而，超杓型者增加心血管风险的结果并不一致，因此这一现象的临床意义尚不确定。

第五章　高血压急症与亚急症

一、概述

高血压急症是急诊科及各科室常见的临床现象，是一种危及生命的紧急状态。根据文献报道，高血压急症每年发病率约为 1 百万 ~2 百万患者，且在发展中国家更为常见。目前我国有高血压患者约 1.6 亿人，其中，1% ~2% 的高血压患者会发生高血压急症。高血压急症发病急，预后差，如未经及时救治，部分严重的高血压急症患者 12 个月内死亡率达 50%，因而具有严重的危害性。

二、定义

高血压急症（Hypertensive emergencies）：指血压短时间内严重升高（通常 BP>180/120 mmHg）并伴发进行性靶器官损害的表现。高血压急症危害严重，通常需立即进行降压治疗以阻止靶器官进一步损害。高血压急症包括脑血管意外（缺血性、出血性）、急性心肌梗死、急性左心衰竭伴肺水肿、不稳定性心绞痛、主动脉夹层。

高血压亚急症（Hypertensive urgency）：指血压显著升高但不伴靶器官损害，通常不需住院，但应立即进行口服抗高血压药联合治疗，应仔细评估、监测高血压导致的心肾损害并确定导致血压升高的可能原因。

高血压急症和高血压亚急症统称为高血压危象（Hypertension crisis）。目前国内外尚存在一些其他高血压急症的相关术语如高血压脑病、恶性高血压等，其实质均属于高血压急症范畴。高血压脑病：高血压脑病是由于过高的血压突破了脑血流自动调解范围，脑组织血流灌注过多引起脑水肿所致的临床综合征。恶性高血压：指动脉血压严重升高（舒张压通常>140 mmHg），伴血管损害，包括视网膜出血、渗出和（或）视盘水肿。如无视盘水肿的表现，则称为急进型高血压。

三、发病机制

各种高血压急症的发病机制不尽相同，某些机制尚未完全阐明，但均与下列共同机制有关。各种诱因如应激因素（严重精神创伤、情绪过于激动等）、神经反射异常、内分泌激素水平异常等作用下使交感神经张力亢进和缩血管活性物质（如肾素、血管紧张素 II 等）释放增加，诱发短期内血压急剧升高。同时全身小动脉痉挛导致压力性多尿和循环血容量减少，反射性引起缩血管活性物质激活导致进一步的血管收缩和炎症因子的产生，形成病理性恶性循环。升高的血压导致内皮受损，小动脉纤维素样坏死，引发缺血、血管活性物质进一步释放，继而形成恶性循环，加重损伤。再加上肾素-血管紧张素系统、压力性利钠作用等因素的综合作用，导致了高血压急症时的终末器官灌注减少和功能损伤，最终诱发心、脑、肾等重要脏器缺血和高血压急症。遗传背景也与我国汉族人群高血压的发病相关。

四、临床表现

高血压急症的临床表现因临床类型不同而异，但共同的临床特征是短时间内血压急剧升高，收缩压可高达210～240 mmHg，舒张压可达120～130 mmHg；同时出现明显的头痛、眩晕、烦躁、恶心、呕吐、心悸、气急和视力模糊等靶器官急性损害的临床表现（见表5-1）。要指出的是，部分非靶器官损害症状易被误判为靶器官损害，临床应注意区别（见表5-2）。

表5-1　高血压急症靶器官损害临床表现

靶器官损害临床表现
脑血管意外：失语、面舌瘫、偏身感觉和（或）运动障碍、偏盲、意识障碍、癫痫样发作、眩晕、共济失调等。脑梗死多为静态起病，进展相对缓慢；脑出血多为动态起病，常进行性加重，可有瞳孔不等大、头痛、呕吐等颅内高压症状；蛛网膜下腔出血脑膜刺激征阳性，且头痛剧烈。
充血性心力衰竭：发绀、呼吸困难、肺部啰音，缺血性胸痛、心率加快、心脏扩大等。
急性冠脉综合征：急性起病的胸痛、胸闷；ECG有典型的缺血表现；心肌损害标志物阳性。
急性主动脉夹层：无心电图改变的撕裂样胸痛，伴有周围脉搏的消失，影像学检查可确诊。
高血压脑病：急性发作剧烈头痛、恶心及呕吐；有些患者出现神经精神症状，包括意识模糊、烦躁、嗜睡、抽搐、视力异常，甚至昏迷；常见进展性视网膜病变。
先兆子痫和子痫：子痫是指妊高征患者发生抽搐及昏迷；先兆子痫则是在妊高征基础上伴有头痛、头晕、视物模糊、上腹不适、恶心等症状，预示子痫即将发生。
进行性肾功能不全：出现少尿、无尿、蛋白尿、管型、血肌酐和尿素氮升高
眼底改变：出现视觉障碍，眼底检查出现视盘水肿，视网膜出血和渗出

表5-2　高血压患者非靶器官损害临床症状

非靶器官损害的临床症状
自主神经功能紊乱症状：面色苍白、烦躁不安、多汗、心悸、手足震颤和尿频。心率增快，>110次/分钟。
其他：部分症状如鼻衄以及单纯头昏、头痛等可能仅是血压升高而并不伴有一次性或永久性脏器的急性受损

这里需要特别指出的是：

（1）在临床上，若患者收缩压≥220 mmHg和（或）舒张压≥140 mmHg，则无论有无症状应视为高血压急症；

（2）对于妊娠期妇女或某些急性肾小球肾炎患者，特别是儿童，高血压急症的血压升高可能并不显著；

（3）某些患者既往血压显著增高，已造成相应靶器官损害，未进行系统降压治疗，或者降压治疗不充分，而在就诊时血压未达到收缩压（SBP）≥210～240 mmHg和（或）舒张压（DBP）≥120～130 mmHg，但检查明确提示已经并发急性肺水肿、主动脉夹层、心肌梗死或脑血管意外者，即使血压仅为中度升高，也应视为高血压急症。

五、诊断及鉴别诊断

病史询问和体格检查应简单而有重点，目的是尽快鉴别高血压急症和高血压亚急症。

1. 病史询问

迅速了解高血压药物治疗、血压控制程度的情况及有无心脑血管危险因素；了解有无肾脏疾病家族史（多囊肾），阵发性头痛、心悸、面色苍白（嗜铬细胞瘤），阵发性肌无力和痉挛（醛固酮增多症）等继发性高血压表现；明确有无非处方药物如拟交感神经药物或违禁药物如可卡因等用药史；通过主要临床表现评估有无潜在的靶器官损伤，包括：胸痛（心肌缺血或心肌梗死，主动脉夹层），胸背部撕裂样疼痛（主动脉夹层），呼吸困难（肺水肿或充血性心衰），以及神经系统症状，如癫痫发作或意识改变（高血压性脑病）。此外，寻找血压异常升高的原因是临床评估的重要环节（见表5-3）。

表5-3　血压异常升高的常见原因

血压异常升高的常见原因
既往降压治疗停止（较大剂量中枢降压药）
急性尿潴留
急慢性疼痛
嗜铬细胞瘤
肾功能不全
服用拟交感毒性药品（可卡因、麦角酸二乙酰胺、安非他命）
惊恐发作
服用限制降压治疗效果的药物（非甾体类消炎药、胃黏膜保护剂）

2. 体格检查

除测量血压以确定血压准确性外，应仔细检查心血管系统、眼底和神经系统，关键在于了解靶器官损害程度，评估有无继发性高血压。特别是对于症状不典型、但血压明显增高的急诊就诊患者，进行系统、翔实的物理检查，可尽早明确高血压急症的诊断。

（1）应该测量患者平卧及站立两种姿势下的血压以评估有无容量不足；

（2）要测量双侧上臂血压，双上臂血压明显不同应警惕主动脉夹层可能；

（3）眼底镜检查对于鉴别高血压急症及高血压亚急症具有重要作用，如果有新发的出血、渗出、视神经盘水肿情况存在则提示为高血压急症；

（4）心血管方面的检查应侧重于有无心力衰竭的存在，如颈静脉怒张、双肺底湿罗音、病理性第三心音或奔马律等；

（5）神经系统检查应该注意评估意识状态、有无脑膜刺激征、视野改变及局部病理性体征等。

3. 实验室检查

血常规、尿常规、心电图和血生化（电解质、肝肾功能）应列为常规检查，依病情选择X线、心肌损伤标记物、钠尿肽（BNP或pro-BNP）、血气分析，必要时进行CT、核磁共振

(MRI)和超声心电图等检查。

4. 高血压急症危险程度评估

高血压急症危险程度评估内容见表5-4。

表5-4　高血压急症危险程度需评估以下三项指标

基础血压值:脏器的(受损)耐受性取决于自动调节的能力,自动调节的能力比基础血压升高程度意义更大。
急性血压升高的速度和持续时间:血压缓慢升高和(或)持续时间短的严重性较小,反之则较为严重。
影响短期预后的脏器受损的表现:肺水肿、胸痛、视觉敏感度下降、抽搐及神经系统功能障碍等

目前高血压急症的1年生存率达到了90%~95%,生存情况主要取决于年龄和确诊高血压急症时的并发症情况。急诊医学是症状学科,多数病人就诊时诊断尚不明确,遇到血压显著升高的患者时,首先要做的并不是盲目给予降压处理,而是要通过病史采集,在短时间内,合理、有步骤地进行体格检查及必要的实验室检查对患者进行评估,确认是否有急性靶器官损害、损害部位及损害程度。医生评估风险越及时、越准确,病人获益越多。部分病人有典型的症状及体征,如典型的缺血性胸痛表现(ACS),撕裂样疼痛,双侧血压不对称(主动脉夹层),意识障碍,双侧瞳孔不等大(脑卒中)等,仅需要少数检查,甚至无须检查即可列为高危患者;部分病人症状不典型,就要求医生有系统的思路评估风险,建议按照以下程序评估风险,见图5-1。

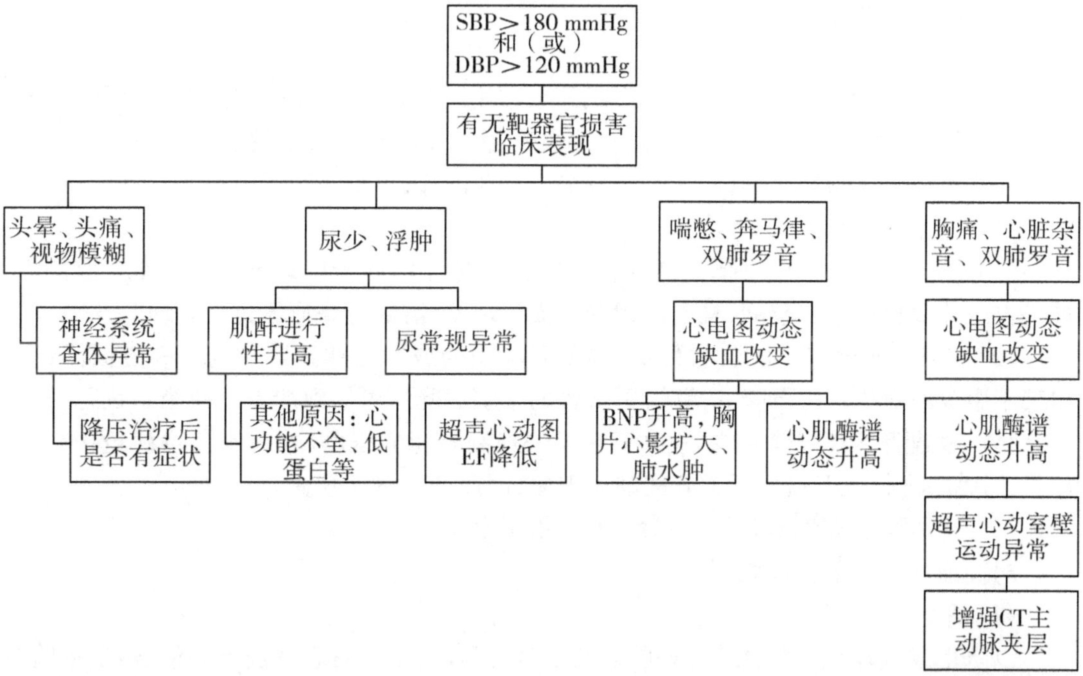

图5-1

六、治疗

1. 高血压危象的治疗原则

高血压危象中无论是高血压急症还是高血压亚急症都应遵循以下原则。

1）基本原则

（1）及早准确评估病情风险。

（2）高血压急症：快速、平稳降压，减轻靶器官损害，积极查找病因。

（3）高血压亚急症：密切监测，调整口服降压药、逐渐控制血压。

2）血压控制节奏和目标

在及时准确评估病情风险的基础上，初步诊断为高血压急症的患者应及时给予有效的治疗，制订个体化的治疗方案，有节奏、有目标地降低血压。其最终目标是减少脏器功能受损；而对于高血压亚急症患者，目前没有明显证据显示该类患者短时间内的降压失败与近期的心脑血管风险相关，而血压的突然下降反而可能会伴随严重的组织灌注不足，进一步增加心脑血管风险，故初始治疗应在休息并观察的前提下，逐渐给予口服降压药治疗，以期将血压逐渐控制。

3）急性期的后续管理

高血压急症病情稳定后寻找血压异常升高的可纠正原因或诱因是预防再次复发的关键。其中，对于有高血压病史的患者，不适当减药、停药和其他诱发因素未得到很好控制都会诱发高血压急症；提高高血压患者的知晓率、治疗率和控制率可有效预防高血压急症的发生。此外，对于高血压急症患者，应定期评估靶器官，以及尽早发现靶器官损害，并采取相关有效干预措施，避免靶器官进行性损害。

2. 高血压亚急症的治疗原则

1）基本原则

高血压亚急症患者血压升高对短期预后无明显影响，而血压的突然下降会伴随严重的神经系统并发症，并影响预后，且初始的快速降压并不改善长期的血压控制，故初始治疗应在休息并观察的前提下，逐渐给予口服降压药治疗，以期在数天内将血压逐渐控制。

2）注意事项

（1）休息可以使血压下降，因此在初始（起始）数小时内应以动态监测为主。监测中，如果血压数值仍然维持较高，且出现靶器官损害现象，需要对高血压进行处理。

（2）应以口服稳定降压药物为主，避免静脉用药或口服快速降压药。一方面因经常出现不用药而血压自行下降的情况，更重要的是骤然降压可导致严重的神经系统并发症，尤其是口服或舌下含服硝苯地平，由于它无法控制降压的程度，并继发交感神经兴奋，可能导致冠状动脉、脑和视网膜血管的缺血现象，因而产生脏器缺血。

（3）严重高血压的患者需要就诊，以查明病因和优化治疗。

3）高血压急症的治疗原则

（1）基本原则。

以防止或减轻心、脑、肾等重要脏器的损害为目的，早期对患者进行评估、做出危险分层，针对患者的具体情况制订个体化的血压控制目标和用药方案，迅速恰当地将患者血压控制在目标范围内。其中，采取紧急措施保护靶器官是高血压急症的首要任务。

① 迅速降低血压：选择适宜有效的降压药物，通常需静脉输液泵或静脉滴注给药，同时应经常测量血压或无创性血压监测。静脉滴注给药的优点是根据血压的变化特点灵活地调整给药的剂量。如果情况允许，及早开始口服降压药治疗。

② 控制性降压：为避免快速降压而导致的重要器官的血流灌注明显减少，应采取逐步控制性降压。降压过程中如发现有重要器官的缺血表现，应适当调整降压幅度。

③ 合理选择降压药：高血压急症处理对降压药的选择，要求快速平稳地发挥降压效果；作用持续时间短，停药后作用消失较快；不良反应小，最好在降压过程中对心率、心输出量和脑血流量影响不明显。

（2）降压目标。

降压治疗第一目标：高血压急症降压治疗的第一目标是在 30 ~ 60 分钟内将血压降低到一个安全水平。由于患者基础血压水平各异、合并的靶器官损害不一，这一安全水平必须根据患者的具体情况决定。除特殊情况（缺血性脑卒中、主动脉夹层）外，建议第 1 ~ 2 小时内使平均动脉血压迅速下降但不超过 25%。一般掌握在近期血压升高值的 2/3 左右。在紧急降压治疗时，需要充分认识到血压的自身调节的关键性。如果通过治疗血压急骤降低，缩小血管床的自身调节空间，可导致组织灌注不足和（或）梗死。

降压治疗第二目标：在达到第一目标后，应放慢降压速度，加用口服降压药，逐步减慢静脉给药的速度，逐渐将血压降低到第二目标。建议在后续的 2 ~ 6 小时内将血压降至约 160/100 ~ 110 mmHg，根据患者的具体病情适当调整。

降压治疗第三目标：若第二目标的血压水平可耐受且临床情况稳定，在以后 24 ~ 48 小时逐步降低血压达到正常水平。

表 5-5

疾病种类		降压目标
脑卒中	脑出血	SBP>200 mmHg 或 MAP>150 mmHg，应考虑持续静脉用药积极降压：如 SBP>190 mmHg 或 MAP>130 mmHg，且有颅内压升高的证据，可间断或持续静脉给药降压，维持脑灌注压＞60 ~ 80 mmHg：如果 SBP＞180 mmHg 或 MAP＞130 mmHg。无颅内压升高证据，可间断或持续静脉给药适度降压（MAP＝110 mmHg 或目标：mE，160/90 mmHg）
	蛛网膜下腔出血	推荐短效、能持续静脉滴注的药物
	缺血性卒中	SBP>220 mmHg 或 DBP>120 mmHg：或伴严重心力衰竭、主动脉夹层或高血压脑病等；或 SBP≥185 mmHg 或 DBP≥110 mmHg 准备血管内溶栓者，才考虑降压
急性肺水肿		在减轻心脏前后负荷同时给予血管扩张剂，对容量负荷重者可合并使用利尿剂
恶性高血压		在数日内将血压降至 160/100 mmHg，以尿量、肾功能为指标，将血压降低到脏器血液灌流量能够得到维持的最低水平
主动脉夹层		迅速将收缩压降至 100 mmHg 左右（90 ~ 110/60 ~ 70 mmHg），心率 60 ~ 80 次/分
子痫		SBP 应控制在 140 ~ 160 mmHg，DBP 90 ~ 105 mmHg

（3）注意事项。

① 迅速而适当的降低血压，除去引起急症的诱因。

② 静脉外给药起效慢且不易于调整，通常需静脉给药。

③ 避免口服或舌下含服硝苯地平。

④ 加强一般治疗：吸氧、卧床休息、心理护理、环境安静、监测生命体征，维持水和电解质平衡、防治并发症等。

⑤ 避免使用的药物：应注意有些降压药不适宜用于急诊高血压，甚至有害。治疗开始时不宜使用强力的利尿降压药，除非有心力衰竭或明显的体液容量负荷过度，因为多数高血压时交感神经系统和 RAAS 过度激活，外周血管阻力明显升高，患者体内循环血容量减少，强力利尿是危险的。

4）静脉降压药物治疗

（1）药物选用原则。

① 对于多数高血压急症，通常需持续静脉使用降压药物。

② 遵循个体化、小剂量开始、依据目标调整降压的原则。

③ 有计划、分步骤地快速平稳降低血压以保护靶器官是选择静脉制剂的根本原则。

（2）合理选择降压药物。

根据不同高血压急症类型选出疗效最佳、不良反应最小的降压药，将血压降至安全水平。药物选择包括：依据临床情况，选择下列药物单独或联合使用。

① 急性主动脉夹层可单用拉贝洛尔、尼卡地平、乌拉地尔、硝普钠联用艾司洛尔、美托洛尔。

② 高血压脑病选用乌拉地尔、拉贝洛尔（此两者不增加颅压）、尼卡地平、非诺多泮等。

③ 脑血管意外中，急性出血性脑卒中选择拉贝洛尔、尼卡地平、乌拉地尔、利尿剂等；急性缺血性脑卒中选用尼卡地平、拉贝洛尔、艾司洛尔、乌拉地尔。

④ 急性心力衰竭选用硝普钠、拉贝洛尔、硝酸甘油、奈西立肽、乌拉地尔、利尿剂。

⑤ 急性冠状动脉综合征选用硝酸甘油、艾司洛尔、拉贝洛尔、尼卡地平。

⑥ 子痫和先兆子痫选用拉贝洛尔、尼卡地平和乌拉地尔，但应注意避免长期使用 β 受体阻断剂，β 受体阻断剂有引起胎儿生长迟缓的可能。

⑦ 围手术期高血压急症选用艾司洛尔、拉贝洛尔、乌拉地尔、尼卡地平等。

⑧ 肾功能衰竭选用尼卡地平、非诺多泮、拉贝洛尔等。

⑨ 急进型或恶性高血压选用硝普钠、拉贝洛尔、乌拉地尔。

⑩ 嗜铬细胞瘤选用尼卡地平、非诺多泮、乌拉地尔、酚妥拉明等。

（3）静脉降压药物。

① 血管扩张剂。

硝普钠 硝普钠为直接血管扩张剂，能同时直接扩张动脉和静脉，尤其是扩张冠状动脉，降低心脏前、后负荷，减少左室容量，减轻室壁压力，增加每搏输出量，减少心肌耗氧量。停药后效果持续时间短，可用于各种高血压急症。本药静滴后立即起效，静滴停止后作用可维持 1～10 分钟。开始剂量为 0.5 μg/（kg·min），根据疗效逐渐以 0.5 μg/（kg·min）递增，通常维持剂量 3 μg/（kg·min），极量 10 μg/（kg·min），如已达极量，经 10 分钟降压效果仍不理想，应考虑停药。在通常剂量下不良反应轻微，有恶心、呕吐、肌肉颤动，毒性反应主要由氰化物中毒引起，滴注部位如药物外渗可引起局部皮肤和组织反应。由于硝普钠的毒性严重，所以只有当其他药物不适用时，或肝肾功能正常的患者在特殊情况下才使用。药物的治疗时间应尽可能缩短，静脉给药速度不应超过 2 μg/(kg・min)。接受高剂量硝普钠(4～10 μg/(kg・min))治疗的患者应静注硫代硫酸盐。

注意事项：

Ⅰ 静脉滴注不可与其他药物配伍，滴注需避光，配置后 24 小时内使用。

Ⅱ 用于心力衰竭、心源性休克时开始宜缓慢，后酌情增加。

Ⅲ 禁忌证：代偿性高血压(如伴动静脉分流或主动脉缩窄的高血压)。

Ⅳ 慎用：孕妇(缺乏人体研究)；该药减少脑血流灌注并增加颅内压，高血压脑病及脑卒中病人应慎用硝普钠，它可引起严重的冠脉窃血；有研究表明，在心梗早期患者静脉应用硝普钠增加其死亡率；甲状腺功能不全(代谢产物硫氰酸盐抑制碘摄取)、肺功能不全(可加重低氧血症)患者；肾功能不全患者应用本药不超过 48～72 小时，须每日监测氰化物浓度，不超过 3 μmol/mL。

Ⅴ 心力衰竭患者停药应逐渐减量，并加用口服血管扩张剂，以免出现"反跳"。

Ⅵ 硝普钠使用不当，会出现过度降压，因此在没有动态监测条件下，不建议选用硝普钠，可以选用半衰期居中的尼卡地平或乌拉地尔等代替。

硝酸甘油 硝酸甘油或硝酸异山梨酯主要扩张周围静脉，同时具有扩张周围小动脉及冠状动脉的作用。静脉滴注即刻起效，停药后数分钟作用消失。其作用强度呈剂量相关性，开始时以 5～10 g/min 速率静滴，然后以每 3～5 min 增加 5～10 pg/min 的速率达到满意疗效，极量通常为 100 g/min，合并肺水肿患者极量可至 200 pg/min。主要用于合并急性肺水肿及急性冠脉综合征的高血压急症引起，并不常规用于其他高血压急症。有颅内高压、青光眼、肥厚性梗阻性心肌病、脑出血或头颅外伤等患者禁用。常见不良反应包括头痛、眩晕、皮肤潮红等。

注意事项：

Ⅰ 硝酸甘油可加重通气一灌注血流比例失调的程度，加重低氧血症，因此合并有肺部疾病时应慎用；

Ⅱ 如患者用硝酸甘油剂量>200 μg/min，则发生低血压的危险性明显增加，应考虑换用其他血管扩张剂。

Ⅲ 降压时个体差异明显，需要密切监测血压，一旦有效则逐渐减量和延长给药时间，警惕低血压的发生。

Ⅳ 连续给药易致耐药，故需留有给药空白期。

② 钙离子通道拮抗剂。

尼卡地平 尼卡地平为强效、水溶性二氢吡啶类钙离子通道拮抗剂，降压有效性与硝普钠近似，主要扩张中小动脉，降低心脏后负荷，对静脉的作用很小。具有高度血管选择性，对椎动脉、冠状动脉和末梢小动脉的选择性远高于心肌，无明显负性肌力作用，在降压的同时能改善心脑等器官血流量，对缺血心肌具有保护作用。适用于高血压急症及手术时异常高血压的短期急救处理，尤其急性高血压伴基底动脉供血不足者、冠脉供血不足或二尖瓣关闭不全及末梢阻力和肺动脉压中度升高的低心输出量患者。本药具有中度利尿作用，不影响肺部的气体交换。尼卡地平半衰期居中，静脉注射5～10分钟起效，持续1～4小时，血压控制过程平稳，不易引起血压的过度降低，停药后不易出现反跳，无明显耐药性，但不改变血压的昼夜节律变化。禁用于重度主动脉狭窄，颅内出血尚未完全止血，脑卒中颅内压增高者开始时从0.5 mg/(kg·min)静脉滴注，逐步增加剂量将血压降至目标水平，一般剂量为0.5～6 mg/(kg·min)，作用持续时间可至停药后的30～60分钟。一旦血压控制后，可改为口服给药，口服治疗应在静脉给药停止前至少1小时开始，以便保持序贯治疗的连续性。不良反应可有头痛、乏力、颜面潮红、心悸、转氨酶升高等。

尼莫地平　尼莫地平为二氢吡啶类钙离子通道拮抗剂，解除脑动脉血管痉挛作用更强，可通过血脑屏障，但降压作用较弱，多用于合并脑血管疾病（如有明显脑血管痉挛的蛛网膜下腔出血）患者。严重肝功能损害及脑水肿或颅内压明显升高者禁用。

地尔硫卓　地尔硫卓为非二氢吡啶类钙离子通道拮抗剂，能舒张血管平滑肌，降低周围血管阻力，从而使血压下降，同时具有改善冠状动脉血流和降低窦房结、房室结自律性以及传导性，控制快速性室上性心律失常作用。它主要用于高血压危象或急性冠脉综合征，通常以每小时5～15 μg/(kg·min)速率静滴，根据血压变化调整速率。其不良反应有心动过缓、浮肿、头痛、皮疹等，病态窦房结综合征、Ⅱ度以上房室传导阻滞、严重充血性心力衰竭患者禁用。由于对心脏有抑制作用，不宜长期静脉用药。

③ 周围Ⅱ受体阻滞剂。

乌拉地尔　乌拉地尔有外周α受体阻滞作用及血压中枢调节双重作用，通过阻断突触后α-1受体，扩张血管；同时还激活中枢5-羟色胺-1A受体，降低延髓心血管中枢的交感反馈调节，扩张血管，抑制反射性心动过速。本药降压平稳而迅速，有减轻心脏负荷、降低心肌耗氧量、增加心脏搏出量、降低肺动脉高压和增加肾血流量等优点，且不增加颅内压。因此，适用于大多数高血压急症（多数高血压急症发作时均存在不同程度交感神经亢进），对嗜铬细胞瘤引起的高血压危象有特效。治疗高血压急症时12.5 mg稀释后静注，通常5分钟内起效，10～15分钟后效果不明显可重复应用，必要时还可加大剂量至25 mg静注，也可静脉泵连续输注，乌拉地尔100 mg稀释至50 mL（静脉滴注最大药物浓度为4 mg/mL），推荐初始速度为2 mg/min，依据降压需要调整速度。乌拉地尔不良反应较少，静脉输注过快可出现头晕、恶心、心悸等症状。禁忌证为主动脉峡部狭窄或动静脉分流（血流动力学无效的透析分流除外）。

注意事项：

Ⅰ 暂不提倡与ACEI类药物合用；

Ⅱ 静脉给药时患者应取卧位，疗程一般不超过7天。

酚妥拉明　酚妥拉明为α肾上腺素受体阻滞剂，其对α-1受体的阻滞作用为α-2受体的3～5倍，通过降低外周阻力降低心脏后负荷及肺动脉压，增加心排出量。适用于嗜铬细胞瘤引起的高血压危象及高血压合并心力衰竭。通常从小剂量开始，一次5～10 mg静脉注射，20～30分钟后可按需要重复给药，或予0.5～1 mg/min静脉滴注。由于对抗儿茶酚胺而致周围血管扩张，个别患者可出现头痛、心动过速、颜面潮红，甚至严重的体位性低血压。严重动脉粥样硬化、肝肾功能不全、胃十二指肠溃疡及急性冠脉综合征患者禁用。

④ 周围 α 和 β 受体阻滞剂。

拉贝洛尔　拉贝洛尔可选择性拮抗 α -1 及非选择性拮抗 β 受体，通过抑制心肌及血管平滑肌的收缩反应发挥降压作用，其静脉剂型 α∶β 的阻滞作用为 1∶7。有较弱的内在活性及膜稳定作用，其 S 受体阻滞作用约为普萘洛尔的 40%，其起效较迅速（5～10 min），降压作用温和，持续时间较长（8～12 h）。拉贝洛尔降低外周血管阻力，但不降低外周血流，从而保证心脑灌注，用于治疗多种类型高血压，特别适用于妊娠高血压、妊娠合并原发性高血压、老年人嗜铬细胞瘤危象及高血压脑病等。开始时缓慢静脉注射 2.5～5 mg，以后可以每隔 1 分钟重复注射，总剂量不超过 30 mg，也可以 1 mg/min 速率静脉滴注。对于重度或急性心力衰竭、支气管哮喘、Ⅱ～Ⅲ度房室传导阻滞、窦性心动过缓的患者应慎用或禁用。需注意该药可致尿潴留、麻痹性肠梗阻和直立性低血压等不良反应。

艾司洛尔　艾司洛尔为极短效的选择性 β-1 受体阻滞剂，大剂量时选择性逐渐消失。能阻断 β-1 受体降低心输出量，抑制肾素释放，并阻断中枢 β 受体，降低外周交感神经活性，从而发挥降压作用。本药静脉注射后即刻产生 β 受体阻滞作用，5 分钟后达最大效应，单次注射持续时间为 10～30 分钟。适用于除合并心力衰竭肺水肿以外的大多数临床类型的高血压急症，尤其是围手术期包括手术麻醉过程中的血压控制。该药主要通过红细胞胞质中的酯酶代谢，不影响肝肾功能，因此一些专家认为其是治疗危重病人的理想药物。本药即刻控制量为 1 mg/kg，在 30 秒内静脉注射，继之以 0.15 mg/（kg · min）静脉滴注，最大维持量为 0.3 mg/（kg · min）。支气管哮喘、严重慢性阻塞性肺病、窦性心动过缓、Ⅱ～Ⅲ度房室传导阻滞、难治性心功能不全、心源性休克及对本品过敏者禁用。

⑤ 利尿剂。

降压机理主要是促进水和电解质排泄和扩张血管。因容量不足在高血压急症中较常见，利尿剂联合其他短效降压药极易导致低血压，因此不常规应用利尿剂处理高血压急症，其静脉给药建议用于存在继发充血或容量超负荷的急性心力衰竭或肾衰竭患者，利尿剂缓解急性心力衰竭症状的效果肯定，但在其他情况下，不必常规应用利尿剂处理高血压急症。在急性心力衰竭中使用袢利尿剂，初始剂量建议注射呋塞米 20～40 mg（布美他尼 0.5～1 mg，托拉塞米 10～20 mg），随后也可考虑连续静脉注射使用，但呋塞米总剂量应保持在第一个 6 小时 Pq<100 mg，第 24 小时<240 mg。超量应用降压作用不加强，不良反应反而加重。高剂量的利尿剂可能导致低血压、低钾血症、电解质紊乱。

⑥ 中枢性降压药。

常用药物可乐定为中枢 α-2 受体激动剂，适用于除脑血管意外、急性冠状动脉综合征的患者。不良反应轻微，可见口干、嗜睡、头晕、镇静、虚弱、神经质和情绪激动、恶心、呕吐、性欲减退等，很少发生体位性压。可乐定缓慢静脉注射后可在 10 分钟后产生降压作用，最大作用约在注射完后 30～60 分钟，持续约 3～7 小时，降压作用前可出现短暂血压升高现象。常用剂量为 0.15 mg，加入葡萄糖溶液缓慢静脉注射或肌肉注射，24 小时内总量不宜超过 0.75 mg。为避免不良反应，建议使用静脉泵维持。脑血管病、冠状动脉供血不足、窦房结或房室结功能低下及外周血管疾病患者慎用，此外可乐定有明显镇静作用，对评价意识状态会带来不便。

⑦ 其他药物。

非诺多泮 多巴胺受体激动剂,通过激活多巴胺-1 受体,诱导小动脉扩张,并扩张肾动脉增加肾血流并具有直接促尿钠排泄及利尿作用,适用于大多数高血压急症。初始剂量常为0.1 μg/(kg·min),在达到降标前,每 15～20 分钟增加 0.05～0.1 μg/(kg·min),有效剂量为0.1～1.6 μg/(kg·min)。肝硬化、门脉高压、心动过速、不稳定性心绞痛及青光眼患者慎用。

三甲噻方 神经节阻滞剂可直接扩张血管和阻滞神经节,已经不用于通常的降压治疗,但因其降压降低主动脉剪切力,故在主动脉夹层的高血压急症处理中却是最佳的可选择药物。以 1 g/L 浓度 5 mg/min 静脉滴注,根据血压调整剂量。由于三甲噻方同时阻断交感和副交感神经,不良反应较多,主要有直立性低血压和排尿困难。

镇静剂 根据病情选用适当的镇静剂,如有脑功能障碍可静脉给予地西泮,出现心绞痛、急性心力衰竭、心肌梗死者可给予吗啡或者哌替啶 50～100 mg。

表 5-6 高血压急症静脉注射常用降压药

药名	剂量	起效	持续	不良反应	适应证	禁忌证
硝普钠	0.5～10 mg/(kg·min)	立即	1～10 min	恶心、呕吐、肌肉震颤、出汗	适用于大多数高血压急症,尤其是合并心衰患者	代偿性高血压(如伴动静脉分流或主动脉缩窄的高血压)。小儿、孕妇、冠状动脉或脑血管供血不足、甲状腺功能不全、肺功能不全、严重肝肾功能不全患者
硝酸甘油	5～100 mg/min	2～5 min	5～10 min	头痛、眩晕、皮肤潮红	主要用于合并急性肺水肿及急性冠脉综合征的高血压急症	颅内高压、青光眼、肥厚梗阻性心肌病、脑出血或头颅外伤等患者禁用
酚妥拉明	5～10 mg 静注 1～2 min 或 0.5～1 mg/min 静滴	1～2 min	10～30 min	心动过速、头痛、颜面潮红	适用于嗜铬细胞瘤诊断及其引起的高血压危象、高血压合并心力衰竭	严重动脉硬化、肝肾功能不全、急性冠脉综合征、心肌梗死、胃十二指肠溃疡以及对本品过敏者禁用

续表

药名	剂量	起效	持续	不良反应	适应证	禁忌证
尼卡地平	5～15 mg/h 或 0.5～6 μg/(kg·min) 静滴	5～10 min	1～4 h	心动过速、头痛、潮红、乏力、转氨酶升高	用于多数高血压急症及手术时异常高血压的短期急救处理，尤其急性高血压伴基底动脉供血不足者或者二尖瓣关闭不全及末梢阻力和肺动脉压中度升高的低心输出量患者	重度主动脉狭窄，颅内出血尚未完全止血，脑卒中颅内压增高者禁用
地尔硫卓	10 mg 缓慢静注或 5～15 kg·min 静滴			低血压、心动过缓	高血压、冠心病并发哮喘患者，肥厚性心肌病、流出道狭窄者	病态窦房结综合征、Ⅱ度以上房室传导阻滞、严重充血心衰者禁用
拉贝洛尔	25～50 mg 于 5～10 min 内静注，或 100 mg 静滴	5～10 min	8～12 h	低血压、心动过缓、尿潴留、麻痹性肠梗阻	适用于除急性心衰外的大多数高血压危象，特别适用于妊娠高血压、老年人嗜铬细胞瘤危象及高血压脑病等	对于急性心力衰竭、支气管哮喘、心脏传导阻滞的患者应慎用或禁用
艾司洛尔	1 mg/kg 静注，此后 0.1～0.3 mg/(kg·min) 静滴	即刻	10～30 min	低血压、恶心	适用于除合并心衰肺水肿外的大多数高血压急症，尤其适用于围手术期包括麻醉过程中的血压控制	支气管哮喘、严重慢阻肺、窦缓、Ⅱ－Ⅲ房室传导阻滞、难治性心衰、心源性休克及对本品过敏者禁用
乌拉地尔	10～50 mg 静注，后 100 mg 静滴	5 min	4～6 h	头晕、恶心、心悸	适用于大多数高血压急症，尤其伴高血压脑病，急性左心衰、主动脉夹层的患者	主动脉狭部狭窄或动静脉分流患者禁用

续表

药名	剂量	起效	持续	不良反应	适应证	禁忌证
二氮嗪	0.2～0.4 g/次静注,0.5～3 h可重复	1 min	2～12 h	水钠潴留、体位性低血压、心动过速、消化道症状、血糖升高	适用于恶性高血压、高血压危象。幼儿特发性低血糖症及胰岛素细胞瘤引起的严重低血糖	充血性心衰、糖尿病、肾功能不全、妊娠妇女、哺乳期妇女、功能性低血糖、伴主动脉狭窄或动静脉分流患者禁用
利舍平	0.5～1.0 mg肌注或静注,每3～12 h给予2～4 mg	1～2 h	4～6 h	倦怠、头痛、阳痿、性欲减退、乏力、精神抑郁、注意力不集中、神经紧张、焦虑、多梦或清晨失眠、食欲减退、恶心呕吐	高血压危象(不推荐为一线药)	活动性溃疡、溃结、抑郁症和妊娠妇女禁用
拖拉塞米	20～80 mg/天	10 min起效	5～8 h	不良反应轻微,以消化道反应、低血钾常见	原发性高血压危象、心力衰竭及MOSF等急症的抢救	无尿、严重排尿困难、低血容量、低钾低钠及肝性昏迷者
可乐定	0.15 mg,静注,24 h总量不宜超过0.75 mg	10 min起效,最大作用出现在30～60 min	3～7 h	口干、嗜睡、头昏、镇静、虚弱、神经质和情绪激动、恶心、呕吐、性欲减退	适用于大多数高血压急症(作为二、三线降压药)	脑血管病、冠脉供血不足、窦房结或房室结功能低下及外周血管疾病患者慎用

5)高血压急症的后续降压管理

对于高血压急症经静脉降压治疗后血压达到目标值,且靶器官功能平稳后,应考虑逐渐过渡到口服用药。口服用药应依据具体药物起效时间与静脉用药在一定时间内重叠使用,而不应等待静脉用药撤除后才开始应用。静脉用药停止后,可适当保持静脉通道,以防止血压反弹而需要再次静脉使用降压药物。降压药物剂型改变过渡期间应严密监测各项生命体征及靶器官功能变化。

七、高血压急症常见情况处理

1. 急性主动脉夹层

本病病因至今不明，80%以上的主动脉夹层(aortic dissection)患者有高血压，不少患者有囊性动脉中层坏死，高血压可促进其发展。治疗目标为扩张血管、减缓心动过速、抑制心脏收缩、降低血压及左室射血速度以降低血流对动脉的剪切力；急性近端剥离及有并发症者尽快手术治疗。患者应绝对卧床休息，严密监测生命体征和血管受累征象，给予有效止痛、迅速降压、镇静和吸氧，忌用抗凝或溶栓治疗，疼痛剧烈患者立即静脉使用大剂量吗啡(≥5 mg/次)或哌替啶(≥100 mg/次)。

降压原则是在保证脏器足够灌注的前提下，迅速将血压降低并维持在尽可能低的水平，收缩压至少降至120 mmHg，在保证器官灌注的基础上，能够降至100 mmHg左右则更理想，心率控制在60～80次/min。降压药物可以选择硝普钠或尼卡地平静脉点滴，尼卡地平因其有效性与硝普钠相近，且安全性高，故应用范围更广，在大多数情况下可以替代传统的血管扩张剂硝普钠。血压的快速下降易引起交感神经兴奋，使心肌收缩力反射性增加，而血压的急剧变化及左室收缩力的增加可加剧主动脉破裂风险，因此应联合应用β受体阻滞剂(如艾司洛尔)降低心肌收缩力和减慢心率，且β受体阻滞剂应在降压药物使用之前应用；此外，作为兼有α及β受体阻滞作用的拉贝洛尔，可以同时有效降低左室射血速度和动脉压，对主动脉夹层分离的治疗效果良好，可单一用药，无须联合，必要时加用口服ARB、ACEI或小剂量利尿剂，但要注意ACEI类药物可引起刺激性咳嗽，可能加重病情。二氮嗪和肼苯达嗪能反射性兴奋交感神经，增加主动脉管壁的切变应力，因此属于应用禁忌。主动脉大分支阻塞患者，因降压后使缺血加重，不宜过度降压。

2. 脑血管意外

高血压急症约30%并发脑卒中，包括缺血性脑卒中(25%)和出血性脑卒中(5%)。长期降压治疗可减少高血压患者的脑卒中的发生率，但不能完全避免其发生。脑卒中急性期通常合并血压的升高，这种血压升高与急性应激反应和颅内压升高后库欣反射有关，随着病情的好转，血压大概在一周左右恢复至原来水平。出现脑卒中时，脑血流的调节机制进一步紊乱，特别是急性缺血性脑卒中患者，几乎完全依靠平均动脉血压的增高来维持脑组织的血液灌注，因而在严重高血压合并脑卒中的治疗中，需首要把握“无害原则”，避免血流灌注不足。

急性脑卒中期间迅速降低血压的风险和益处尚不清楚，因此一般不主张对急性脑卒中患者采用积极的降压治疗，欧洲尼莫地平治疗脑卒中试验由于血压偏低导致神经系统症状进一步恶化而被中止。高血压与高颅压并存应以降颅压为核心；确实需要紧急降压时，应根据患者既往血压水平和颅内压情况个体化对待，以保证颅内灌注压>70 mmHg为前提。应用降血压药物的原则是既要有效和持久地降低血压，又不至于影响重要器官的血流量。

1)急性缺血性脑卒中

急性缺血性脑卒中伴高血压的患者，一般不予降压治疗，目前缺乏可靠证据表明积极处理血压能改善脑卒中预后，是否降压应根据患者血压升高的程度及患者的整体情况和基础血压而定。当收缩压>220 mmHg 或舒张压>120 mmHg;或伴有严重心力衰竭、主动脉夹层或高血压脑病等;或收缩压≥185 mmHg 或舒张压≥110 mmHg,准备血管内溶栓者才考虑降压,根据患者的具体情况选择合适的药物及合适剂量,建议使用微输液泵静注拉贝洛尔(北美地区应用较多)或者硝普钠,能随时、迅速、平稳地降低血压至所需水平,舌下含服硝苯地平引起的血压急剧降低明显增加心脑血管风险,应禁止使用。急性期颅内压升高者谨慎用降压药,避免血压过度下降,治疗上以利尿剂为基础,静脉用拉贝洛尔在降颅压的同时可平稳降低血压,β 受体阻滞剂可使脑血流量降低,急性期不宜使用。

2)急性出血性脑卒中

① 急性脑出血。

对于出血性脑卒中患者,是否紧急降压应根据颅压、年龄、全身情况、出血病因及基础血压情况决定,主要目的是在保证脑组织灌注的基础上,避免再次出血。如果收缩压(SBP)>200 mmHg 或平均动脉压(MAP)>150 mmHg,应考虑持续静脉用药积极降压,并每 5 分钟监测 1 次血压;如果 SBP>180 mmHg 或 MAP>130 mmHg,且有颅内压升高的证据或怀疑颅内压升高,应考虑监测颅内压,可间断或持续静脉给药降压,维持脑灌注压>60 ~80 mmHg,如果 SBP>180 mmHg 或 MAP>130 mmHg,且没有颅内压升高的证据,可间断或持续静脉给药适度降压(P=110 mmHg 或目标血压为 160/90 mmHg),并每隔 15 分钟重复查体 1 次,使 SBP 维持在 180 mmHg 以下,MAP 维持在 130 mmHg 以下。美国和加拿大推荐使用静脉注射拉贝洛尔,因其能在降颅压的同时平稳降低血压;钙拮抗剂能扩张脑血管、增加脑血流,但可能增高颅内压,应慎重使用;β 受体阻滞剂往往出现明显的降压作用及明显的直立性低血压,使用应谨慎。最后,必要时应用硝普钠,但是该药除了其主要不良反应如反射性心动过速、冠状动脉缺血、抗血小板活性和增高颅内压,还会降低脑灌注压。

② 蛛网膜下腔出血。

对于蛛网膜下腔出血的患者,是否应紧急降压尚不明确;有回顾性研究表明服用降压药物的患者再出血率较低,而另外有证据表明再出血与血压的变化程度相关而不是血压绝对值;在一项 179 例患者参与的回归性研究中,收缩压大于 150 mmHg 的患者有 17% 再次出血;另外一项大型研究再出血率为 6.9%,但是并没有发现其与血压之间的联系,这些研究的观察时间、降压药物的使用均不相同。目前还没有可靠证据表明血压控制能防止再次出血。

降压药物推荐短效、能持续静脉滴注的药物,如尼卡地平、拉贝洛尔和艾司洛尔可靠性及安全性良好,应尽量避免使用硝普钠,因其增加颅内压且长期输注可导致氰化物中毒。此外由血管痉挛而引起的缺血风险也很高,一般常规静脉点滴尼莫地平,既可达到降血压的目的,又可有效防止脑动脉痉挛,经颅多普勒超声可以指导治疗。

3)急性心力衰竭

急性心力衰竭(acute heart failure,AHF)可分为急性代偿性心力衰竭、急性肺水肿、高血压性心力衰竭、心源性休克、右心衰竭、急性冠状动脑综合征(ACS)所致心衰。其中高血压性心力衰竭的主要特点是:具有 AHF 的症状和体征,同时伴有高血压,左室功能正常,患者一般无或仅轻度容量过多,多有肺水肿表现而没有其他部位水肿。对于每一个

AHF 患者，可能出现的临床情况多种多样，应根据临床评估选择相应的处理手段；AHF 的治疗分为初始治疗阶段和后续治疗阶段，不同阶段所关注目标不同。其中后续治疗阶段根据血压的情况决定药物的使用原则，对收缩压大于 100 mmHg 的患者，选择血管扩张剂；对收缩压界于 90 ~ 100 mmHg 的患者，选择正性肌力药或血管扩张剂；对收缩压小于 90 mmHg 的患者，如果存在血容量的不足，应补充血容量的同时使用升压药如多巴胺或去甲肾上腺素。对于高血压急症引起的 AHF，血管扩张剂为明确适应证，常用血管扩张剂包括硝酸酯类、硝普钠、奈西立肽。

硝酸酯类：在 AHF 患者尤其是合并 ACS 患者，硝酸酯类药物在减轻肺瘀血的同时不影响搏出量或增加心肌耗氧量，应用合适剂量的硝酸酯类药物能够在扩张动脉和扩张静脉之间取得平衡，从而既降低左室的前、后负荷而又不损害组织灌注，两项随机试验已经证明应用血流动力学可耐受的最大剂量硝酸酯类联合小剂量呋塞米的效果优于单纯大剂量利尿剂。

硝普钠：对于严重或后负荷增加为主的患者，如高血压性或二尖瓣反流患者推荐应用硝普钠，硝普钠的加量过程应谨慎，通常需要有创动脉监测并严格管理。为避免反跳作用，治疗过程中应逐渐减量。对 ACSQI 引起的 AHF，硝酸酯类优于硝普钠，因为后者可引起冠状动脉缺血综合征。

奈西立肽：该药是新近研制成功的一种新型血管扩张剂，对静脉、动脉和冠状动脉均有扩张作用，能降低前、后负荷，增加心输出量，而无直接的正性肌力作用。瘀血性 AHF 患者静脉注射奈西立肽有利于改善血流动力学，促进钠排泄，抑制肾素-血管紧张素-醛固酮系统和交感神经系统。与静脉应用硝酸甘油相比，奈西立肽对血流动力学的改善更有效，不良反应更少。目前临床应用奈西立肽的经验还有限，奈西立肽可能引起低血压，部分患者可能无效。奈西立肽不能改善临床预后。具体用量为 2 pg/(kg · min) 静注，继之 0.015 ~ 0.03 g/(kg · min) 静滴。

钙拮抗剂：急性心力衰竭治疗不推荐使用钙拮抗剂，地尔硫卓、维拉帕米和二氢吡啶类均禁用。

目前尚缺乏采用 β 受体阻滞剂治疗以达到迅速缓解 AHF 病情目的的研究。对于高血压性心力衰竭，尽管静脉类受体阻滞剂有明显降压作用，但由于其负性肌力作用，AHF 被认为是应用 β 受体阻滞剂的反指征，除非这部分患者有进行性心肌缺血和心动过速，可以考虑静脉注射美托洛尔。

4）急性冠状动脉综合征

急性冠状动脉综合征包括不稳定性心绞痛和急性心肌梗死，其治疗目标在于降低血压、减少心肌耗氧量，改善预后，但不可影响到冠状动脉灌注压及冠脉血流量。治疗时首选硝酸酯类药物，可以减少心肌耗氧量、改善心内膜下缺血、增加缺血组织周围血供，同时可早期联合使用其他降血压药物静脉给药治疗，如钙离子通道拮抗剂，β 受体阻滞剂、α-1 受体阻滞剂，配合使用利尿剂、镇痛剂、镇静剂等。钙离子通道拮抗剂中的尼卡地平可增加冠脉血流、保护缺血心肌，静脉滴注能发挥降压和保护心脏的双重效果。拉贝洛尔能同时阻断 α-1 和 β 受体，在降压的同时能减少心肌耗氧量，且不影响左室功能。心肌梗死后的患者，可选用 ACEI、β 受体阻滞剂和醛固酮拮抗剂。此外，原发病的治疗，如溶栓、抗凝、血管再通等也非常重要，对 ST 段抬高的患者溶栓前应将血压控制在 160/110 mmHg 以下。治疗同时需注意缺血性胸痛、心电图及心肌标记物的动态性变化，并动态观察心电、血压、心率及血流动力学。

5）急诊手术前高血压处理

急诊手术患者的血压升高常由手术操作或应激反应引起，应积极解决血压升高诱因，特别是在较大的血管外科（如颈动脉和主动脉手术）、心脏外科、神经外科、头颈部外科手术中，肾移植或其他创伤较大的手术中易出现急性血压升高，并可能增加手术期缺血事件。对于该类病人，最重要的是通过评估手术风险与手术获益程度决定是否手术。术前血压应控制在 180/110 mmHg 以下，合并心功能不全、心肌缺血、急性肾功能不全、脑血管事件的高危病人，一般需谨慎考虑是否应推迟手术，没有合并以上情况的低危病人，推荐给予短效受体阻滞剂（艾司洛尔）联合苯二氮卓类或者单用拉贝洛尔降低血压（不超过平均动脉压的 20%），对于 β 受体阻滞剂禁忌患者，可选择短效二氢吡啶类钙离子通道阻滞剂（尼卡地平），而硝苯地平、肼屈嗪及 ACEI 类药物，由于其可能导致不可预见的术中低血压应慎用。术前应用硝普钠可发生严重的心、脑、肾缺血，且由于其严重的毒副作用，只有其他降压药不适用、肝肾功能正常患者才考虑使用。

6）肾上腺危象

儿茶酚胺诱发的高血压危象是由肾上腺素张力突然升高引起。通常由于突然停用降压药物造成。如撤除可乐定后反弹性血压升高，摄入拟交感类药物并发的高血压，嗜铬细胞瘤有时也会出现高血压危象。应避免单独应用 β 受体阻滞剂，因阻断 β 受体诱发的血管扩张以后，α 受体缩血管活性会占优势，可导致进一步的盘压升高，且有试验表明可卡因所致的高血压病人单纯使用 β 受体阻滞剂会引起冠脉痉挛，降低存活率；有趣的是尽管传统观念认为拉贝洛尔作为 α 和 β 联合受体阻滞剂是比较理想的选择，但是很多试验并不支持其在临床的应用。血压控制推荐尼卡地平、非诺多泮联合苯二氮卓类药物，也可单用乌拉地尔或酚妥拉明。

7）急诊重症监护病房（EICU）血压急性升高

EICU 除上述常见原因外，亦可因易感因素的诱发因素导致血压急剧异常升高。除寻找靶器官受损的证据并及早判断外，控制高血压的易感因素（焦虑、低氧血症、高碳酸血症、低血糖等）及引起血压异常升高的可纠正因素（急性尿潴留、急慢性疼痛等），并静脉给予降压治疗是 EICU 血压急性升高的主要防治措施。需要注意的是，EICU 血压急性升高在纠正血压异常升高的因素之后血压可迅速降低或恢复正常，因此不应急于使用降压药。使用抗高血压药物时，需要进行动脉内血压监测。尼卡地平、乌拉地尔、拉贝洛尔等可有效治疗 EICU 中的血压急性升高。

3. 特殊人群高血压急症的处理

1）儿童高血压急症

在儿童和青少年中，高血压定义为收缩压和舒张压大于同年龄、同性别及同身高儿童血压的 95%，而把收缩压和舒张压大于同年龄、同性别及同身高儿童血压的 99% 定为严重高血压。目前还没有可靠的数据针对儿童及青少年指导临床医生怎样安全、快速降压。因此结合临床经验及成人研究，我们推荐在最初的 8 ~ 12 小时降低目标降压水平的 25%，第二个 8 ~ 12 小时再降低 25%，在随后的 24 小时，逐渐降至正常水平。拉贝洛尔作为 α 和 β 受体阻滞剂，能扩张血管，降低心室率，其治疗严重儿童高血压的有效性及安全性已被多项试验证实；不过应用时仍需注意不良反应（心动过缓、支气管哮喘），重度心力衰竭是绝对禁忌证。硝普钠作为直接血管扩张剂，对于严重高血压合并心功能不全的疗效较好，但是目前尚缺乏其治疗儿童高血压有效性及安全性的相关研究。由于硝普钠的严重毒性，专家建议只有当其他药物不适用时，才考虑应用。艾司洛尔作为短效 β 受体阻滞剂，由于起效迅速，持续时间短，且儿童的药代动力学与成人无明显差异，因此非常适合儿童的手术期高血压。尼卡地平是第二代二氢吡啶类钙离子通道阻滞剂，多项成人研究显示，该药与硝普钠相比降压效果及安全性更好，目前很多文献已报道了其在儿童中的应用，几乎所有报道均是有效及安全的。在美国，一项有关尼卡地平治疗儿童高血压的多中心研究已经启动（临床研究，ID：NCT00528827）。在儿童中，该药主要不良反应是静脉炎，偶有心动过速，但均较轻微。儿童的肾素-血管紧张素系统较成人更加活跃，因此，高血压急症时发生肾动脉狭窄的危险性更高，ACEI 应该慎用。

2）老年人高血压急症

高血压急症和高血压亚急症的定义泛指普通人群，也适用于老年患者。老年高血压急症多有危险因素和复杂的基础疾病，因而更容易导致多个靶器官损害。迅速而平稳地降压，是急诊救治患者生命的关键。无论是收缩期和舒张期高血压，还是单纯收缩期高血压，降压治疗对老年患者减少心血管疾病发病和死亡都是有益的。许多老年患者需要两种或更多药物控制血压，由于老年人血压降低难度大，故老年人的收缩压目标为降至 150 mmHg 以下，如能耐受，还可进一步降低，但 80 岁以上的患者降压治疗的效果尚待评估。

注意事项：对老年高血压急症或高血压亚急症患者治疗过程中监测血压非常重要，测量血压时应测量直立位血压，以排除体位性低血压，并评估降压治疗的体位效应。同时应该注意降压过程中出现大脑低灌注，以及原有的和药物治疗后出现的体位性低血压。根据患者的不同情况，包括年龄、性别、病程、病情变化、既往服药途径、种类、剂量、药物依从性及药效反应等，特别是合并靶器官损害情况，确立患者的个体化治疗方案。寻找导致血压急剧升高的原因，进行标本兼治，最大限度地减少并发症发生，逆转靶器官损害，使患者尽快康复。

3）急诊子痫及子痫前期的管理

妊娠高血压急症患者的处理需非常小心，要同时顾及母亲和胎儿的安全。在加强母儿监测同时，需把握三项原则：镇静、预防抽搐、止抽搐，积极降压，适时终止妊娠。应给予快速平稳降压治疗。目前最常用于治疗妊娠高血压急症的药物包括拉贝洛尔、尼卡地平、乌拉地尔、肼屈嗪，这些药物不影响子宫胎盘血流量且更容易控制，与此同时，还要注意监测高血压是否对妊娠妇女的其他靶器官造成损害，具体如下。

（1）镇静、预防抽搐、止抽搐：常用药物为硫酸镁，肌肉注射或静脉给药，用药时监测患者血压、尿量、腱反射、呼吸，避免发生中毒反应。镇静剂可选用冬眠 1 号或地西泮。

（2）积极降压：当 SBP>160 mmHg 或 DBP>105 mmHg 时，宜静脉给予降压药物，控制血压。究竟血压应降至多少合适，目前尚无一致意见。有文献表明，SBP 应控制在 140 ~ 160 mmHg，DBP 90 ~ 105 mmHg。重症先兆子痫和子痫患者 SBP>160 mmHg 是导致脑血管意外的重要因素，因此严重先兆子痫和子痫患者的 SBP 在 155 ~ 160 mmHg 之间是开始降压的时机。在治疗时应注意避免血压下降过快，影响胎儿供血，须保证分娩前舒张压在 90 mmHg 以上，否则会增加胎儿死亡风险。

早在 1970 年，肼屈嗪就已经被推荐用于治疗重度先兆子痫及子痫，但目前有荟萃分析表明，短效肼屈嗪易引起低血压和紧急剖腹，因此不建议该药作为孕妇严重高血压的一线药物，短效降压药物推荐拉贝洛尔或尼卡地平，与肼屈嗪相比，这两种药更安全有效。尼卡地平胎盘转移率低，长时间使用对胎儿无明显不良影响，尤其适用于先兆子痫患者，但应注意其可能抑制子宫收缩而影响分娩，另外在与硫酸镁合用时应小心产生协同作用。ACEI、ARBI 可能引起胎儿生长迟缓，羊水过少或新生儿肾衰，亦可能引起胎儿畸形，禁用；利尿剂可进一步减少血容量，加重胎儿缺氧，除非存在容量过多情况，否则不宜使用利尿剂；同时应避免舌下或口服硝苯地平，硝普钠可致胎儿氰化物中毒亦为禁忌。尽管很多产科医生认为硫酸镁是一种稳定的降压药物，但其实不然，有试验表明静脉注射硫酸镁 30 分钟后，并没有明显的血压降低，因此有专家不推荐其作为抗高血压药物。分娩胎儿时需同时严密监测血压情况，结合患者病情和产科情况，适时终止妊娠。

4）急诊肾功能不全合并高血压管理

一般患者高血压急症降压的节奏适用于肾功能不全患者，但是肾功能不全患者降压的最终目标更严格，要将长期血压严格控制在<130/80 mmHg。当尿蛋白>1 g/24 小时，血压应<125/75 mmHg，并尽可能使尿蛋白正常。血压稳定是预防尿毒症并发高血压急症的重要措施，在维持足够肾灌注的前提下，即便对于急性肾功能衰竭发生高血压急症的患者，只要血压得以良好控制，也能充分恢复肾功能。在处理急症时要尽量选择增加或不减少肾血流量的降压药物，短效降压药物推荐钙通道阻滞剂（尼卡地平）或肾上腺素能受体阻滞剂（如拉贝洛尔），有试验证明尼卡地平具有利尿排钾、增加肾血流量作用；尽管硝普钠是治疗高血压急症历史最长的药物，但因其可能引起氰化物中毒，不建议作为肾功能不全患者的一线药物。同时有专家推荐多巴胺受体激动剂非诺多泮，有试验表明，和硝普钠相比非诺多泮除降压以外，还具有增加尿钠排泄、利尿、清除肌酐的作用，而对于慢性肾功能不全病人，血压升高多因液体潴留所致，利尿剂较为适用；有时对于严重液体潴留的病人，为了降低血压，需要透析治疗，血压控制以后可以逐渐停止透析。ACEI 类药物对肾脏有一定保护作用，且可减少蛋白尿，但如有肾动脉狭窄及肌酐升高，用 ACEI 类药物需要特别警惕，因为在降压同时肾脏的血液供应也随之下降，而且 ARB 和 ACEI 对这类患者的治疗效果并不佳。在强效控制血压的同时，避免对肾脏功能的进一步损伤，常需要联合用药，根据患者的具体情况选择合适的降压药物。避免使用有肾脏毒性作用的药物；经肾排泄或代谢的降压药（如硝普钠、肼屈嗪），剂量应控制在常规用量的 1/3 ~ 1/2 左右。对于透析的患者，其中有 50% ~ 80% 发生透析相关性高血压，在透析初 2 ~ 3 小时发生血压异常升高常顽固难以控制，可以选用与血浆蛋白结合率高且不易透过滤膜的药物，如尼卡地平、乌拉地尔。

第六章　高血压的规范化药物治疗

一、药物治疗目的

对于高血压患者实施降压药物治疗的核心是通过降低血压,有效控制高血压的疾病进程,预防或延迟心脑血管事件、肾功能不全的发生,预防高血压急症、亚急症等重症高血压的发生。

二、降压药物应用时机

1.《中国高血压防治指南2010版》

高危、很高危或3级高血压患者,应立即开始降压药物治疗;确诊的2级高血压患者应考虑开始药物治疗;1级高血压患者,可在干预生活方式数周后血压仍≥140/90 mmHg时(65岁以上老年人≥150/90 mmHg)再开始降压药物治疗。

2.《2013欧洲高血压指南》和《2018欧洲高血压指南》推荐

治疗建议	推荐级别	证据等级
2级和3级高血压:无论心血管危险分层如何,建议在改善生活方式几周后或同时立即开始降压药物治疗	Ⅰ	A
1级高血压:如果存在靶器官损害、糖尿病、心血管疾病或慢性肾脏疾病等心血管危险因素,应使用降压药物治疗	Ⅰ	B
1级高血压:低危到中危的患者,如果多次就诊血压仍然在这一范围或是经动态血压监测证实血压水平高于正常,在经过一段时间的生活方式改善后仍然为1级高血压,也应进行降压药物治疗	Ⅱa	B
老年高血压:当SBP≥160 mmHg时即应进行降压药物治疗	Ⅰ	A
80岁以下的老年高血压:如果能够耐受,SBP在140~150 mmHg之间的老年患者,也应该开始降压药物治疗	Ⅱb	C
正常高值血压:不建议进行降压药物治疗	Ⅲ	A
如缺乏证据,不推荐对单纯肱动脉SBP升高的青年人进行降压药物治疗,但应进行生活方式改善并密切随访	Ⅲ	A

注:SBP为收缩压。

《2018 欧洲高血压指南》建议根据不同的诊室血压水平启动降压治疗。

根据不同的诊室血压水平启动降压治疗

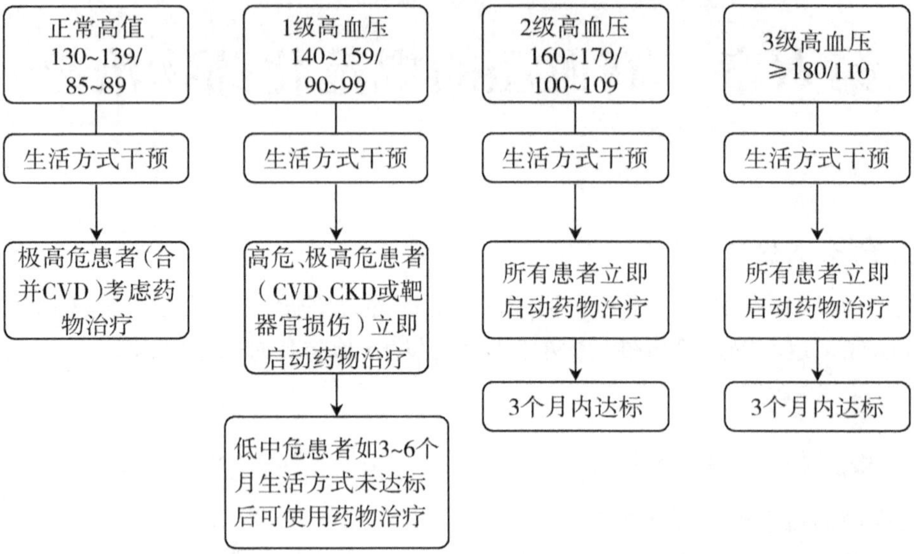

3. 2014 美国 JNC-8 推荐

推荐	内容	推荐等级
推荐一	在≥60 岁的一般人群中,SBP≥150 mmHg 或 DBP≥90 mmHg 时启动药物降压治疗,将血压降至 SBP<140 mmHg 和 DBP<90mmHg 的目标值	强烈推荐:A 级
推论推荐	在≥60 岁的一般人群中,若高血压药物治疗后导致 SBP 较低(如<140 mmHg 但能够耐受治疗,无影响生活质量的不良反应,则无须调整治疗方案)	专家意见:E 级
推荐二	在<60 岁的一般人群中,DBP≥90 mmHg 时启动药物降压治疗,将血压降至 DBP<90 mmHg 的目标值	30 ~ 59 岁,强烈推荐:A 级;18 ~ 29 岁,专家意见:E 级
推荐三	在<60 岁的一般人群中,SBP≥140 mmHg 时启动药物降压治疗,将血压降至 SBP<140 mmHg 的目标值	专家意见:E 级
推荐四	在≥18 岁的慢性肾脏疾病(CKD)患者中,SBP≥140 mmHg 和 DBP≥90 mmHg 时启动药物降压治疗,将血压降至 SBP<140mmHg 和 DBP<90 mmHg 的目标值	专家意见:E 级
推荐五	在≥18 岁的糖尿病患者中,SBP≥140 mmHg 或 DBP≥90 mmHg 时启动药物降压治疗,将血压降至 SBP<140mmHg 和 DBP<90 mmHg 的目标值	专家意见:E 级

2017 美国心脏协会(AHA)年会上,AHA 与美国心脏病学学会(ACC)联合制定的高血压指南正式公布。美国这次修改了高血压的诊断标准:1 级高血压下调至 130/80 mmHg,2 级高血压包含了原来的 1、2 级高血压范围,而 180/120 mmHg 以上则称为 hypertensive crisis(严重的高血压)。本次指南将血压处于 130～139/80～89 mmHg 的人群分为两种情况:一种是要进行药物治疗,即已经有心血管疾病或非常高危者,其定义是 10 年心血管风险为 10% 以上;另一种是中低危,按照高血压前期处理,无须立即降压治疗,主要通过生活方式等非药物治疗方法进行干预。

三、降压目标值

1.《中国高血压防治指南 2010 版》

在患者能耐受的情况下,逐步降压达标:一般高血压患者应将血压降至 140/90 mmHg 以下;65 岁及以上老年人的 SBP 应控制在 150 mmHg 以下,如能耐受还可进一步降低;伴有肾脏疾病、糖尿病或病情稳定的冠心病的高血压患者治疗更宜个体化,一般可以将血压降至 130/80 mmHg 以下;脑卒中后的高血压患者一般血压目标为<140/90 mmHg;处于急性期的冠心病或脑卒中患者,应按照相关指南进行血压管理;DBP 低于 60 mmHg 的冠心病患者,应在密切监测血压的前提下逐渐实现 SBP 达标。

2.《2013 欧洲高血压指南》和《2018 欧洲高血压指南》推荐

推荐	推荐级别	证据等级
SBP 目标值<140 mmHg:		
a 心血管风险低-中危的患者	Ⅰ	B
b 合并糖尿病的患者	Ⅰ	A
c 既往有脑卒中或短暂性脑缺血发作的患者	Ⅱa	B
d 冠心病患者	Ⅱa	B
e 合并糖尿病或不合并糖尿病的 CKD 患者	Ⅱa	B
<80 岁 SBP ≥160 mmHg 的老年高血压患者,强烈推荐血压降至 140～150 mmHg 之间	Ⅰ	A
<80 岁身体状态良好的老年患者,可以考虑 SBP 控制在<140 mmHg,但是体弱的老年患者降压目标值需要在个体可耐受的范围内	Ⅱb	C
>80 岁初始 SBP≥160 mmHg 的老年高血压患者,只要身体状态和精神状态良好,SBP 可以控制在 140～150 mmHg 之间	Ⅰ	B
推荐 DBP 控制在<90 mmHg,但糖尿病患者 DBP 要控制在<85 mmHg(如果 DBP 在 80～85 mmHg 是安全及能耐受时)	Ⅰ	A

注:DBP 为舒张压。

《2018 欧洲高血压指南》的降压目标值推荐。

指南对高血压各亚组人群目标推荐

	目标值	推荐等级	证据水平
中青年,<65 岁	120 ~ 130 mmHg	Ⅰ	A
老年,≥65 岁	130 ~ 140 mmHg	Ⅰ	A
糖尿病	<130 mmHg(可耐受时)	Ⅰ	A
CAD	<130 mmHg	Ⅰ	A
CKD	130 ~ 140 mmHg	Ⅰ	A
卒中/TIA 后	120 ~ 130 mmHg	Ⅱa	A

四、降压药物应用的基本原则

《中国高血压防治指南 2010 版》:降压药物应用应遵循以下四项原则,即从小剂量开始,优先选择长效制剂,联合用药及个体化:(1)小剂量:初始治疗时通常采用较小的有效治疗剂量,并根据需要逐步增加剂量;(2)优选应用长效制剂:使用 1 次/天给药而有持续 24 小时降压作用的长效药物,以有效控制夜间血压与晨峰血压,更有效预防心脑血管并发症发生;如使用中短效药制剂,则需每天 2 ~ 3 次给药,以达到平稳控制血压。(3)联合用药:可增加降压效果又不增加不良反应,在低剂量单药治疗疗效不满意时,可采用两种或多种降压药物联合治疗。事实上,2 级以上高血压为达到目标血压常需要联合治疗。对血压≥160/100 mmHg、高于目标血压 20/10 mmHg 或高危及以上患者,起始即可采用小剂量两种药物联合治疗,或用固定配比复方制剂。(4)个体化:根据患者具体情况和耐受性及个人意愿或长期承受能力,选择适合患者的降压药物。

《2013 欧洲高血压指南》:旧版指南综述了大量降压治疗的随机临床试验,提出降压治疗的主要获益来源于降低血压本身。新版指南再次强调利尿剂、β 受体阻滞剂、钙拮抗剂(CCB)、血管紧张素转换酶抑制剂(ACEI)和血管紧张素Ⅱ受体拮抗剂(ARB)均适用于初始治疗和维持治疗,可以单独应用,也可以联合用药。需根据并发症和药物不良反应选择初始用药。对于血压显著升高患者和高危高血压患者,建议起始联合用药。指南中推荐的降压达标单药和联合治疗的策略如下:

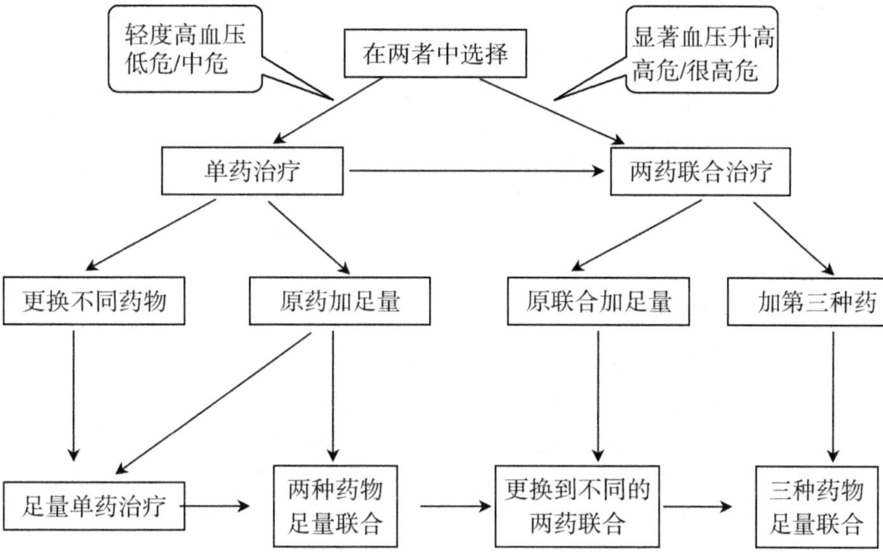

五、常见降压药物种类

抗高血压药物作用于血压调节系统中的一个或多个部位而发挥作用，故可根据药物主要作用部位的不同进行药理学分类。

1. 钙通道阻滞剂

根据其化学结构和药理作用可分为两大类。

① 二氢吡啶类 CCB：主要作用于血管平滑肌上的 L 型钙通道，发挥舒张血管和降低血压的作用；② 非二氢吡啶类 CCB：对窦房结和房室结处的钙通道具有选择性，其扩张血管强度弱于二氢吡啶类 CCB，但是负性变时、降低交感神经活性作用是二氢吡啶类 CCB 不具备的。不同制剂的二氢吡啶类 CCB 作用持续时间对不同血管的选择性及药代动力学不同，其降压效果和不良反应具有一定差异。

2. 肾素-血管紧张素-醛固酮系统（renin-angiotensin-aldosterone system，RAAS）抑制剂

① ACEI 降低血管紧张素（angiotensin，Ang）Ⅱ水平，消除其直接的缩血管作用；此外，其降压作用还可能与抑制缓激肽降解、促进 Ang Ⅰ的产生有关。② ARB 阻断通过血管紧张素转化酶（angiotensin-converting enzyme，ACE）和其他旁路途径参与生成的 Ang Ⅱ与 Ang Ⅰ型受体相结合，发挥降压作用。③ 肾素抑制剂能够抑制血管紧张素原分解产生 Ang Ⅰ降压疗效与 ACEI、ARB 相比无优势应用受限。直接肾素抑制剂是通过抑制肾素的活性发挥降压作用，但目前尚未在我国上市。

3. 利尿剂

肾小管是利尿剂作用的重要部位，可根据药物作用的不同部位分为以下 4 类。

（1）碳酸酐酶抑制剂：乙酰唑胺可通过抑制碳酸酐酶，减少近曲小管上皮细胞内 H^+ 的生成，抑制 H^+-Na^+ 交换，促进 Na^+ 排出而产生利尿作用。但由于受近曲小管以下各段肾小管代偿性重吸收增加的影响，该类利尿剂作用弱，现已少作利尿药使用。

（2）噻嗪类利尿剂：主要抑制远曲小管的 Na^+-Cl^- 共同转运载体，影响尿液的稀释过程，产生中等强度的利尿作用。根据分子结构又可分为噻嗪型（thiazide-type）利尿剂（如吲达帕胺、氯噻酮)和噻嗪样(thiazide-like)利尿剂(如氢氯噻嗪和苄氟噻嗪)。这两类药物除均具有磺胺基团可抑制碳酸酐酶活性外,其他框架结构存在很大差异。

(3)髓袢类利尿剂:选择性地阻断髓袢升支粗段的 Na^+-K^+-$2Cl^-$ 共同转运载体,抑制肾对尿液的浓缩过程,产生强大的利尿作用。

(4)保钾利尿剂:螺内酯通过拮抗醛固酮,间接抑制远曲小管远端和集合管段的钠通道的 K^+- Na^+ 交换,排钠保钾而产生低效利尿作用。氨苯蝶啶则直接抑制该段的钠通道而利尿。阿米洛利可抑制该段的 H^+-Na^+ 交换而排 Na^+。

4. 肾上腺素能受体阻滞剂

(1)β 受体阻滞剂:通过选择性地与 β 受体结合产生多种降压效应,如降低心输出量、减少肾素释放及中枢交感神经冲动等。根据对 β-1 受体的相对选择性,β 受体阻滞剂可分为:① 非选择性 β 受体阻滞剂;② 选择性 β-1 受体阻滞剂;③ 非选择性、作用于 β 和 α-1 受体阻滞剂。还可分为脂溶性或水溶性,以及具有或不具有内在拟交感活性等类型。各种 β 受体阻滞剂在药理和药代动力学方面相差较大。

(2)α-1 受体阻滞剂:该类药物选择性阻滞血液循环或中枢神经系统释放的儿茶酚胺与突触后 α-1 受体相结合,通过扩张血管产生降压效应。

5. 交感神经抑制剂

(1)中枢性降压药:以可乐定和甲基多巴为代表,激活延脑中枢 α-2 受体,抑制中枢神经系统释放交感神经冲动而降压,因降低压力感受器的活性可出现直立性低血压。

(2)交感神经末梢抑制药:利舍平阻断去甲肾上腺素向其储存囊泡的转运,减少交感神经冲动传递,降低外周血管阻力,消耗脑内儿茶酚胺。

6. 直接血管扩张剂

代表药物为肼屈嗪,直接扩张小动脉,降低外周血管阻力,增加心输出量及肾血流量,但有反射性交感神经激活作用,由于新的血管扩张剂的出现已很少使用。

六、不同种类降压药物作用特点

1. 钙通道阻滞剂或钙离子拮抗剂(CCB)

钙通道是细胞膜上对 Ca^{2+} 具有高度选择性通透能力的亲水性孔道。Ca^{2+} 通过钙通道进入细胞内,参与细胞跨膜信号转导,介导兴奋-收缩耦联和兴奋-分泌耦联,维持细胞正常形态和功能完整性、调节血管平滑肌的舒缩活动等。一旦细胞内钙超载,将引发一系列的病理生理过程,如高血压等。CCB 作为抗高血压治疗药物已用于临床多年,其卓越的降压疗效、广泛的联合降压潜能、优越的心脑血管保护作用使其在当今的抗高血压治疗、降低心脑血管疾病发病率及死亡率方面占有重要地位。

1)分类

(1)根据 CCB 与动脉血管及心脏的亲和力和作用将其分为二氢吡啶类与非二氢吡啶类,其中二氢吡啶类 CCB 主要作用于动脉,而非二氢吡啶类 CCB 苯烷胺类(如维拉帕米)和苄噻嗪类(如地尔硫卓)的血管选择性差,对心脏具有包括负性变时、负性传导和负性变力作用。

(2)根据 CCB 与钙通道亚型的亲和力不同将其分为 L 型、L/N 型或 L/T 型(双通道)、L/N/T 型(三通道)。

① L 型 CCB:L 型钙通道大量存在于心肌细胞、窦房结、房室结、骨骼肌、血管平滑肌细胞和神经元等组织中,介导长时间的 Ca^{2+} 内流并且失活缓慢,L 型钙通道在心脏兴奋-收缩耦联及冲动传导等方面发挥重要作用,同时影响血管平滑肌的紧张度。二氢吡啶类、苯烷胺类和苄噻嗪类 CCB 均能抑制 L 型钙通道的开放,扩张外周血管,降低动脉血压。

② T 型 CCB:T 型钙通道控制自主活性细胞(如心脏起搏细胞或丘脑神经元)的激活、激素分泌的调节及组织生长和发育,T 型钙通道在肾小球出/入球小动脉上均有分布,故具有 T 型钙通道阻滞的 CCB 可以同时扩张出/入球小动脉,降低肾小球内压力,作用类似于 RAAS 抑制剂。

③ N 型 CCB:N 型钙通道主要分布于交感神经系统,可以阻断去甲肾上腺素的释放。有学者研究发现能够选择性阻滞 N 型钙通道的二氢吡啶类 CCB 可以在控制血压的同时不引起交感神经兴奋,不增加心率,甚至对伴有左室肥厚的高血压患者在治疗后对左室舒张功能亦有明显的改善作用。另外,N 型钙通道也同时分布于出/入球小动脉,通过阻断 N 型钙通道同时扩张出/入球小动脉,降低肾小球内压力。

④ 多通道阻滞剂:同时能阻断 L 型钙通道与 T 型钙通道的马尼地平和同时能阻断 L、N 型钙通道的西尼地平均为双通道 CCB,而同时能阻断 L、T、N 型钙通道的贝尼地平为三通道 CCB。

(3)根据 CCB 在体内的药代动力学和药效动力学特点将每一亚型的药物分为第一、二、三代(见表 6-4)。

① 第一代 CCB:由于生物利用度低且波动大,药物血浆浓度波动大,用药后快速导致血管扩张和交感神经系统激活,引起反射性心动过速、心悸和头痛;由于此类药物半衰期短、清除率高、作用持续时间短,使其对血压控制时间短,很难实现 24 小时的有效覆盖。

② 第二代 CCB:通过改革剂型为缓释或控释剂型使药代动力学特性有了明显改善,也有部分具有新的化学结构。Ⅱa 类为缓释剂,与第一代相比血管扩张所至的副作用减轻,它们的半衰期延长,作用持续的时间也延长。Ⅱb 的血管选择性提高,对心脏的负性作用减轻,药代动力学有所改善,但生物利用度仍很低,血浆浓度波动大。

③ 第三代 CCB:克服了第一代和第二代的多数缺点,包括氨氯地平和拉西地平,药物本身为长效制剂或"膜控",起效缓慢,作用平稳,持续时间久,抗高血压的谷峰比值高,血压波动小。

表 6-4 钙通道阻滞剂的分类

化学结构分类	第一代	第二代		第三代
		Ⅱa	Ⅱb	
二氢吡啶类	硝苯地平	硝苯地平缓释/控释	贝尼地平	氨氯地平
		非洛地平缓释	非洛地平	拉西地平
		尼卡地平缓释	尼卡地平	马尼地平
			伊拉地平	乐卡地平

续表

化学结构分类	第一代	第二代		第三代
		Ⅱa	Ⅱb	
			尼凡地平	
			尼莫地平	
			尼索地平	
			尼群地平	
苯烷类	维拉帕米	维拉帕米缓释剂		
苄噻嗪	地尔硫卓	地尔硫卓缓释剂	戈洛帕米	
苄噻嗪/苯咪唑	米贝地尔			

2)用药原则

(1)适应证。

CCB 降压疗效强,药效呈剂量依赖性,适用于轻、中、重度高血压,其中二氢吡啶类 CCB 优先选用的人群包括以下两种。

① 容量性高血压:如老年高血压、单纯收缩期高血压及低肾素活性或低交感活性的高血压患者,而这些药理学特点更符合我国老年高血压患者的病理生理特点。大量临床循证研究及临床实践证实,CCB 降压作用不受高盐饮食影响,尤其适用于生活中习惯高盐摄入及盐敏感型高血压患者。

② 合并动脉粥样硬化的高血压:如高血压合并稳定性心绞痛、颈动脉粥样硬化、冠状动脉粥样硬化及高血压合并周围血管病。CCB 通过影响 Ca^{2+} 生理活动而影响动脉粥样硬化的多个环节,多项大型临床研究均证实,CCB 在临床抗高血压的同时能够延缓动脉血管壁上的动脉粥样硬化病变进展。ELSA 研究是在 2000 例高血压患者中使用拉西地平与阿替洛尔的随机双盲治疗 4 年的研究,结果显示拉西地平可以有效预防甚至逆转颈动脉血管的内中膜厚度,同时 INSIGHT 研究也显示硝苯地平控释片与利尿剂比较均可明显改善颈动脉内中膜厚度的增厚和斑块,因此国内外多部高血压指南均确定 CCB 对合并动脉粥样硬化的高血压患者为首选降压药物。

非二氢吡啶类 CCB 的药理特点:包括松弛血管平滑肌、扩张血管作用及负性肌力、负性变时作用,故此类药物更适用于高血压合并心绞痛、高血压合并室上性心动过速及合并颈动脉粥样硬化的患者。

(2)禁忌证。

二氢吡啶类 CCB 可作为一线降压药物用于各年龄段、各种类型的高血压患者,效果的个体差异较小,只有相对禁忌证,没有绝对禁忌证。

① 二氢吡啶类 CCB 明确的血管扩张作用,短中效的 CCB 在降压的同时会出现反射性心率加快。相对禁用于高血压合并快速性心律失常患者。

② 由于非二氢吡啶类 CCB 的心脏亲和性及其对心肌、窦房结功能、房室传导的负性

肌力和负性传导作用，维拉帕米与地尔硫卓用于二至三度房室传导阻滞患者，并相对禁用于心力衰竭患者。

3）临床用药注意事项

（1）由于CCB扩张血管降压，必然出现反射性交感激活，心率加快，使血流动力学波动并抵抗其降压作用，故应尽量使用长效制剂，其降压平稳持久有效，不良反应小，患者耐受性好，依从性高。

（2）CCB如硝苯地平、维拉帕米与地尔硫卓均有明显的负性肌力作用，应避免用于左室收缩功能不全的高血压患者。

（3）非二氢吡啶类CCB有明显的负性传导作用，存在心脏房室传导功能障碍或病态窦房结综合征的高血压患者应慎用维拉帕米、地尔硫卓。同时非二氢吡啶类CCB与β受体阻滞剂联用可诱发或加重缓慢性心律失常和心功能不全。

4）单药应用（见表6-5）与联合治疗方案推荐

（1）CCB通过松弛平滑肌、扩张血管使血压降低，几乎适用于所有类型的高血压患者，降压效果明确，控制血压达标率较高。

（2）CCB类药物对代谢无不良影响，更适用于糖尿病与代谢综合征患者。

（3）我国临床主要推荐应用的以CCB为基础的优化联合治疗方案包括：① 二氢吡啶类CCB联合ARB（ACOMPLISH研究证实）；② 二氢吡啶类CCB联合ACEI（ASCOT研究证实）；③ 二氢吡啶类CCB联合噻嗪类利尿剂（FEVER研究证实）；④ 二氢吡啶类CCB联合β受体阻滞剂（HOT研究以及INSIGHT研究证实）。

（4）以长效二氢吡啶类CCB为基础的联合降压治疗不良反应小、疗效好，CCB联合RAAS抑制剂，前者直接扩张动脉，后者通过阻断RAAS既扩张动脉又扩张静脉，同时CCB产生的踝部水肿，可被ACEI或ARB消除。

表6-5　常用钙通道阻滞剂的单药应用

中文通用药名	英文药	达峰时间（小时）	半衰期（小时）	常用剂量
硝苯地平	Nifedipine	0.5～1	1.7～3.4	10～30 mg，tid
硝苯地平缓释	Nifedipine sustained release tablets	1.6～4	1.7～3.4	10～20 mg，bid
硝苯地平控释	Nifedipine controlled release tablets	首剂达峰6～12	1.7～3.4	30 mg，qd
尼群地平	Nitredipine	1～2	6.3	10～20 mg，tid
尼莫地平	Nimodipine	1～1.5	1.7	30～60 mg，tid
佩尔地平	Perdipine	14.2～16.9	7.6	40 mg，bid
氨氯地平	Amlodipine	6～12	45	2.5～10 mg，qd
左旋氨氯地平	Levamlodipine	6～12	35～50	2.5～5 mg，qd
拉西地平	Lacidipine	0.5～1.5	13～19	4～8 mg，qd
非洛地平	Felodipine	2.5～5	11～14	5～10 mg，qd

续表

中文通用药名	英文药	达峰时间(小时)	半衰期(小时)	常用剂量
西尼地平	Cilnidipine	2.8～3.7	5.2～8.1	5～10 mg,qd
贝尼地平	Benidipine	0.8～11	0.9～1.7	2～12 mg,qd
马尼地平	Manidipine	1～4	3.9～7.9	10～20 mg,qd
地尔硫卓缓释	Diltiazem SR(sustained release)	1～2	4～5	30～90 mg,qd
维拉帕米缓释	Verapamil SR(sustained release)	6～11	5～7	90 mg,qd

2. 利尿剂

利尿剂用于降压治疗已逾半个世纪。多项临床研究证实,此类药物降压效果好,价格低廉,且可显著降低心血管事件的发生率和总死亡率。因此,国内外相关指南均充分肯定了利尿剂在降压治疗中的地位,并将其作为难治性高血压的基础用药。临床上应用最多的是噻嗪类利尿剂。以此为基础组成的固定复方制剂有助于提高降压疗效、减少不良反应、改善依从性,因而受到越来越多的关注。

1)分类

除了碳酸酐酶抑制剂在临床应用非常少见,常见的有袢利尿剂、噻嗪类利尿剂以及保钾利尿剂。

(1)袢利尿剂。

该类药物主要作用于髓袢升支粗段髓质部,抑制 NaCl 的主动重吸收,导致外髓部的渗透梯度难以形成,影响尿液的浓缩过程。其利尿作用强大,属于强效利尿剂。临床常用药物包括呋塞米、布美他尼、托拉塞米。

(2)噻嗪类利尿剂。

该类药物作用于远曲小管始端,减少 NaCl 和水的重吸收,属于中效利尿剂。根据化学结构不同又分为噻嗪型利尿剂和噻嗪样利尿剂两类,后者持续作用时间更长。噻嗪型利尿剂的基本化学结构由苯并噻二嗪环和磺酰胺基组成,包括氢氯噻嗪和苄氟噻嗪。噻嗪样利尿剂化学结构不同于噻嗪型利尿剂,但含有磺酰胺基,包括氯噻酮、吲达帕胺和美托拉宗。噻嗪样利尿剂具有扩张血管作用,且为降压的主要成分。

(3)保钾利尿剂分为两类,一类抑制远曲小管和集合管的 Na^+-H^+ 共同转运体,抑制 Na^+ 重吸收并减少 K^+ 分泌,其作用不依赖醛固酮,代表药物包括氨苯蝶啶和阿米洛利。另一类为醛固酮受体拮抗剂,可与醛固酮受体结合,竞争性拮抗醛固酮的排钾保钠作用,代表药物包括螺内酯和依普利酮。该两类药物利尿作用弱,属于弱效利尿剂。

2)用药原则

主要适应人群:利尿剂适用于大多数无禁忌证的高血压患者的初始和维持治疗,尤其适合老年高血压、难治性高血压、心力衰竭合并高血压、高盐摄入人群高血压等。

(1)老年高血压:老年收缩期高血压(SHEP,主要采用氯噻酮)研究是一项大规模、多中心、随机双盲的安慰剂对照试验。该研究旨在评价氯噻酮对老年高血压患者卒中及其他重要临床事件的预防作用。结果发现氯噻酮治疗可显著降低卒中、非致死性心力衰竭和心肌梗死的发生率。高龄老年高血压研究(HYVET,主要采用吲达帕胺)也发现,80 岁以上的高血压患者接受以吲达帕胺缓释片为基础、必要时加用培哚普利的降压方案显著降低了全因死亡率和致死性卒中的发生率,并显著减少了致死性和非致死性心力衰竭的发生。由于老年高血压患者对盐更敏感,且常表现为低肾素活性,因此利尿剂更适合老年人。

(2)难治性高血压:盎格鲁-斯堪的纳维亚心脏终点试验降压支(ASCOT-BPLA)是一项迄今为止规模最大、在高血压且至少合并其他三项危险因素人群中评价不同降压治疗方案长期有效性的临床研究,其难治性高血压亚组分析包括 1411 例患者,在已有 3 种降压药物基础上,加用螺内酯(平均剂量为 25 mg),中位治疗时间为 1.3 年,结果显示治疗前后血压降低 21.9/9.5 mmHg,并显著提高达标率。美国心脏协会(AHA)2008 年发表的"难治性高血压诊断、评估和治疗的声明"指出:未应用利尿剂或利尿剂剂量不足是难治性高血压的原因之一,增加利尿剂剂量是控制难治性高血压的主要手段,难治性高血压患者液体容量负荷重,利尿剂尤其是长效利尿剂对血压控制至关重要。

(3)心力衰竭合并高血压:心力衰竭是高血压的常见并发症,不论是急性心力衰竭还是慢性心力衰竭,失代偿期均伴有水钠潴留,袢利尿剂和噻嗪类利尿剂具有利尿排钠作用,有效缓解患者症状,因而心力衰竭是利尿剂的强适应证。高血压伴心力衰竭患者,特别是轻微液体潴留的患者,各国指南均推荐噻嗪类利尿剂作为治疗首选。如单独使用噻嗪类利尿剂不能控制液体潴留,则改用或加用袢利尿剂。噻嗪类利尿剂和袢利尿剂作用部位不同,合用可以增加利尿效果。

(4)高盐摄入人群高血压:我国居民平均食盐摄入量显著高于 WHO 建议的标准,并且我国人群中盐敏感者更多,占 15% ~42%。高血压人群中 50% ~60% 为盐敏感者,有高血压家族史的成人中盐敏感者为 65%,青少年中盐敏感者为 45%。老年人、停经女性、糖尿病患者、肥胖和代谢综合征患者中盐敏感者比例较高。盐敏感性高血压是高血压的一种特殊类型,属于难治性高血压。盐敏感性高血压患者的血压水平与食盐摄入量的关系更为密切,因而更应严格控制食盐摄入量。对于此类患者,利尿剂、CCB 可作为首选药物,盐摄入>12 g/d 的高血压人群可以考虑优先使用低至中剂量的噻嗪类利尿剂,同时由于高盐饮食可激活局部组织 RAAS,因此也可联合应用 ACEI 或 ARB。

(5)其他适用人群:低肾素型高血压、黑人高血压、肥胖人群的高血压患者应用利尿剂也具有良好的降压效果。

3)临床用药注意事项

痛风患者禁用噻嗪类利尿剂,高血钾与肾衰竭患者禁用醛固酮受体拮抗剂。此外,长期大剂量应用利尿剂单药治疗时还需注意其导致电解质紊乱、糖代谢异常、高尿酸血症、体位性低血压等不良反应的可能性。

利尿剂较少单独使用,常作为联合用药的基本药物使用。由于单药治疗往往仅能使一小部分高血压患者血压达标,多数患者需要联合用药。研究表明,联合应用小剂量利尿剂与其他降压药物(如 ACEI、ARB 或 CCB)较足量单药治疗降压效果更明显,且不良反应小,临床获益多。利尿剂能够加强其他抗高血压药物的降压疗效,优势互补。这种强化作用依赖于利尿剂减少体液容量以及预防其他降压药物应用后液体潴留作用。利尿剂与 β 受体阻滞剂联合应用可能增加糖尿病易感人群的新发糖尿病风险,因此应尽量避免该两种药物联合使用。如两种药物联用时血压仍不达标,则需换用另外两种药物或联用 3 种药物,此时推荐选用有效剂量的 ACEI 或 ARB、CCB 及利尿剂联用。

严重肾功能不全,特别是终末期肾病患者,应用噻嗪类利尿剂治疗时降压效果差,此时可选用呋塞米等袢利尿剂。利尿剂单药大剂量长期应用时不良反应(特别是电解质紊乱与血糖、血脂、嘌呤代谢紊乱)的发生率较高,故一般不建议采取这种用药方式。单药治疗推荐使用中小剂量。小剂量利尿剂与 ACEI/ARB 或 CCB 联用可改善降压效果并降低不良反应发生风险。

4)单药应用(见表 6-6)与联合治疗方案推荐

对于适于利尿剂治疗的高血压患者,一般以中小剂量(如氢氯噻嗪 12.5 ~ 25 mg 或吲达帕胺 1.25 或 1.5 mg)作为初始治疗。若中小剂量噻嗪类利尿剂治疗不能使血压达标,不建议继续增加剂量,应在此基础上加用 ACEI/ARB 或 CCB。由于少数患者接受噻嗪类利尿剂治疗时可能发生低血钾,故需注意监测血钾水平的变化,可在开始用药 2 ~ 4 周后检测血液电解质。若患者无低血钾表现,此后每年复查 1 ~ 2 次即可。联合应用利尿剂与 ACEI/ARB 治疗可降低低血钾发生率。痛风是噻嗪类利尿剂治疗的禁忌证。对于无痛风病史的单纯性高尿酸血症患者,虽然不是利尿剂治疗的绝对禁忌证,但不建议将利尿剂作为首选药物,可作为其他药物治疗后血压不能达标时的二线或三线治疗药物。

《2013 年欧洲高血压学会(ESH)/ESC 指南》指出,利尿剂与 ACEI、ARB 或 CCB 联用为理想的治疗方案。利尿剂与 CCB 联合方案更适于低肾素型高血压如多数老年高血压患者。2014 年美国成人高血压治疗指南(JNC-8)、AHA/美国心脏病学学会(ACC)/美国疾病预防控制中心(CDC)科学建议和美国高血压学会(ASH)/国际高血压学会(ISH)指南均认为噻嗪类利尿剂与 ACEI/ARB 及 CCB 所组成的联合方案是合理的,而前者应作为顽固性高血压的基础用药。

表 6-6 常用利尿剂的单药应用

中文通用药名	英文药名	作用持续时间(小时)	半衰期(小时)	常用剂量
氢氯噻嗪	Hydrochlorothiazide	16 ~ 24	9 ~ 10	12.5 ~ 25 mg,qd
苄氟噻嗪	Bendroflumethiazide	12 ~ 18	9	5 ~ 15 mg,qd
氯噻酮	Chlorthalidone	48 ~ 72	50 ~ 60	25 ~ 100 mg,qd
吲达帕胺	Indapamide	24	18	1.25 ~ 2.5 mg,qd
阿米洛利	Amiloride	6 ~ 10	6 ~ 9	5 ~ 10 mg,qd
螺内酯	Spironolactone	12 ~ 96	13 ~ 24	10 ~ 40 mg,qd ~ bid

3. 血管紧张素受体阻断剂(ARB)

ARB 是继 ACEI 后,对高血压及心血管疾病等具有良好作用的作用于 RAAS 的一类降压药物。ARB 与 ACEI 相比,虽然降压和心血管保护作用有许多相似,但其阻断 RAAS 作用于 Ang Ⅱ 受体水平更充分、更直接,避免了"Ang Ⅱ 逃逸现象",具有较好的降压效果,无 ACEI 的干咳、血管紧张性水肿等不良反应,患者治疗依从性更高。ARB 已成为一线降压药物，在临床广泛应用。

1）分类

（1）二苯四咪唑类。

如氯沙坦、厄贝沙坦、替米沙坦、坎地沙坦、阿利沙坦等。

（2）非二苯四咪唑类。

如伊贝沙坦等。

（3）非杂环类。

如缬沙坦等。

ARB 类均有苯丙咪唑环，但每种药物因对咪唑环的修饰各不相同，导致理化特性不同，如脂溶性、组织穿透性、对 AT1 受体/AT2 受体亲和力等存在差异。因此，不同 ARB 的半衰期及降压效果也有所不同，如替米沙坦以特异的异芳香基团修饰，使该药具有较强的脂溶性和组织穿透性，与 AT1 受体亲和力更高，对 Ang Ⅱ拮抗更强，具有强效、长效（半衰期 24 小时）、安全的特点。又如国家 1.1 类新药阿利沙坦酯，经胃肠道酯酶水解生成降压活性物 Exp-3174，降压作用不依赖肝脏 CYP450 酶，起效更快、更强，长期服用安全性更高。

2）用药原则

（1）适应证。

ARB 降压药效呈剂量依赖性，但不良反应并不随剂量增加而增加，适用于轻、中、重度高血压患者。ARB 通过有效拮抗 Ang Ⅱ与 AT1 受体结合引起的各种有害作用，增加了 Ang Ⅱ和 AT2 受体结合所产生的有益效应，同时也使 Ang Ⅱ转化为 Ang Ⅰ-7，发挥心血管保护作用。因此，ARB 除降压外，还具有保护心血管、肾脏及改善糖代谢的作用，优先选用的人群包括高血压合并左室肥厚、心功能不全、心房颤动（房颤）、冠心病、糖尿病、肾病、微量白蛋白尿或蛋白尿、代谢综合征及不能耐受 ACEI 患者。

（2）禁忌证。

ARB 可致畸，禁止用于妊娠高血压患者；ARB 扩张肾小球出球小动脉，导致肾小球滤过率（GFR）下降，肌酐水平升高，血钾升高。高血钾或双侧肾动脉狭窄患者禁用 ARB。

3）临床用药注意事项

（1）因 ARB 扩张肾小球出球小动脉>扩张肾小球入球小动脉，肾小球滤过压下降，肾功能减退，GFR 下降，血肌酐和血钾水平升高。因此，对慢性肾脏病（chronic kidney disease，CKD）4 期或 5 期患者，ARB 初始剂量减半并严密监测血钾、血肌酐水平及 GFR 的变化。血肌酐水平≥ 3 mg/dL 者，慎用 ARB。

（2）单侧肾动脉狭窄患者使用 ARB 应注意患侧及健侧肾功能变化。

（3）急性冠状动脉综合征或心力衰竭患者，先从小剂量 ARB 起始（约常规剂量的 1/2），避免首过低血压反应，逐渐增加剂量至患者能够耐受的靶剂量。

（4）对有高钾血症和肾损伤的患者，避免使用 ARB+ACEI，尤其是 ARB+ACEI+盐皮质激素受体拮抗剂。

（5）ARB 致咳嗽的发生率远低于 ACEI，仍有极少数患者出现咳嗽。

4）单药应用（见表 6-7）与联合治疗方案推荐

3 个大型临床试验（LIFE、VALUE 及 SC- OPE）确立了 ARB 作为抗高血压一线药物地位。常规剂量 ARB 可降低 1～2 级高血压患者的血压，降压效果与 ACEI、CCB、β 受体阻滞剂和利尿剂相当，平均下降 10/5 mmHg，剂量翻倍，血压进一步下降 30%左右，基础血压越高，ARB 降压幅度越大。因此，对于 1 级中青年高血压患者，尤其是 ARB 强适应证人群，可优先选用单剂量 ARB；4 周后血压不达标者，可增加剂量至足剂量或联合利尿剂或 CCB。

对于 2 级以上高血压患者，起始联合治疗（ARB+利尿剂或 ARB+CCB），4 周后血压不达标者，可加大 ARB、CCB 或利尿剂的剂量，或三药联合如 ARB+CCB+利尿剂，4 周后血压仍未达标，应通过 24 小时血压监测或家庭自测血压，排除白大衣效应，确认血压未达标者，可加用 β 受体阻滞剂或 α 受体阻滞剂或盐皮质激素受体拮抗剂如螺内酯，有时只需改变服药时间，如将 ARB 改为晚上服用即可控制夜间或晨起高血压（时间治疗学），尤其对高血压合并糖尿病、CKD 或肥胖等患者；如血压仍不达标，建议转高血压专科进一步诊疗。

ARB+利尿剂或 ARB+CCB 均是各国高血压指南推荐的优化联合方案，因为双药降压机制不同，互补性强，ARB 可抑制噻嗪类利尿剂所致的 RAAS 激活和低血钾等不良反应，利尿剂减少 ARB 扩血管时由于肾脏压力利钠机制而引起的水钠潴留，增强 ARB 疗效。同样，ARB 也可抑制二氢吡啶类 CCB 引起的 RAAS 激活和下肢水肿等不良反应。二者优化联合降压效果增强，不良反应减少。ACCOMPLISH 研究比较 ACEI+利尿剂与 ACEI+CCB 联合治疗对高危高血压患者心血管事件的影响，结果显示，与 ACEI+利尿剂相比，ACEI+CCB 进一步使心血管事件风险下降 20%，但此结果未被 JNC-8 和 ESC/ESH 指南采纳，因为在比较 CCB 与利尿剂为基础治疗的临床试验中，CCB 从未显示出优越性，且 ACCOMPLISH 研究入选的大多数患者合并冠心病，而排除了利尿剂的强适应证（如心力衰竭）患者，因此仅 ACCOMPLISH 一项研究不足以证明 ARB+ CCB 优于 ARB+利尿剂。

降压治疗的核心方式是 24 小时降压达标并长期保持。个体化选择降压方案是降压治疗的基本原则，不同降压方案均有其适合的高血压患者。ARB+利尿剂适用于盐敏感性高血压、老年和高龄老年高血压、高血压合并糖尿病、高血压合并心功能不全、肥胖合并高血压等患者，而 ARB+CCB 优先适用于老年高血压、高血压合并糖尿病、冠心病、CKD 或外周血管病患者。ARB+利尿剂或 ARB+CCB 组成的固定复方制剂可明显增加治疗依从性，提高降压达标率是高血压治疗的必经之路。目前不推荐 ARB+β 受体阻滞剂，避免使用 ACEI+ARB 联合治疗，因为 ARB+ β 受体阻滞剂降压机制部分重叠，降压效果不能显著增加（1+1< 2）；而 ACEI+ARB 有增加高钾血症的风险，且对心血管及肾脏保护无协同作用。

表 6-7　常用血管紧张素受体阻断剂的单药应用

中文通用药名	英文药名	达峰时间（小时）	半衰期（小时）	常用剂量
氯沙坦	Losartan	3～4	6～9	50～100 mg，qd
缬沙坦	Valsartan	2	9	80～160 mg，qd
厄贝沙坦	Irbesartan	1～1.5	11～15	150～300 mg，qd
坎地沙坦	Candesartan	2～4	9	4～16 mg，qd
替米沙坦	Telmisartan	0.5～1	> 20	40～80 mg，qd

续表

中文通用药名	英文药名	达峰时间(小时)	半衰期(小时)	常用剂量
奥美沙坦	Olmesartan	1～2	13	20～40 mg,qd
依普沙坦	Eprosartan	1～3	5～7	400～800 mg,qd
阿利沙坦	Alisartan	1.5～2.5	10	80～240 mg,qd

3. 血管紧张素转化酶抑制剂(ACE)

ACE 是一种非特异的酶,可使 Ang Ⅰ转换为强效缩血管物质——Ang Ⅱ,并催化缓激肽等肽类扩血管物质的降解,导致血压升高,交感活性增高等一系列病理生理过程。ACEI 是通过竞争性地抑制 ACE 而发挥降压作用的一类药物。自 20 世纪 80 年代上市以来,大量循证医学证据显示该类药物对于高血压患者具有良好的靶器官保护和心血管终点事件预防作用,ACEI 以其显著的降压作用及广泛的应用范围成为治疗高血压的基石之一。

1)分类

(1)根据与 ACE 分子表面锌原子相结合的活性基团分类。

根据 ACEI 与 ACE 分子表面锌原子相结合的活性基团的不同将其分为巯基(-SH)类(如卡托普利等)、羧基(-COOH)类(如依那普利等)以及膦酸基(-POO-)类(如福辛普利)。其中羧基类 ACEI 的组织亲和力较高,而巯基类和磷酸基类 ACEI 的组织亲和力相对较低。与抑制血浆 ACE 相比,抑制不同组织(如血管、肾脏、心脏)中的 ACE 能更好地发挥 ACEI 的药理学作用。

(2)根据药物的药代动力学分类。

根据 ACEI 代谢途径的不同分为经肝与肾双途径排泄(如福辛普利、群多普利拉、佐芬普利、螺普利)及主要经肾途径排泄(其余 ACEI)。肾功能异常时,肾素释放增多以增加 Ang Ⅱ,后者可选择性收缩出球小动脉以维持肾小球灌注压,而 ACEI 将阻断这一过程,可能造成 GFR 下降及血肌酐升高。故对于肾功能异常患者具备 ACEI 适应证时,应密切观察肾功能的动态变化。

(3)根据药物的活性分类。

根据 ACEI 的活性分为前体药物(如福辛普利等)及非前体药物(如卡托普利等),前体药物亲脂性相对更高,更容易进入目标组织并转换为活性成分。

总体而言,各种 ACEI 制剂的作用机制相同,故在总体上可能具有类似效应。但各种制剂与组织中 ACE 结合的亲和力不同,药代动力学特性也有差别,可能导致药物组织浓度的明显差异和不同的临床效果。但这些差异的临床相关性尚未得到证实,对 ACEI 制剂的选择和剂量应以临床试验结果为基础。

2)用药原则

(1)适应证。虽然高血压药物治疗的获益主要源于血压下降,但根据患者靶器官损伤情况以及合并临床疾病的差异选择不同药物进行个体化治疗可进一步保护靶器官。

ACEI 主要适用于以下高血压人群。

① 合并左室肥厚及既往心肌梗死的患者:ACEI 通过降低心室前、后负荷,抑制 Ang Ⅱ的增生作用和交感神经活性等途径逆转心肌梗死后患者的心室重构,并可轻度逆转心

肌肥厚程度及改善舒张功能。

② 合并左室功能不全的患者：ACEI 可减轻心脏后负荷，抑制 RAAS 激活。临床试验显示，ACEI 能够改善左室功能异常，并降低慢性心力衰竭患者的病死率和复发性心肌梗死的风险。

③ 合并代谢综合征、糖尿病肾病、CKD、蛋白尿或微量白蛋白尿的患者：ACEI 能够降低肾血管阻力，增加肾脏血流。临床研究证实，对于糖尿病患者，ACEI 能够预防微量白蛋白尿进展为大量蛋白尿，可有效减少尿白蛋白排泄量，延缓肾脏病变的发展。

④ 合并无症状性动脉粥样硬化或周围动脉疾病或冠心病高危的患者：ACEI 能够延缓动脉粥样硬化的进展，阻止血管平滑肌细胞的迁移与增生，减少炎性细胞的激活与积聚，并增加一氧化氮和前列环素的生成，拮抗 Ang Ⅱ诱导的血小板凝集。

(2)禁忌证。ACEI 具有良好的耐受性，但仍可能出现罕见而危险的不良反应，其禁忌证如下。

绝对禁忌证：① 妊娠：ACEI 可影响胚胎发育，育龄女性使用 ACEI 时应采取避孕措施，计划妊娠的女性应避免使用 ACEI；② 血管神经性水肿：可引起喉头水肿、呼吸骤停等严重不良反应，危险性大，临床一旦怀疑血管神经性水肿，患者应终身避免使用 ACEI；③ 双侧肾动脉狭窄：可因急性肾缺血肾小球灌注压不足而引起急性肾损伤；④ 高钾血症(> 6.0 mmol/L)：ACEI 抑制醛固酮的分泌而导致血钾浓度升高，较常见于慢性心力衰竭、肾功能不全以及补充钾盐或联用保钾利尿剂的患者。

相对禁忌证：① 血肌酐水平显著升高(>265 μmol/L)；② 高钾血症(>5.5 mmol/L)；③ 有症状的低血压(<90 mmHg)：多见于心力衰竭，血容量不足等 RAAS 激活的患者；④ 有妊娠可能的女性；⑤ 左室流出道梗阻的患者。

3)临床用药注意事项

(1)尽量选择长效制剂以平稳降压，同时避免使用影响降压效果的药物，如大部分非甾体抗炎药(其中阿司匹林剂量≥300 mg 时)、激素等。

(2)应用 ACEI 治疗前应检测血钾、血肌酐以及估算肾小球滤过率(eGFR)。给药由小剂量开始，在患者可耐受的前提下，逐渐上调至标准剂量。治疗 2～4 周后应评价疗效并复查血钾、血肌酐与 eGFR。若发现血钾升高(>5.5 mmol/L)、eGFR 降低>30% 或血肌酐增高>30%，应减小药物剂量并继续监测，必要时停药。

(3)出现干咳、低血压等不良反应时应积极处理，避免引起患者治疗依从性下降。

(4)若单药治疗对血压控制不佳，则应考虑加量或采用联合治疗方案，禁止 ACEI 与 ARB 联合使用。

4)单药应用(见表 6-8)与联合治疗方案推荐

ACEI 通过抑制 ACE 阻断 RAAS 系统发挥降压作用，这类药物几乎适用于所有具备强适应证的高血压患者，降压效果明确，具有良好的靶器官保护和心血管终点事件预防作用。

ACEI 类药物对糖脂代谢无不良影响，临床研究证实其可有效减少尿白蛋白排泄量，延缓肾脏病变的发展，适用于糖尿病肾病、代谢综合征、CKD、蛋白尿或微量白蛋白尿患者。

联合降压治疗可起到协同降压作用，并抵消或减轻不良反应。我国主要推荐应用的以 ACEI 为基础的优化联合治疗方案如下。

① ACEI 联合噻嗪类利尿剂：长期使用噻嗪类利尿剂可引起血容量不足致 RAAS 激活，并可能出现低血钾等不良反应。联用 ACEI 可抑制 RAAS，加强降压效果，并避免低血钾。

② ACEI 联合二氢吡啶类 CCB：CCB 可直接扩张动脉，并可反射性引起 RAAS 激活增加，联合 ACEI 可扩张动脉及静脉，并抑制 RAAS 作用，ACEI 还可抵消 CCB 所产生的踝部水肿。

表 6-8　常用血管紧张素转化酶抑制剂的单药应用

中文药名	英文药名	达峰时间（小时）	半衰期（小时）	肝肾排泄比	常用剂量
巯基类					
卡托普利	Captopril	1～1.5	2	1∶19	12.5～75 mg，tid
羧基类					
依那普利	Enalapril	1	11	1∶7	5～40 mg，qd
贝那普利	Benazepril	2～4	11	1∶7	5～40 mg，qd
咪达普利	Imidapril	2	8	2∶3	2.5～10 mg，qd
赖诺普利	Lisinopril	6～8	12	3∶7	5～40 mg，qd
培哚普利	Perindopril	2～4	10	1∶3	4～8 mg，qd
雷米普利	Ramipril	1	13～17	2∶3	2.5～10 mg，qd
群多普利拉	Trandolapril	1	16～24	2∶1	1～4 mg，qd
膦酸基类					
福辛普利	Fosinopril	3	12	1∶1	10～40 mg/d

5. β 受体阻滞剂

β 受体阻滞剂自 20 世纪 60 年代被用于降压治疗，1984 年首次被 JNC-3 推荐为起始降压药物，之后被众多国家高血压指南推荐为首选降压药物，广泛用于高血压治疗。然而，近 10 年来，随着临床研究的不断深入，β 受体阻滞剂的降压地位受到挑战，JNC-8 和 2014 日本高血压学会（JSH）高血压管理指南不再推荐其为首选降压药物，而 2014 年加拿大指南不建议老年高血压患者首选 β 受体阻滞剂。不同的高血压指南对 β 受体阻滞剂推荐不一致，导致临床医师的困惑，应如何评价 β 受体阻滞剂在高血压治疗中的地位？β 受体阻滞剂能否减少高血压患者卒中的发生？在降压治疗中应如何合理使用 β 受体阻滞剂？

1）分类

（1）根据受体选择性不同分类。

① 非选择性 β 受体阻滞剂：竞争性阻断 β-1 和 β-2 受体，导致对糖脂代谢和肺功能的不良影响；阻断血管上的 β-2 受体，相对兴奋 α 受体，增加周围动脉血管阻力。代表药物为普萘洛尔，该类药物在临床已较少应用。

② 选择性 β-1 受体阻滞剂：特异性阻断 β-1 受体，对 β-2 受体的影响相对较小。代

表药物为比索洛尔和美托洛尔，是临床常用的β受体阻滞剂。

③ 有周围血管舒张功能的β受体阻滞剂：该类药物通过阻断α-1受体，产生周围血管舒张作用，如卡维地洛、阿罗洛尔、拉贝洛尔或通过激动β-3受体而增强一氧化氮的释放，产生周围血管舒张作用，如奈必洛尔。

（2）根据药代动力学特征分类。

① 脂溶性β受体阻滞剂：如美托洛尔，组织穿透力强，半衰期短，进入中枢神经系统，可能是导致该药中枢不良反应的原因之一。

② 水溶性β受体阻滞剂：如阿替洛尔，组织穿透力较弱，很少通过血脑屏障。

③ 水脂双溶性β受体阻滞剂：如比索洛尔，既有水溶性β受体阻滞剂首关效应低、又有脂溶性β受体阻滞剂口服吸收率高的优势，中度透过血脑屏障。

2）用药原则

（1）适应证。

β受体阻滞剂通过拮抗交感神经系统的过度激活、减慢心率、抑制过度的神经激素和RAAS的激活而发挥降压作用，同时还通过降低交感神经张力、预防儿茶酚胺的心脏毒性作用，保护心血管系统。尤其适用于伴快速性心律失常、冠心病、慢性心力衰竭、主动脉夹层、交感神经活性增高以及高动力状态的高血压患者。

（2）禁忌证。

不适宜首选β受体阻滞剂的人群包括老年人、肥胖者、糖代谢异常者、脑卒中、间歇跛行、严重慢性阻塞性肺疾病患者。禁用于合并支气管哮喘、二度及以上房室传导阻滞、严重心动过缓的患者。

3）临床用药注意事项

（1）对于伴心力衰竭患者，β受体阻滞剂均应由极小剂量起始，如比索洛尔1.25 mg，每日1次；美托洛尔缓释片12.5 mg，每日1次；美托洛尔平片6.25 mg，每日2～3次；卡维地洛3.125 mg，每日2次。如患者能够耐受，每隔2～4周剂量加倍，直至达到心力衰竭治疗所需的目标剂量或最大耐受剂量。临床试验的最大日剂量：比索洛尔10 mg，美托洛尔缓释片200 mg，美托洛尔平片150 mg，卡维地洛50 mg，但需依据患者的耐受状况而定。目标剂量的确定一般以心率为准。

（2）β受体阻滞剂对高血压患者卒中事件的影响尚存在争议。在与其他降压药物的比较研究中，未显示其减少脑卒中事件的作用，归因于β受体阻滞剂降低中心动脉收缩压和脉压的能力较小。然而既往研究主要来源于阿替洛尔，在高龄老年患者治疗中，此药在降低心率的同时增加中心动脉压及主动脉压力增强指数等。不同的β受体阻滞剂对中心动脉压的影响不同，β-1高选择性阻滞剂以及有血管舒张功能的β受体阻滞剂甚至降低中心动脉压。β-1高选择性的β受体阻滞剂，如比索洛尔和美托洛尔或兼有血管舒张作用的β受体阻滞剂如卡维地洛、阿罗洛尔或奈必洛尔可作为优先推荐使用，不建议老年高血压及脑卒中患者首选β受体阻滞剂降压。

（3）使用常规剂量β受体阻滞剂血压未达标，而心率仍≥75次/分的单纯高血压患者可加大β受体阻滞剂使用剂量，有利于血压和心率双达标。

（4）对不适宜人群，但临床存在交感激活及心率≥75次/分（合并严重肥胖的代谢综合征或糖尿病）的高血压患者，需评估后使用β受体阻滞剂，并监测血糖、血脂水平变化。建议使用美托洛尔、比索洛尔、卡维地洛、阿罗洛尔或奈必洛尔。

（5）使用β受体阻滞剂时应监测血糖、血脂水平，定期评估血压和心率，有效进行血压以及心率的管理，以最大限度地保证患者使用的依从性和安全性。

4）单药应用（见表6-9）和联合治疗方案推荐

（1）伴快速性心律失常的高血压。

大多数房颤患者心室率增快，β受体阻滞剂适用于合并房颤、窦性心动过速患者，减慢心室率。β受体阻滞剂甚至可以预防心力衰竭患者发生房颤。

（2）伴交感神经活性增高。

β受体阻滞剂尤其适用于有心率增快等交感活性增高表现的高血压患者。可单用或与其他降压药物联用以控制血压。优化的联合治疗方案是β受体阻滞剂与长效二氢吡啶类CCB联用。二氢吡啶类CCB具有扩张血管和轻度增加心率作用，抵消了β受体阻滞剂缩血管及减慢心率作用。二者联合是《中国高血压防治指南2010版》推荐的优化联合。

在高血压治疗中，心率应作为一项重要的监测指标，常规监测并给予控制。建议无并发症高血压患者目标心率控制为75次/分。

（3）伴冠心病。

β受体阻滞剂可减少心肌氧耗，改善心肌缺血和心绞痛症状，减轻室壁张力而减少心肌重构，延长舒张期而改善心肌灌注，减少心血管事件，因此国内外冠心病指南均指出β受体阻滞剂是治疗冠心病的推荐药物，尤其对于合并心绞痛、心肌梗死和心力衰竭患者。2012年中国《非ST段抬高急性冠状动脉综合征诊断和治疗指南》建议，若无禁忌证均应使用β受体阻滞剂（1，A）。2010中国《急性ST段抬高型心肌梗死诊断和治疗指南》指出若无禁忌证，24小时内常规使用β受体阻滞剂并长期使用（1，B）。2012 AHA稳定性冠心病指南建议β受体阻滞剂应用于合并心力衰竭（1，A）、心肌梗死后和心绞痛患者（1，B）。对于高血压合并冠心病的患者，降压治疗可优选ACEI或β受体阻滞剂。对于高血压合并冠心病患者在控制血压的同时应减慢静息心率至55～60次/分；治疗后进行中等量活动时，心率应较静息增加少于20次/分。严重心绞痛患者如无心动过缓症状，可降至50次/分。

（4）伴心力衰竭。

收缩性心力衰竭是高血压患者血压控制欠佳的严重并发症。3项慢性收缩性心力衰竭的大型临床试验（CIBIS Ⅱ、MERIT-HF和COPERNICUS）分别显示β受体阻滞剂使死亡率降低34%～35%，心源性猝死下降41%～44%，提示β受体阻滞剂长期治疗能改善心力衰竭患者的临床状况，降低住院率，减少死亡率。国内外心力衰竭指南均推荐收缩性心力衰竭患者应用β受体阻滞剂。建议所有高血压合并慢性收缩性心力衰竭患者应用β受体阻滞剂，且需终身使用，除非有禁忌证或不能耐受。纽约心脏病协会（NYHA）心功能Ⅱ级和Ⅲ级病情稳定患者、NYHA心功能Ⅰ级阶段B的患者（左室射血分数（LVEF）<40%），可以立即应用，心功能Ⅳ级患者病情稳定后可以使用，目标心率为55～60次/分。

（5）伴主动脉夹层。

建议首选β受体阻滞剂，减慢心率，降低血压，以减少主动脉病变处的层流剪切力损伤。急性期建议静脉使用 β 受体阻滞剂,目标心率<60 次/分。

表 6-9　常用 β 受体阻滞剂单药应用

中文通用药名	英文药名	达峰时间（小时）	半衰期（小时）	常用剂量
普萘洛尔	Propranolol	1~1.5	2~3	20~90 mg,tid
阿替洛尔	Atenolol	2~4	6~10	12.5~50 mg,bid
拉贝洛尔	Labetalol	1~2	5.5	50~100 mg,tid; 最大每日 2400 mg
比索洛尔	Bisoprolol	3~4	10~12	2.5~10 mg,qd
美托洛尔酒石酸盐	Metoprolol tartrate	1~2	3~4	50~100 mg,bid
美托洛尔琥珀酸盐（缓释剂）	Metoprolol succinate	3~7	12~24	47.5~190 mg,qd
卡维地洛	Carvedilol	1	6~7	12.5~50 mg,bid
阿罗洛尔	Arotinolol	2	10~12	10~15 mg,bid
奈必洛尔	Nebivolol	0.5~2	12~19	5 mg,qd

6. α 受体阻滞剂

α 受体为传出神经系统受体,α 受体阻滞剂可以选择性地与 α 受体结合,并不激动或减弱激动肾上腺素受体,能阻滞相应的神经递质及药物与 α 受体结合,产生抗肾上腺素作用。在抗高血压药物中,α 受体阻滞剂已经用于临床多年。目前临床常用的主要是作用于外周的 α 受体阻滞剂,包括特拉唑嗪、哌唑嗪、多沙唑嗪、乌拉地尔等。

1)分类

(1)根据作用特性与分布分类。

根据其作用特性与分布的不同,分为两个亚型:α-1、α-2。

α-1 受体主要分布于血管平滑肌(如皮肤、黏膜血管以及部分内脏血管),激动时引起血管收缩;α-1 受体也分布于瞳孔开大肌,激动时瞳孔开大肌收缩,瞳孔扩大。α-2 受体主要分布于去甲肾上腺素能神经的突触前膜上,激动时可使去甲肾上腺素释放减少,对其产生负反馈调节作用。能同时阻断这两个受体的药物称为非选择性 α 受体阻滞剂,而选择性 α-1 受体阻滞剂主要作用于 α-1 受体,目前用于临床的 α-2 受体阻滞剂包括育亨宾,主要用于功能性阴茎勃起障碍并不用于降压。

非选择性 α 受体阻滞剂包括酚苄明、酚妥拉明、妥拉唑林和吲哚拉明等,这类药物在降低血压的同时阻滞了突触前膜的 α-2 受体,可以促进去甲肾上腺素释放,导致心率加快,部分对抗了其阻断突触后 α-1 受体所引起的降压效应。这一不足之处限制了此类药物的临床应用,除用于嗜铬细胞瘤引起的高血压以外,一般不用于其他高血压患者。

选择性 α-1 受体阻滞剂以哌唑嗪为代表,还包括特拉唑嗪多、沙唑嗪、布那唑嗪、曲马唑嗪及乌拉地尔。这类药物对 α-1 受体有高选择性阻断作用,不阻断突触前膜的 α-2 受体,故减少了心动过速的发生,其中乌拉地尔虽同时有 α-2 受体的阻滞作用但作用较弱，主要以 α-1 受体阻滞为主。

（2）根据药物作用持续时间分类。

根据药物作用持续时间的不同，可将 α 受体阻滞剂分为两类。一类是能够与儿茶酚胺互相竞争受体而发挥 α 受体阻滞作用的药物，由于与 α 受体结合不甚牢固，起效快而维持作用时间短，称为短效 α 受体阻滞剂，又称竞争性 α 受体阻滞剂。常用药物包括酚妥拉明和妥拉唑啉。另一类则与 α 受体以共价键结合，结合牢固，具有受体阻断作用强、作用时间长等特点，称为长效类 α 受体阻滞剂，又称非竞争型 α 受体阻滞剂，如酚苄明和哌唑嗪。

2）用药原则

（1）适应证。

α-1 受体阻滞剂一般不作为治疗高血压的一线药物，该药的最大优点是没有明显的代谢不良反应，可用于糖尿病、周围血管病、哮喘及高脂血症的高血压患者。多沙唑嗪、曲马唑嗪较特拉唑嗪脂溶性差，与 α-1 受体亲和力只有哌唑嗪的 1/2 或更少，特拉唑嗪血压下降缓和，作用时间长，直立性低血压较少，通常可维持 24 小时持续降压，对于利尿剂、β 受体阻滞剂、CCB、ACEI、ARB 等足量或联合应用后，仍不能满意控制血压的患者，可考虑联合应用选择性 α-1 受体阻滞剂。

目前兼有 α 和 β 受体阻滞作用的药物正在逐渐广泛应用，一方面通过 α-1 受体阻滞作用使外周血管扩张、血管阻力下降，降低血压，同时防止交感神经张力反射性增加；另一方面通过非选择性阻断 β 受体，可减慢心率、抑制心肌收缩力和减少心排血量等。其降压作用在低剂量时主要为 β 受体阻滞所致，高剂量时则主要为 α-1 受体阻滞的作用。因此，α 和 β 受体阻滞剂在高血压治疗中具有良好前景。

常用的 α 和 β 受体阻滞剂包括：拉贝洛尔，其 α 和 β 受体阻滞作用之比分别为 1∶3（静脉）、1∶7（口服）；阿罗洛尔和卡维地洛，其 α 和 β 受体阻滞作用之比均为 1∶8。其中阿罗洛尔的作用较强，对高血压患者体内 α 和 β 受体有均衡的阻断作用，可抑制血管收缩紧张度上升所致末梢血管收缩，呈现良好的降压效果，故其口服降压疗效优于其他两药。此外，由于阿罗洛尔较其他两药心率减慢作用更为显著，故常用于高血压合并心动过速的治疗。拉贝洛尔有静脉制剂，可用于高血压急症、围术期、禁食期间高血压及妊娠高血压患者的降压治疗。卡维地洛、阿罗洛尔还可用于心律失常的治疗。

（2）禁忌证。

① α 受体阻滞剂静脉注射过快可引起心动过速、心律失常，诱发或加剧心绞痛，所以冠心病患者慎用。

② 应用 α 受体阻滞剂，常见体位性低血压、心悸、鼻塞等症状，也可有恶心、呕吐症状，少数患者出现嗜睡、乏力等中枢抑制症状，故体位性低血压患者禁用，胃炎、溃疡病、肾功能不全及心力衰竭患者慎用。

3）临床应用注意事项

（1）2003 年前欧洲高血压指南中，α 受体阻滞剂还属于一线降压药物，但在 2007 年、2013 年欧洲高血压指南及 JNC-8 中，α 受体阻滞剂已经退出一线降压药物之列。所以，α 受体阻滞剂一般不作为高血压的一线降压药物，对于利尿剂、CCB、ACEI、ARB 等足量应用后，仍不能满意控制血压的患者，可考虑联合应用 α 受体阻滞剂。

(2)由于 α 受体阻滞剂常见恶心、呕吐、腹痛等胃肠道症状,所以高血压合并胃炎、溃疡病患者慎用。

(3)α 受体阻滞剂在应用过程中可能出现体位性低血压,患者初始用药时最好于睡前服用。服药过程中需监测立位血压,预防体位性低血压的发生。

4)单药应用(见表 6-10)与联合治疗方案推荐

如患者血压不能很好控制,α 受体阻滞剂可与 β 受体阻滞剂、ACEI、ARB、CCB、利尿剂联合应用,但一般不作为首选,常在一线降压药物联合应用后血压仍然不达标时联合应用。

与 β 受体阻滞剂联合用于嗜铬细胞瘤患者降压治疗时,应注意用药顺序:先应用 α 受体阻滞剂,后应用 β 受体阻滞剂;停药顺序为先停用 β 受体阻滞剂,后停用 α 受体阻滞剂。

怀疑原发性醛固酮增多症的患者行肾素检查前需停用利尿剂 4 周,停用 β 受体阻滞剂、ACEI、ARB、CCB 2 周,停药期间的替代降压药物可选择特拉唑嗪、维拉帕米缓释片。

表 6-10　常用口服 α 受体阻滞剂的单药应用

中文通用药名	英文药名	达峰时间(小时)	半衰期(小时)	常用剂量
特拉唑嗪	Terazosin	1	12	1~5 mg,qd
多沙唑嗪	Doxazosin	2~3	19~22	1~8 mg,qd~bid
多沙唑嗪控释片	Doxazosin XR	8~9	22	4~8 mg,qd
哌唑嗪	Prazosin	1~3	2~3	6~15 mg,bid~tid

第七章　妊娠期高血压

一、概述

妊娠期高血压(hypertension disorders of pregnancy)是产科特有疾病之一,以高血压、水肿、蛋白尿、抽搐、昏迷,甚至发生母儿死亡等为临床特点,临床发病率约为10%。据世界卫生组织(World Health Organization,WHO)统计,全球范围内每年约有5万~6万例患者死于子痫前期,妊娠期高血压是导致孕产妇与围产儿高发病率、高死亡率的主要原因之一。近20年来,美国子痫前期发病率上升25%,我国妊娠期高血压疾病发病率大约为5%~12%。

二、妊娠高血压的分类

1. 妊娠期高血压(gestational hypertension)

妊娠20周后首次出现高血压,收缩压≥140 mmHg(1 mmHg=0.133 kPa)和(或)舒张压≥90 mmHg于产后12周内恢复正常;尿蛋白检测阴性。收缩压≥160 mmHg和(或)舒张压≥110 mmHg为重度妊娠期高血压。

2. 子痫前期—子痫(preeclampsia-eclampsia)

1)子痫前期(preeclampsia)

妊娠20周后出现收缩压≥140 mmHg和(或)舒张压≥90 mmHg,且伴有下列任一项:尿蛋白≥0.3 g/24 h,或尿蛋白/肌酐比值≥0.3,或随机尿蛋白≥(+)(无法进行尿蛋白定量时的检查方法);无蛋白尿但伴有以下任何一种器官或系统受累:心、肺、肝、肾等重要器官,或血液系统、消化系统、神经系统的异常改变,胎盘-胎儿受到累及等。血压和(或)尿蛋白水平持续升高,发生母体器官功能受损或胎盘-胎儿并发症是子痫前期病情向重度发展的表现。子痫前期孕妇出现下述任一表现可诊断为重度子痫前期(severe preeclampsia):

(1)血压持续升高:收缩压≥160 mmHg和(或)舒张压≥110 mmHg;

(2)持续性头痛、视觉障碍或其他中枢神经系统异常表现;

(3)持续性上腹部疼痛及肝包膜下血肿或肝破裂表现;

(4)肝酶异常:血丙氨酸转氨酶(ALT)或天冬氨酸转氨酶(AST)水平升高;

(5)肾功能受损:尿蛋白>2.0 g/24 h,少尿(24 h尿量<400 mL,或每小时尿量<17 mL),或血肌酐>10^6 μmol/L;

(6)低蛋白血症伴腹水、胸水或心包积液;

(7)血液系统异常:血小板计数呈持续性下降并低于100×10^9/L;微血管内溶血,即表现有贫血、黄疸或血乳酸脱氢酶(LDH)水平升高;

(8)心功能衰竭;

(9)肺水肿;

(10)胎儿生长受限或羊水过少、胎死宫内、胎盘早剥等。

2)子痫(eclampsia)

子痫前期基础上发生不能用其他原因解释的抽搐。

3. 妊娠合并慢性高血压

既往存在的高血压或在妊娠20周前发现收缩压≥140 mmHg和(或)舒张压≥90 mmHg,妊娠期无明显加重;或妊娠20周后首次诊断高血压并持续到产后12周以后。

4. 慢性高血压并发子痫前期

慢性高血压孕妇,孕20周前无蛋白尿,孕20周后出现尿蛋白≥0.3 g/24 h或随机尿蛋白≥(+);或孕20周前有蛋白尿,孕20周后尿蛋白定量明显增加;或出现血压进一步升高等上述重度子痫前期的任何一项表现。

三、诊断

1. 病史

注意询问患者妊娠前有无高血压、肾病、糖尿病及自身免疫性疾病等病史或表现,有无妊娠期高血压疾病史;了解患者此次妊娠后高血压、蛋白尿等症状出现的时间和严重程度;有无妊娠期高血压疾病家族史。

2. 血压的测量

测量血压前被测者至少安静休息5分钟,测量取坐位或卧位。注意肢体放松,袖带大小合适。通常测量右上肢血压,袖带应与心脏处于同一水平(Ⅱ-2A)。

妊娠期高血压定义:同一手臂至少2次测量的收缩压≥140 mmHg和(或)舒张压≥90 mmHg。若血压低于140/90 mmHg,但较基础血压升高30/15 mmHg时,虽不作为诊断依据却需要密切随访。对首次发现血压升高者,应间隔4小时或以上复测血压,如2次测量均为收缩压≥140 mmHg和(或)舒张压≥90 mmHg诊断为高血压。对严重高血压孕妇收缩压≥160 mmHg和(或)舒张压≥110 mmHg时,间隔数分钟重复测定后即可以诊断。

3. 蛋白尿的检测

所有孕妇每次产前检查均应检测尿蛋白或尿常规(Ⅱ-2B)。尿常规检查应选用中段尿。可疑子痫前期孕妇应检测24小时尿蛋白定量,尿蛋白≥0.3 g/24 h或尿蛋白/肌酐比值≥0.3,或随机尿蛋白≥(+)定义为蛋白尿。应注意蛋白尿的进展性变化以及排查蛋白尿与孕妇肾脏疾病和自身免疫性疾病的关系。

4. 辅助检查

1)妊娠期高血压

应注意进行以下常规检查和必要时的复查:血常规、尿常规、肝功能、肾功能、心电图、产科超声检查。

尤其是对于孕20周后才开始进行产前检查的孕妇,注意了解和排除孕妇基础疾病和慢性高血压,必要时进行血脂、甲状腺功能、凝血功能等的检查。

2）子痫前期及子痫

对于子痫前期及子痫的患者，视病情发展和诊治需要应酌情增加以下检查项目：眼底检查；血电解质；超声等影像学检查肝、肾等脏器及胸腹水情况；动脉血气分析；心脏彩超及心功能测定；超声检查胎儿生长发育指标；头颅 CT 或 MRI 检查。

四、处理

妊娠期高血压疾病的治疗目的是预防重度子痫前期和子痫的发生，降低母儿围产期病率和死亡率，改善围产结局。治疗基本原则是休息、镇静、预防抽搐、有指征地降压和利尿、密切监测母儿情况，适时终止妊娠。应根据病情的轻重缓急和分类进行个体化治疗。

（1）妊娠期高血压：休息、镇静、监测母胎情况，酌情降压治疗。

（2）子痫前期：预防抽搐，有指征地降压、利尿、镇静，密切监测母胎情况，预防和治疗严重并发症，适时终止妊娠。

（3）子痫：控制抽搐，病情稳定后终止妊娠，预防并发症。

（4）妊娠合并慢性高血压：以降压治疗为主，注意预防子痫前期的发生。

（5）慢性高血压并发子痫前期：兼顾慢性高血压和子痫前期的治疗。

1. 评估和监测

妊娠期高血压疾病的病情复杂、变化快，分娩和产后的生理变化以及各种不良刺激等均可导致病情加重。对产前、产时和产后的病情进行密切监测和评估十分重要，目的在于了解病情轻重和进展情况，及时合理干预，早防早治。

避免不良妊娠结局的发生。

（1）基本监测：注意头痛、眼花、胸闷、上腹部不适或疼痛及其他消化系统症状，检查血压、体质量、尿量变化和血尿常规，注意胎动、胎心等的监测。

（2）孕妇的特殊检查：包括眼底、凝血功能、重要器官功能、血脂、血尿酸、尿蛋白定量和电解质等检查，有条件的单位建议检查自身免疫性疾病相关指标。

（3）胎儿的特殊检查：包括胎儿电子监护、超声监测胎儿生长发育、羊水量，如可疑胎儿生长受限，有条件的单位注意检测脐动脉和大脑中动脉血流阻力等。

（4）检查项目和频度：根据病情决定，以便于掌握病情变化。

2. 一般治疗

（1）治疗地点：妊娠期高血压孕妇可居家或住院治疗；非重度子痫前期孕妇应评估后决定是否住院治疗；重度妊娠期高血压、重度子痫前期及子痫孕妇均应住院监测和治疗。

（2）休息和饮食：应注意休息，以侧卧位为宜；保证摄入足量的蛋白质和热量；适度限制食盐摄入。

（3）镇静：保证充足睡眠，必要时可睡前口服地西泮 2.5～5.0 mg。

3. 降压治疗

降压治疗的目的是预防心脑血管意外和胎盘早剥等严重母胎并发症。收缩压≥160 mmHg 和（或）舒张压≥110 mmHg 的高血压孕妇应进行降压治疗；收缩压≥140 mmHg 和（或）舒张压≥90 mmHg 的高血压患者也可应用降压药。

目标血压：孕妇未并发器官功能损伤，收缩压应控制在 130～155 mmHg 为宜，舒张压应控制在 80～105 mmHg；孕妇并发器官功能损伤，则收缩压应控制在 130～139 mmHg，舒张压应控制在 80～89 mmHg。降压过程力求血压下降平稳，不可波动过大，且血压不可低于 130/80 mmHg，以保证子宫-胎盘血流灌注（Ⅲ-B）。在出现严重高血压或发生器官损害如急性左心室功能衰竭时，需要紧急降压到目标血压范围，注意降压幅度不能太大，以平均动脉压（MAP）的 10%～25% 为宜，24～48 小时达到稳定。

常用降压药物有肾上腺素能受体阻滞剂、钙离子通道阻滞剂及中枢性肾上腺素能受体阻滞剂等药物。常用口服降压药物有拉贝洛尔（Ⅰ-A）、硝苯地平（Ⅰ-A）或硝苯地平缓释片（Ⅱ-B）等；如口服药物血压控制不理想，可使用静脉用药，常用有：拉贝洛尔（Ⅰ-A）、酚妥拉明（Ⅱ-3B）；孕期一般不使用利尿剂降压，以防血液浓缩、有效循环血量减少和高凝倾向（Ⅲ-B）。不推荐使用阿替洛尔和哌唑嗪（Ⅰ-D）。硫酸镁（Ⅱ-2D）不作为降压药使用。（如下表）

妊娠中晚期禁止使用血管紧张素转换酶抑制剂（ACEI）和血管紧张素Ⅱ受体拮抗剂（ARB）（Ⅱ-2E）。

1	拉贝洛尔：为 α、β 肾上腺素能受体阻滞剂。 用法：50～150 mg 口服，3～4 次/天。静脉注射：初始剂量 20 mg，10 分钟后如未有效降压则剂量加倍，最大单次剂量 80 mg，直至血压被控制，每日最大总剂量 220 mg。静脉滴注：50～100 mg 加入 5% 葡萄糖溶液 250～500 mL，根据血压调整滴速，血压稳定后改口服。
2	硝苯地平：为二氢吡啶类钙离子通道阻滞剂。 用法：5～10 mg 口服，3～4 次/天，24 h 总量不超过 60 mg。紧急时舌下含服 10 mg，起效快，但不推荐常规使用。缓释片 20 mg 口服，1～2 次/天。
3	尼莫地平：为二氢吡啶类钙离子通道阻滞剂，可选择性扩张脑血管。 用法：20～60 mg 口服，2～3 次/天。静脉滴注：20～40 mg 加入 5% 葡萄糖溶液 250 mL，每天总量不超过 360 mg。
4	尼卡地平：为二氢吡啶类钙离子通道阻滞剂。 用法：口服初始剂量 20～40 mg，3 次/天。静脉滴注：每小时 1 mg 为起始剂量，根据血压变化每 10 分钟调整用量。
5	酚妥拉明：为 α 肾上腺素能受体阻滞剂。 用法：10～20 mg 溶于 5% 葡萄糖溶液 100～200 mL，以 10 μg/min 的速度开始静脉滴注，应根据降压效果调整滴注剂量。
6	硝酸甘油：作用于氧化亚氮合酶，可同时扩张静脉和动脉，降低心脏前、后负荷，主要用于合并急性心功能衰竭和急性冠状动脉综合征时的高血压急症的降压治疗。起始剂量 5～10 μg/min 静脉滴注，每 5～10 分钟增加滴速至维持剂量 20～50 μg/min。
7	硝普钠：为强效血管扩张剂。 用法：50 mg 加入 5% 葡萄糖溶液 500 mL 按 0.5～0.8 μg /（kg · min）缓慢静脉滴注。孕期仅适用于其他降压药物无效的高血压危象孕妇。产前应用时间不宜超过 4 小时。

4. 硫酸镁防治子痫

硫酸镁是子痫治疗的一线药物（Ⅰ-A），也是重度子痫前期预防子痫发作的预防用药

（Ⅰ-A）。硫酸镁控制子痫再次发作的效果优于地西泮、苯巴比妥和冬眠合剂等镇静药物（Ⅰ-A）。除非存在硫酸镁应用禁忌证或者硫酸镁治疗效果不佳，否则不推荐使用苯巴比妥和苯二氮类药物（如地西泮）用于子痫的预防或治疗。对于非重度子痫前期的患者也可酌情考虑应用硫酸镁（Ⅰ-C）。

（1）硫酸镁的用法如下。

① 控制子痫抽搐：静脉用药负荷剂量为 4～6 g，溶于 10% 葡萄糖溶液 20 mL 静脉推注（15～20 分钟），或 5% 葡萄糖溶液 100 mL 快速静脉滴注，继而 1～2 g/h 静脉滴注维持。或者夜间睡眠前停用静脉给药，改用肌内注射，用法为 25% 硫酸镁 20 mL+2% 利多卡因 2 mL 臀部肌内注射。24 小时硫酸镁总量 25～30 g（Ⅰ-A）。

② 预防子痫发作：适用于重度子痫前期和子痫发作后，负荷剂量 2.5～5.0 g，维持剂量与控制子痫抽搐相同。用药时间长短根据病情需要调整，一般每天静脉滴注 6～12 小时，24 小时总量不超过 25 g；用药期间每天评估病情变化，决定是否继续用药；引产和产时可以持续使用硫酸镁，若剖宫产术中应用要注意产妇心脏功能；产后继续使用 24～48 小时。

③ 若为产后新发现高血压合并头痛或视力模糊，建议启用硫酸镁治疗。

④ 硫酸镁用于重度子痫前期预防子痫发作以及重度子痫前期的期待治疗时，为避免长期应用对胎儿（婴儿）钙水平和骨质的影响，建议及时评估病情，病情稳定者在使用 5～7 天后停用硫酸镁；在重度子痫前期期待治疗中，必要时间歇性应用。

（2）使用硫酸镁的注意事项。

血清镁离子有效治疗浓度为 1.8～3.0 mmol/L，超过 3.5 mmol/L 即可出现中毒症状。使用硫酸镁的必备条件：

① 膝腱反射存在；

② 呼吸≥16 次/分；

③ 尿量≥25 mL/h（即≥600 mL/天）；

④ 备有 10% 葡萄糖酸钙，镁离子中毒时停用硫酸镁并缓慢（5～10 分钟）静脉推注 10% 葡萄糖酸钙 10 mL，如孕妇同时合并肾功能不全、心肌病、重症肌无力等，或体质量较轻者，则硫酸镁应慎用或减量使用，条件许可，用药期间可监测血清镁离子浓度；

⑤ 扩容疗法子痫前期孕妇需要限制补液量以避免肺水肿（Ⅱ-1B），除非有严重的液体丢失（如呕吐、腹泻、分娩失血）使血液明显浓缩，血容量相对不足或高凝状态者，通常不推荐扩容治疗（Ⅰ-E）。扩容疗法可增加血管外液体量，导致一些严重并发症的发生，如心功能衰竭、肺水肿等。子痫前期孕妇出现少尿如无肌酐水平升高不建议常规补液，持续性少尿不推荐应用多巴胺或呋塞米（Ⅰ-D）。

6. 镇静药物的应用

应用镇静药物的目的是缓解孕产妇的精神紧张、焦虑症状、改善睡眠、预防并控制子痫（Ⅲ-B）。

（1）地西泮：2.5～5.0 mg 口服，2～3 次/天，或者睡前服用；必要时地西泮 10 mg 肌内注射或静脉注射（>2 min）。

（2）苯巴比妥：镇静时口服剂量为 30 mg，3 次/天，控制子痫时肌内注射 0.1 g。

（3）冬眠合剂：冬眠合剂由氯丙嗪（50 mg）、哌替啶（100 mg）和异丙嗪（50 mg）三种药物组成，通常以 1/3～1/2 剂量肌内注射，或以半量加入 5% 葡萄糖溶液 250 mL 静脉滴注。由于氯丙嗪可使血压急剧下降，导致肾及胎盘血流量降低，而且对孕妇及胎儿肝脏有一定损害，也可抑制胎儿呼吸，故仅应用于硫酸镁控制抽搐效果不佳者。

7. 利尿剂的应用

子痫前期孕妇不主张常规应用利尿剂，仅当孕妇出现全身性水肿、肺水肿、脑水肿、肾功能不全、急性心功能衰竭时，可酌情使用呋塞米等快速利尿剂。甘露醇主要用于脑水肿，甘油果糖适用于肾功能有损害的孕妇。

8. 纠正低蛋白血症

严重低蛋白血症伴腹水、胸水或心包积液者，应补充白蛋白或血浆，同时注意配合应用利尿剂及严密监测病情变化。

9. 分娩时机和方式

子痫前期孕妇经积极治疗，而母胎状况无改善或者病情持续进展的情况下，终止妊娠是唯一有效的治疗措施。

(1)终止妊娠时机。

① 妊娠期高血压、病情未达重度的子痫前期孕妇可期待至孕 37 周以后（Ⅰ-B）。

② 重度子痫前期孕妇：妊娠不足 26 周孕妇经治疗病情危重者建议终止妊娠。孕 26 周至不满 28 周患者根据母胎情况及当地母儿诊治能力决定是否可以进行期待治疗。孕 28～34 周，如病情不稳定，经积极治疗病情仍加重，应终止妊娠；如病情稳定，可以考虑期待治疗，并建议转至具备早产儿救治能力的医疗机构（Ⅰ-C）。>孕 34 周孕妇，可考虑终止妊娠。

③ 子痫：控制病情后即可考虑终止妊娠。

(2)终止妊娠指征。

重要的是进行病情程度分析和个体化评估，既不失终止时机又争取获促胎肺成熟时间。

① 重度子痫前期发生母儿严重并发症者，需要稳定母体状况后尽早在 24 小时内或 48 小时内终止妊娠，不考虑是否完成促胎肺成熟。严重并发症包括重度高血压不可控制、高血压脑病和脑血管意外、子痫、心功能衰竭、肺水肿、完全性和部分性 HELLP 综合征、DIC、胎盘早剥和胎死宫内。当存在母体器官系统受累时，评定母体器官系统累及程度和发生严重并发症的紧迫性以及胎儿安危情况综合考虑终止妊娠时机：例如血小板计数 $<100\times10^9$/L、肝酶水平轻度升高、肌酐水平轻度升高、羊水过少、脐血流反向、胎儿生长受限等，可同时在稳定病情和严密监护之下尽量争取给予促胎肺成熟后终止妊娠；对已经发生胎死宫内者，可在稳定病情后终止妊娠。总之，母体因素和胎盘-胎儿因素的整体评估是终止妊娠的决定性因素。

② 蛋白尿及其程度虽不单一作为终止妊娠的指征，却是综合性评估的重要因素之一，需注意母儿整体状况的评估：如评估母体低蛋白血症、伴发腹水和(或)胸水的严重程度及心肺功能，评估伴发存在的母体基础疾病如系统性红斑狼疮、肾脏疾病等病况，与存在的肾功能受损和其他器官受累情况综合分析，确定终止妊娠时机。

(3)终止妊娠的方式。

妊娠期高血压疾病孕妇，如无产科剖宫产指征，原则上考虑阴道试产（Ⅱ-2B）。但如果不能短时间内阴道分娩，病情有可能加重，可考虑放宽剖宫产的指征。

(4)预防。

加强教育，提高公众对妊娠期高血压相关疾病的认识；强化医务人员培训，注意识别子痫前期的高危因素；应在孕前、孕早期和对任何时期首诊的孕妇进行高危因素的筛查、评估和预防。子痫前期高危因素包括：年龄≥40 岁、体质指数(BMI)≥28 kg/m^2、子痫前期家族史(母亲或姐妹)、既往子痫前期病史，以及存在的内科病史或隐匿存在(潜在)的疾病(包括高血压病、肾脏疾病、糖尿病和自身免疫性疾病如系统性红斑狼疮、抗磷脂综合征等)；初次妊娠、妊娠间隔时间≥10 年、此次妊娠收缩压≥130 mmHg 或舒张压≥80 mmHg(孕早期或首次产前检查时)、孕早期 24 小时尿蛋白定量≥0.3 g 或尿蛋白持续存在(随机尿蛋白≥+1 次及以上)、多胎妊娠等也是子痫前期发生的风险因素。

妊娠期高血压疾病特别是重度子痫前期孕妇，计划再生育者有复发风险，再次妊娠的孕前检查非常重要。

对于钙摄入低的人群(<600 mg/d)，推荐口服钙补充量至少为 1 g/d 以预防子痫前期。推荐对存在子痫前期复发风险如存在子痫前期史(尤其是较早发生子痫前期史或重度子痫前期史)，有胎盘疾病史如胎儿生长受限、胎盘早剥病史，存在肾脏疾病及高凝状况等子痫前期高危因素者，可以在妊娠早中期(妊娠 12～16 周)开始服用小剂量阿司匹林(50～100 mg)，可维持到孕 28 周。

但是，仍需注意对孕妇的基础疾病和前次子痫前期发病因素进行排查。对于存在基础疾病如自身免疫性疾病等的孕妇，不能仅给予小剂量阿司匹林，建议孕前作专科行病情评估，以便能获得针对性药物的及早治疗和子痫前期预防的双重目的。

第八章　围手术期高血压患者管理专家共识

高血压是常见的心血管疾病，是威胁中老年人健康的主要疾病之一，并逐渐呈现出年轻化的趋势，合并高血压的手术患者数量也在不断增加。围手术期高血压可增加手术出血，诱发或加重心肌缺血，导致脑卒中以及肾脏衰竭等并发症。我国高血压呈现“三高三低”流行病学特点，即发病率、伤残率与死亡率高，知晓率、服药率与控制率低，从而大大增加了围手术期高血压处理风险。

一、围手术期高血压的病因

1. 原发性高血压

原发性高血压是遗传易感性和环境因素相互作用的结果，一些其他因素如体重超重、高盐饮食、抽烟、饮酒等。

2. 继发性高血压

继发性高血压主要见于肾脏疾病、内分泌疾病、血管疾病、颅脑疾病以及妊娠期高血压等。

3. 紧张、焦虑

紧张、焦虑主要由于患者对麻醉、手术强烈的恐惧感所致，这类患者仅在入手术室后测量血压时才出现高血压，回到病房或应用镇静剂后，血压即可恢复正常。

4. 麻醉

麻醉期间发生高血压的原因较多，主要与麻醉方式、麻醉期间的管理以及一些药物应用有关。比如麻醉过浅或镇痛不全，浅麻醉下气管内插管或拔管，缺氧或 CO_2 蓄积。

5. 手术操作

一些手术操作如颅脑手术牵拉、嗜铬细胞瘤手术、肾上腺血流阻断前等，可引起短时的血压增高。对引起继发性高血压的肾血管病变、嗜铬细胞瘤、原发性醛固酮增多症，术中都有可能发生严重的高血压，甚至心脑血管意外。

6. 其他

除上述外，较为常见的引起血压升高的原因还有：① 液体输入过量或体外循环流量较大；② 颅内压升高；③ 升压药物使用不当；④ 肠胀气；⑤ 尿潴留；⑥ 寒冷与低温；⑦ 术毕应用纳洛酮拮抗阿片类药物的呼吸抑制作用；⑧ 术后伤口疼痛、咳嗽、恶心、呕吐等；⑨术后因麻醉对血管的舒张作用消失，血容量过多。

二、高血压患者术前评估及术前准备

1. 实施手术与麻醉耐受性的评价

(1)高血压病程与进展情况。

高血压病程越长,重要脏器越易受累,麻醉危险性越大。高血压病程虽短,但进展迅速者,即恶性高血压,早期就可出现心、脑、肾并发症,麻醉危险性很大。

(2)高血压的程度。

1、2 级高血压(BP<180/110 mmHg),麻醉危险性与一般患者相仿,手术并不增加围手术期心血管并发症发生的风险。而 3 级高血压(BP≥180/110 mmHg),围手术期发生心肌缺血、心力衰竭及脑血管意外的危险性明显增加。

(3)靶器官受累情况。

高血压伴重要脏器功能损害患者,麻醉手术的危险性显著增加。对于高血压患者,应注意了解有无心绞痛、心力衰竭、高血压脑病、糖尿病,以及脂类代谢紊乱等并发症。

(4)拟行手术的危险程度。

① 高危手术(心脏危险性>5%):急诊大手术,尤其是老年人;主动脉或其他大血管手术;外周血管手术;长时间手术(>4 小时);大量体液移位和(或)失血较多等。② 中危手术(心脏危险性<5%):颈动脉内膜剥离术,头颈部手术,腹腔内或胸腔内手术,矫形外科手术,前列腺手术等。③ 低危手术(心脏危险性<1%):内镜检查,浅表手术,白内障手术,乳腺手术等。

对于高血压患者,术前首先应通过全面检查明确是原发性高血压,还是继发性高血压,特别要警惕是否为未诊断出的嗜铬细胞瘤。伴有严重器官损害的患者,在实施外科手术前,应予以详细的术前检查,衡量手术与麻醉的耐受性,并给予积极的术前准备与处理。

2. 权衡是否需要延迟手术

美国心脏病学学会/美国心脏协会(ACC/AHA)在 2007 年发表的指南中指出,轻、中度高血压(<180/110 mmHg)可以进行手术,因为它不增加围手术期心血管并发症发生的危险,但建议重度高血压(≥180/110 mmHg)应延迟择期手术,争取时间控制血压。如原发疾病为危及生命的紧急状态,则血压高低不应成为麻醉手术的障碍。由于严重高血压患者的研究数量少,尚无大样本的随机对照试验研究,所以目前尚无明确推迟手术的高血压阈值。当前推迟手术只有两点理由:① 推迟手术可以改善高血压患者的靶器官损害;② 高血压患者疑有靶器官损害需进一步评估治疗。

3. 麻醉前准备

除紧急手术外,择期手术一般应在血压得到控制之后进行,并调整受损器官功能的稳定。

择期手术降压的目标:中青年患者血压控制<130/85 mmHg,老年患者<140/90 mmHg 为宜。对于合并糖尿病的高血压患者,应降至 130/80 mmHg 以下。高血压合并慢性肾脏病者,血压应控制至 130/80 mmHg 甚至 125/75 mmHg 以下。但降压宜个体化,不可过度,以免因严重的低血压而导致脑缺血或心肌缺血。

对于急诊手术患者,可在手术前准备的同时适当地控制血压。血压>180/110 mmHg

的患者,可在严密的监测下,进行控制性降压,调整血压至140/90 mmHg左右。情况较为复杂的患者,建议请心血管内科医师共同商议解决办法。

三、常用抗高血压药物及对麻醉的影响

1. 利尿剂

利尿剂是抗高血压治疗的传统药物,由于其降低血管平滑肌对缩血管物质的反应性,会增加术中血压控制的难度,同时利尿剂可能会加重手术相关的体液缺失。因此,目前主张术前2~3天停用利尿剂,长期服用利尿剂的患者易发生低钾血症。围手术期要严密监测血钾,一旦发现有低钾趋向应及时补钾并进行必要的监护。

2. β受体阻滞剂

β受体阻滞剂是目前临床应用较多的一类药,其可降低术后房颤发生率、非心脏手术心血管并发症的发生率及病死率,适用于术前血压控制。术前要避免突然停用β受体阻滞剂,防止术中心率的反跳。围手术期要维持此类药物使用的种类以及剂量,无法口服药物的高血压患者可经肠道外给药。

3. 钙通道阻滞剂

钙通道阻滞剂可改善心肌氧供需平衡,治疗剂量对血流动力学无明显影响。同时,能增强静脉麻醉药、吸入麻醉药、肌松药和镇痛药的作用,故不主张术前停药,可持续用到术晨。

4. 血管紧张素转化酶抑制剂(ACEI)和血管紧张素II受体阻滞剂(ARB)

这两类是抗高血压治疗中最广泛应用的药物,它们在减少蛋白尿和改善慢性心衰转归方面具有独特效果。高血压患者术中易发生低血压,ACEI和ARB类药物可能会加重手术相关的体液缺失,增加术中发生低血压的风险。ACEI作用缓和,手术前不必停药,可适当调整。ARB类药物氯沙坦和其代谢产物羟基酸能抑制血管紧张素II受体和血管紧张素I受体,且羟基酸比氯沙坦效力大10~40倍,目前推荐手术当天停用,待体液容量恢复后再服用。

5. 交感神经抑制剂

可乐定是中枢性抗高血压药,若术前突然停用,可使血浆中儿茶酚胺浓度增加1倍,引起术中血压严重反跳,甚至诱发高血压危象。同时,可乐定可强化镇静,降低术中麻醉药药量,因此,术前不必停用。

6. 其他

利舍平主要通过消耗外周交感神经末梢的儿茶酚胺而发挥作用。服用该药的患者对麻醉药的心血管抑制作用非常敏感,术中很容易发生血压下降和心率减慢,故需特别警惕。术中出现低血压,在选用药物治疗时应格外慎重。直接作用的拟交感神经药物如肾上腺素、去甲肾上腺素,可发生增敏效应和引起血压骤升,而使用间接作用的拟交感神经药物如麻黄碱和多巴胺则升压效果往往不明显。建议使用甲氧明小剂量分次给药,每次0.25 mg以提升血压至满意水平。对于长期服用利舍平的患者最多术前7天停服并改用其他抗高血压药物,以保证手术和麻醉安全。

四、特殊类型高血压的处理

嗜铬细胞瘤是机体嗜铬性组织内生长出来的一种分泌大量儿茶酚胺的肿瘤，约 90% 发生在肾上腺髓质，其余发生于交感神经节或副交感神经节等部位，高血压、心律失常及代谢异常是其主要的临床症状。术中精神紧张、创伤刺激、肿瘤部位的挤压等均可诱发儿茶酚胺释放，出现高血压危象。而一旦肿瘤血流阻断又会出现完全相反的结果，表现为严重低血压。循环功能表现的这种急剧变化给麻醉和手术带来极大危险。

其麻醉管理要点如下。

1. 高血压危象的处理

嗜铬细胞瘤在治疗或术前准备中使用 α 和 β 受体阻滞剂联合降压，若术中出现高血压危象，可用酚妥拉明快速降压，也可应用其他降压药物如硝普钠、硝酸甘油、乌拉地尔、拉贝洛尔等。

2. 低血压的处理

在外周血管张力缓解情况下可补充血容量，使因血管痉挛引起的体液相对不足得以改善，并对肿瘤切除后儿茶酚胺分泌骤降的低血压有一定预防作用。术中补液量一般多于丢失量 500 ~ 1000 mL，有些患者需要量更大。嗜铬细胞瘤切除术中，当肿瘤静脉结扎后，由于血中儿茶酚胺急剧减少，将会迅速出现严重、难治性低血压。临床上通常的处理措施为停用扩血管药物，予以扩容和输注儿茶酚胺类药物，如去甲肾上腺素。但对于术中已发生大出血和（或）大量儿茶酚胺释放患者，则低血压难以纠正。此时可应用血管加压素 0.01 ~ 0.04 U/min，因其缩血管作用不依赖于肾上腺素受体及血中儿茶酚胺的水平，特别适用于绕过肾上腺素能系统进行嗜铬细胞瘤切除后顽固、难治性低血压的治疗。

第九章　精神心理因素与高血压

一、概述

原发性高血压简称高血压病，是以血压升高为主要临床表现伴或不伴有多种心血管危险因素的综合征。高血压是多种心脑血管疾病的重要病因，影响重要脏器，如心、脑、肾的结构与功能，最终导致这些器官的功能衰竭，迄今仍是心血管疾病死亡的主要原因之一。随着人民生活水平的提高、工作节奏的加快，高血压成了21世纪全球的常见多发病，也是冠心病、脑血管意外的主要危险因素，控制高血压对降低心脑血管并发症有重要意义。据美国社区动脉硬化危险因素的研究(即ARIC研究)，入选15 729例45～64岁的居民，经过11.6年的随访，高血压的患病率白种人达40%，黑种人超过60%。目前全球成人高血压发病率为24%～60%，青少年高血压发病率为0.5%～9.5%，2004年25%的成人有高血压，而到2025年估计要上升到33.3%的成年人有高血压。现今我国高血压的防治工作十分严峻，据有关资料报道，目前仅有4.4%的高血压病人血压得到了有效控制。2005年7月1日，我国卫生部关于医疗卫生事业改革与发展报告中指出，我国18岁以上居民高血压患病率为18.8%，较10年前明显增长。

临床流行病学研究表明高血压与焦虑、抑郁情绪之间存在密切关系，心血管病患者常伴有焦虑、抑郁症状，高血压患者更容易发生抑郁症。由于高血压病合并焦虑和(或)抑郁障碍的高发病率，及其对高血压预后的巨大的不良影响与潜在机制，有效的治疗和干预显得尤为重要。随着我国国民经济的发展和人群生活方式的变化，高血压病的发病率近年显著增加，医患双方越来越重视心理因素对疾病的影响。

二、流行病学

1. 焦虑

根据《中国精神障碍分类与诊断标准》第3版(CCMD-3)，焦虑是以发作性或持续性情绪焦虑和紧张为主要临床表现的神经症，常表现为情绪低落、思维迟缓、意志活动减退和躯体症状，其中情感低落、兴趣缺乏、快感丧失是焦虑的核心症状。据国内心血管内科门诊调查，高血压伴有焦虑的发病率大约为38.5%，而正常人群中5%患者有急、慢性焦虑症，尽管国内外报道不同，但是总体上讲，高血压伴发焦虑的发病率高于正常人群。Kayono等研究表明，焦虑症与夜间和清晨高血压有关，并且可能是发生心血管事件的一个危险因素。

2. 抑郁

根据CCMD-3定义，抑郁是以情绪低落、愉快感消失持续在2周以上，同时伴有明显的功能缺损和躯体不适的一种情绪障碍，常伴有自主神经系统功能紊乱和运动性不安，常表现为悲观、失望，无活力、无动力、无兴趣、无精力，自我评价低，自责、食欲障碍、绝望、失眠等。国外研究发现，一般人群的抑郁患病率大约为4%～7%，而与之相比，焦虑或抑郁等情绪障碍则常见于高血压等多种器质性心脏病，其发病率介于15%～50%之间。Jonas等用一般生活质量量表评价情感障碍症状，发现焦虑与抑郁症状、高血压发生增高有关。一些大型的流行病学研究均表明，抑郁症患者在随访过程中有较高的高血压发病率，以上多项研究均提示了抑郁是高血压病一个独立的危险因素，并且在高血压病发生、发展中起着促进作用。

3. 焦虑与抑郁共病

焦虑与抑郁既可以单独发生，也可以一起出现。有关调查发现焦虑与抑郁共病率达50%左右。

三、伴发焦虑和抑郁的高血压发生机制

部分学者强调下丘脑、杏仁核等情绪中枢和焦虑症的密切联系，并根据新皮质和边缘系统中苯二氮受体的研究，提出焦虑症的“中枢说”；而部分学者认为焦虑是一种习惯性行为，由于致焦虑刺激和中性刺激间的条件性联系使条件刺激泛化，形成广泛的焦虑；抑郁的病因学理论大概有以下三种：认知理论、行为理论和人际关系理论。据以上理论，高血压患者发生抑郁症状的可能机制如下：高血压患者常具有急躁、易怒、孤僻、爱生闷气等性格特点，随着患病时间的延长及药物费用的增加，以及高血压患者难以面对转变的角色及对自身疾病的过分担忧，导致了患者抑郁的发生。

焦虑、抑郁与高血压病之间潜在的生理机制可能与自主神经系统有关。神经亢进是原发性高血压发生必不可少的因素之一，并且它可能在疾病的发生过程中起到了诱因的作用。一项荟萃分析表明，作为一种反映交感神经兴奋的间接指标，原发性高血压患者血浆中的去甲肾上腺素水平升高，有些原发性高血压患者中还发现交感神经末端去甲肾上腺素释放率也是增高的。很多研究已经证明，在原发性高血压患者中存在交感神经活性的增强，在继发性高血压患者中这一指标与血压正常者相比无明显差别，同时，也有证据显示，在抑郁患者中存在异常的自主神经系统功能，主要表现为交感神经活动增强而迷走神经的控制作用减弱。一些研究分别测定了脑脊液、血浆、尿液中的去甲肾上腺素水平及其主要的中枢神经系统代谢产物：3－甲基－4 羟基乙二醇，结果显示与对照组相比抑郁患者血浆中的去甲肾上腺素和（或）3－甲基－4－羟基乙二醇的水平明显增高但是两组去甲肾上腺素的血浆清除率差异无统计学意义。Maes 等测定了抑郁症患者去甲肾上腺素、肾上腺素、多巴胺、3－甲基－4－羟基乙二醇的 24 小时尿排泄量，结果提示，去甲肾上腺素、肾上腺素、多巴胺的排泄与睡眠障碍呈正相关，而 3－甲基－4 羟基乙二醇的排泄与焦虑和抑郁症呈负相关。这种抑郁症状与儿茶酚胺类物质之间的关系，反映出在一些重症抑郁患者中存在有过度觉醒状态的发生。另外，有研究发现，自主神经张力同血压一样也具有明显的昼夜节律，而且自主神经功能的昼夜变化特征与血压的昼夜变化节律相一致。在抑郁、焦虑患者中，患者交感神经张力明显升高并改变了交感神经正常的昼夜节律，进而影响了血压昼夜节律。这可能是造成合并抑郁的高血压患者血压变异性较高的原因之一。

四、高血压合并焦虑(抑郁)的诊断

调查发现当焦虑(抑郁)障碍患者因躯体症状就诊时,医生对焦虑(抑郁)的识别率仅为22%。故关键的情绪问题常常被掩盖于全身各系统躯体症状之中,导致了对其焦虑(抑郁)障碍的漏诊,对高血压患者也是一样。例如患者出现腹痛,有时很难鉴别是以腹痛为主诉的患者应考虑是否有心理障碍存在的可能。由于目前缺乏公认的实验室检查指标和生物学指标,焦虑(抑郁)障碍的诊断主要靠对精神症状的识别与病程,并根据《中国精神障碍分类与诊断标准》第3版(CCMD-3)及《国际疾病分类》第10版(ICD-10)等做出诊断。

五、高血压合并焦虑(抑郁)障碍的治疗及干预

有研究资料显示,对高血压患者并发焦虑(抑郁),单用抗高血压药疗效不明显,联合应用抗抑郁药物治疗后,疗效明显提高,对于无焦虑症状的患者,联合应用降压药与抗焦虑药后,疗效也有所提高。目前,大多数学者主张,在应用降压药物治疗的同时,配合综合性心理治疗,会获得更好疗效。

目前许多临床医师未能认识到焦虑(抑郁)的存在,同时对心理因素与原发性高血压发生、发展的密切关系认识不够。即使有医生认识到焦虑(抑郁)的存在,但缺乏精神心理方面专业知识,不能给予合理的抗焦虑(抑郁)治疗。另外,患者否认患有焦虑(抑郁)或不接受医生的心理治疗,焦虑(抑郁)情绪长期存在,结果不仅引发了高血压的危险因素,而且降低了患者生活质量。因此,在伴焦虑(抑郁)高血压的降压治疗同时,需要对伴发的焦虑(抑郁)给予足够的重视,同时给予抗焦虑(抑郁)的综合治疗,从而提高疗效。

在高血压伴有焦虑(抑郁)患者的治疗中,我们通过两种方法进行治疗,即药物治疗与心理治疗。药物治疗与心理治疗同等重要,对于每一位患者,我们都倾向于实行个体化治疗,以获得最佳的疗效。

1. 药物治疗

目前抗焦虑(抑郁)药物可分为以下几类。① 单胺氧化酶抑制剂(MAOIs):20世纪50年代用于临床,能纠正单胺类递质不足,有严重不良反应、食物和药物相互作用。代表药物:苯乙胺、吗氯贝胺。② 三环类抗抑郁药物(TCAs):20世纪60年代使用最广,能抑制5-HT和NE再摄取,有严重胆碱能和心血管不良反应,药物相互作用多。代表药物:阿米替林、多塞平、丙咪嗪。③ SSRI:20世纪70~80年代用于临床,具有选择性抑制5-HT再摄取作用,且没有TCA所具有的不良反应,但有胃肠道反应、中枢神经系统影响、性功能障碍等报道。以“五朵金花”为代表,是目前最常用的抗焦虑抑郁药。④ 5-羟色胺-去甲肾上腺素再摄取抑制剂(SNRIs):以度洛西汀为代表。⑤ 降肾上腺素再摄取抗化剂(NRIs):以瑞波西汀为代表。

对有明显焦虑、抑郁症状的高血压病患者,一般主张使用小剂量抗抑郁剂或小剂量苯二氮卓类药物。在抗抑郁剂的选择上,因考虑传统三环类药物对心脏的毒副作用,故常用选择性5-羟色胺-去甲肾上腺素再摄取抑制剂(SSRIs)。在抗焦虑药物中,世界精神病协会(WPA)推荐的首选药物仍是SSRI。

2. 心理治疗

除药物治疗外，心理治疗也很重要，如放松训练疗法、行为疗法、认知疗法、人际关系疗法、心理支持疗法、音乐疗法等均可提高高血压患者的疗效，减少服药量。总之，对高血压伴抑郁（焦虑）症患者降压药物与抗抑郁（焦虑）药物、健康教育联合应用不仅能减轻患者抑郁症状，还能有效地控制血压，提高患者的治疗效果，使患者以良好的心态去面对各种压力，促进其改变不良行为模式，从而提高患者的生活质量。

随着全球范围内高血压患病率的不断上升，高血压对人类健康的威胁已得到医务界及社会越来越多的重视，对高血压病的防治也成了当前国内外研究的重要课题。高血压的发生与多种因素有关，大量临床流行病学研究表明，遗传因素、高血脂、肥胖、糖尿病、不良生活方式及负性心理因素等为高血压的主要危险因素，而心理因素最容易被忽视。在心理因素中占主要部分的是焦虑和抑郁，众多研究发现焦虑、抑郁与心血管疾病关系密切，特别是与高血压，合并焦虑、抑郁症和心血管疾病患者的病死率明显高于仅患心血管疾病的患者。

虽然高血压患者中焦虑（抑郁）障碍的发生率较高，但一直未受到大部分医师的重视，影响了高血压的治疗效果以及防治水平。为了进一步改善高血压患者的预后，适应现代医学模式转变的要求，适应国际医学发展的趋势，临床医生需加强高血压患者焦虑（抑郁）方面的认识和研究，并对高血压合并心理障碍的患者进行合理规范的评定及治疗。

第十章　药物相关性高血压

一、概述

在临床用药过程中，某些药物具有导致高血压的作用，由于用药不当或者药物的副作用而导致的高血压称为药物相关性高血压。药物所致的高血压是医源性高血压的一种，可以引起高血压的药物种类较多，了解这些药物有助于和原发性高血压以及其他各种原因引起的继发性高血压相鉴别，临床中合理或者避免使用这些药物，以预防药物相关性高血压发生。

可以导致高血压的常见药物有糖皮质激素类、甘草类制剂、口服避孕药、非类固醇类抗炎镇痛药以及拟交感神经药等。由于引起高血压的药物很多，机制各异，个体间对这些药物的易感性差别较大，这类高血压目前尚无系统分类，现根据常用药物种类分述如下。

二、糖皮质激素类与高血压

自 1949 年 Hench 应用可的松治疗类风湿性关节炎获得成功后，糖皮质激素（简称皮质激素）在临床上得到了广泛的应用，并已成为治疗临床各种疾病的重要手段，是目前治疗自身免疫性疾病（如类风湿性关节炎、系统性红斑狼疮、硬皮病等）、过敏性疾病、严重感染、器官移植以及某些血液系统疾病的常用的、比较重要的药物。它是一组具有广泛活性的物质，对机体各脏器的机能均具有广泛的作用和影响，如长期大剂量给药，几乎不可避免地会引起许多副作用和并发症。

这类药物都有不同程度的致高血压作用，它们引起高血压的概率及严重程度主要取决于所用的药物种类、药物剂量及持续时间，特别是持续时间更为重要。如在抗休克治疗时，虽然所用药物剂量很大，但用药时间短，一般不容易引起高血压。

1. 导致高血压的机制

（1）水钠潴留。

目前认为，水钠潴留是糖皮质激素类药物引起高血压的主要原因。它在促进水钠潴留的同时又促使钾的排泄增多，引起低钾血症；另外，糖皮质激素药物可直接作用肾远曲小管细胞，有不同程度的盐皮质激素样活性，促进醛固酮诱导蛋白（aldosterone-induced protein，AIP）的产生，此蛋白激活肾小管细胞膜上的 Na-K-ATP 酶，导致肾小管腔内钠的重吸收增加，进而引起水钠潴留。各种糖皮质激素引起水钠潴留的程度不但取决于其剂量和疗程，还取决于所选用的化合物。氢化可的松和泼尼松的盐皮质激素活性（即引起水钠潴留的能力）最大，约相当于醛固酮的 1‰；泼尼松的盐皮质激素样活性却小得多，大剂量使用亦不引起明显的水钠潴留。

(2)允许作用(permissive action)。

糖皮质激素本身对血管无直接作用,在糖皮质激素存在情况下,血管对去甲肾上腺素和血管紧张素的升压反应性明显增强,称为允许作用。糖皮质激素能够通过其允许作用增强血管平滑肌对儿茶酚胺的敏感性,进而提高血管的张力和维持血压。在糖皮质激素存在的情况下血管对升压物质的反应性亢进是其引起高血压的重要机制之一。

(3)促进血管紧张素原的产生。

血管紧张素原(angiotensinogen)是肾素的作用底物,主要来源于肝脏的糖蛋白,肾上腺糖皮质激素能刺激血管紧张素原的生成。血管紧张素原的产生增加,使血管紧张素Ⅱ(Ang Ⅱ)的生成也增加,继之引起血压升高。

(4)诱发动脉粥样硬化。

糖皮质激素还可引起高脂血症,研究认为,可能由于糖皮质激素干扰体内脂肪代谢,长期服用糖皮质激素可诱发并加速动脉粥样硬化,从而诱发冠心病。病理切片可见动脉内膜肿胀和增殖,上皮细胞脂质沉着,弹力组织破碎及肿胀肥厚。另外,还能引起细小血管栓塞症,血管弹性减退及坏死性血管炎等。在动脉硬化的基础上更容易发生高血压。

2. 诊断

应详细询问既往的病史及用药史,临床症状及体征类似肾上腺皮质功能亢进症。但由于应用的糖皮质激素的种类、剂量、服药时间的长短及病人反应性不同,临床表现和血压升高程度可有明显差异。

3. 治疗原则

对应用糖皮质激素的患者,当发现其血压升高时,应仔细判断是否为药物所致。如临床确诊为应用糖皮质激素引起的高血压,应做如下处理。

(1)停药。若是由药物引起一般不需特殊治疗,停药后血压可逐渐下降,轻者数月后血压可恢复正常。

(2)因病情所致不能停用糖皮质激素者,可选用抗炎作用比较强、水钠潴留作用弱的化合物如泼尼松,同时采用低盐、高蛋白饮食,适当加服氯化钾可减轻症状。

(3)如果血压升高明显,停药3个月后血压仍高,可应用噻嗪类利尿剂,减轻容量负荷,使血压下降。其他如ACEI或ARB类、CCB等降压药物都可以联合使用。

三、甘草类制剂与高血压

甘草(Glycyrrhiza)是广泛应用于临床的中草药之一,主要成分是甘草次酸(glycyrrhetinic acid,GA)及甘草酸(glycyrrhizin),现代药理学研究证实,甘草类制剂可通过其水解产物葡萄糖醛酸增强肝脏的解毒能力,通过抗炎、抗变态反应抑制肝细胞的炎症反应,防止或减轻各种致病因子对肝细胞的损害,使各种原因所致的肝细胞的变性坏死进程减慢,程度减轻,使血清谷丙转氨酶明显下降,临床上被广泛用于保肝治疗。

1. 导致高血压的机制

动物实验研究证明:甘草及其有效成分有去氧皮质酮样作用,能使实验动物尿量及钠的排出减少,钾排出增加,血钠上升,血钙降低,肾上腺皮质球状带萎缩;有糖皮质激素样的作用,能使尿中游离型17-羟皮质类固醇排泄增加,结合型减少,抑制垂体释放黑色素细胞刺激素等。综合起来主要有以下几种机制。

（1）抑制糖皮质激素的生物转化。

甘草及其制剂导致高血压的主要原因之一是抑制了11β-氢化类固醇脱氢酶（11β-hydroxy steroid dehydrogenase）的活性，导致氢化可的松不能转化为11β-氧化代谢产物而失活，从而使大量糖皮质激素在肾脏内积累，使肾小管对水钠重吸收增加，引起水钠潴留。醛固酮主要通过影响肾脏内的盐皮质激素受体（Mimeraloco Rticoidreceptor，MR）调节水钠代谢，继而对血压产生影响。糖皮质激素与醛固酮一样，可与盐皮质激素受体结合而发挥盐皮质激素样的作用。临床中常用的药物为氢化可的松。正常情况下，由于循环中糖皮质激素浓度比醛固酮高得多，糖皮质激素在发挥正常的生理活性后必须及时失活。通常氢化可的松在氧化类固醇脱氢酶作用下被氧化生成无活性的11β-氧化代谢产物而失活，使其不能激活盐皮质激素受体，不影响水盐代谢。当长期或大剂量应用甘草类制剂时，甘草类制剂明显抑制11β-氢化类固醇脱氢酶活性，减少糖皮质激素尤其是氢化考的松的失活，导致大量糖皮质激素在肾脏内聚集，与盐皮质激素受体结合后导致盐皮质激素受体的持久活化，使肾小管对水钠的重吸收增强，水钠潴留，继之引起高血压。此外，甘草次酸及甘草酸还能使类固醇5β-还原酶（steroid 5β-reductase）和3β-氢化类固醇脱氢酶（3β-hydro steroid dehydrogenase）的活性减弱，使肾上腺皮质激素的生物半衰期延长，从而增加血浆皮质激素的累积量。

（2）具有盐皮质激素样的活性。

由于甘草次酸的化学结构与皮质激素相似，甘草类制剂不但可以通过影响糖皮质激素代谢，增加血液中糖皮质激素浓度而发挥盐皮质激素样作用，它们本身也可以与盐皮质激素受体结合，从而直接发挥其盐皮质激素样的活性。研究结果显示，甘草次酸与盐皮质激素受体结合后，直接活化盐皮质激素受体，增强其Na -K-ATP酶活性，使钠的重吸收增加，导致水钠潴留。

（3）影响前列腺素的生物合成与释放。

甘草次酸及其衍生物可使5和12-脂氧合酶（5and 12-lipoxygenase）及环氧化酶（cyclooxygenase）的活性受到抑制，从而阻止前列腺素的生物合成。同时抑制组织胺的合成及释放，导致这些舒张血管的物质减少，使机体维持正常的血管收缩与舒张的活性物质失衡，外周血管阻力升高，引起血压上升。

2. 诊断

首先要详细询问病史，患者有长期或大量服用甘草病史。因甘草类制剂主要是直接或间接地激活盐皮质激素受体及协同增强糖皮质激素活性而诱发高血压，故主要表现为浮肿（双下肢为重）、四肢乏力（严重者出现阵发性肌无力）、高血压、低血钾，甚至心衰。由于糖皮质激素生物半衰期延长，其在血中浓度较高，可持续作用于盐皮质激素受体，反馈地抑制醛固酮的产生，因此，实验室检查常同时伴有血清醛固酮水平降低。根据病史及实验室检查，临床诊断比较容易。

3. 治疗原则

发现甘草导致的血压升高时，应根据病情停用或减量使用此类药物。停药后大多数患者血压可逐渐恢复正常。如果停药后血压不能恢复正常或血压升高明显者，可酌情使用降压药。如可选用螺内酯 40 ~ 60 mg/d，口服。低钾症状明显时适当口服氯化钾，以补充丢失的钾。

四、口服避孕药与高血压

口服避孕药（OC）由孕激素和雌激素组成，有研究报道 OC 可增大妇女患心肌梗死和脑卒中的风险，其中血压升高是最常见的诱因。有病例报告显示妇女使用 OC 后可发生严重高血压和轻度的心脏衰竭。Figini 等发现妇女患者停用 OC 数月后，血压可以恢复到原来水平。一项 1214 例使用口服避孕药女性的对照研究表明，高血压的发生风险随着避孕药的使用时间延长而增加，使用时间≥15 年的女性出现高血压的可能性显著高于未服用避孕药者。该研究还显示，基因型表现为 A－20C 位点 AC/CC，A－6G 位点 AG/GG，T174M 位点 CC 的女性使用时间≥15 年，患高血压风险显著高于未服用避孕药者。

虽然口服避孕药引起高血压的发病率不高，大多数患者血压升高程度较轻，并且是可逆的，但由于口服避孕药应用范围广，涉及的总人数较多，自 20 世纪 60 年代初广泛使用口服避孕药以来，口服避孕药与高血压的关系越来越受到学者们关注，这种重视对于防治口服避孕药导致的继发性高血压，减少高血压的发病率有重要意义。

研究发现不同类型、不同剂量的口服避孕药对血压的影响亦存在差异，结果显示，雌激素含量大的口服避孕药引起血压升高轻微，但与服药前比较，血压仍有显著区别。服含雌、孕激素复合口服避孕药者，若雌激素剂量固定，孕激素剂量越大，引起血压升高的幅度越大；服含单一孕激素口服避孕药，小剂量时无显著升高血压作用，若剂量增大，亦发生血压升高。

1. 导致高血压的机制

（1）雌激素的作用。

目前研究认为雌激素是引起高血压的主要因素，雌激素使肝脏合成肾素的底物（球蛋白）增加，从而使肾素－血管紧张素－醛固酮系统活性增高，血管紧张素Ⅱ与醛固酮增多，血压升高；雌激素可直接作用于肾小管，促进水钠重吸收；同时，雌激素还有盐皮质激素样的活性，具有钠潴留作用，使血容量增加，产生高血压。

（2）孕激素的作用。

天然的孕激素可拮抗醛固酮的钠潴留作用，但人工合成的促孕激素却具有盐皮质激素样作用，故具有钠潴留作用。在雌激素分泌增多时，钠潴留持续存在，促进孕激素分泌，孕激素具有抗盐皮质激素的作用，但长期大量服用雌激素，使垂体促性腺素分泌及生物合成受到抑制，孕激素分泌受到抑制，因而体内钠潴留无法改善。同时可通过钠潴留影响球旁装置的致密斑部分，从而间接作用于肾素－血管紧张素－醛固酮系统，使血压升高。

（3）肾素－血管紧张素－醛固酮系统。

口服避孕药后，因长效口服避孕药物的成分以雌激素为主，而雌激素可增加血浆肾素的活性 1.5 ~ 2 倍；并且雌激素可促使肝脏合成球蛋白，球蛋白是肾素的前身物质，由于血浆肾素的底物明显增加，使血管紧张素Ⅱ（Ang Ⅱ）的生成也增加。Ang Ⅱ不仅具有收缩血管、促进交感神经系统兴奋的功能，而且可刺激肾上腺分泌醛固酮，醛固酮作用于肾脏使水钠潴留，导致血容量增加，血压升高。

(4)血流动力学改变。

使用口服避孕药后一般都有体液潴留倾向,造成血容量增加,心排出量亦相应增加,最终可引起血压升高。

(5)交感神经系统活性增强。

使用口服避孕药引起高血压的患者,其交感神经系统活性亦增强,这可能是雌激素加强儿茶酚胺作用的结果,而儿茶酚胺活性增强可引起血压升高。

(6)其他方面。

口服避孕药也可能直接作用于肾脏及其血管,引起肾小球硬化,肾脏小动脉发生增生性改变,使肾血流减少,进而引起肾素-血管紧张素系统活性增强。然而究竟是服用避孕药所致肾脏改变继发引起高血压,还是长期高血压所导致的肾脏改变,目前尚无定论。

2. 易患因素

研究发现,并非所有使用口服避孕药的妇女都出现血压升高,而具有下列因素者容易出现血压升高甚至发生高血压。

(1)年龄及服药时间。

在累积服药时间≥15 年的妇女中高血压的患病风险更大,年龄为最主要的易患因素,35 岁以上的服药者高血压发病率显著增高。

(2)高血压家族史。

因口服避孕药而发生高血压的患者中,约半数有高血压家族史,提示遗传因素是高血压的易患因素之一。

(3)妊娠高血压病史。

在既往患妊娠高血压的妇女中,其高血压发病率比对照组明显升高,提示妊娠高血压史亦是口服避孕药者患高血压的危险因素。

(4)其他。

肥胖或体重指数过高者、长期吸烟或酗酒者、合并糖尿病者或高脂血症者均是高血压易患人群,使用口服避孕药后更容易出现高血压。既往患有肾脏疾病的妇女,口服避孕药之后也容易发生高血压,机制不详,可能与肾脏排钠功能下降有关。

3. 诊断

根据有使用口服避孕药的病史,停用避孕药后血压可恢复正常;或有高血压家族史、合并肥胖、糖尿病、高脂血症等高血压的易患因素,同时有口服避孕药病史,诊断可以确立。但临床中还需注意与原发性高血压或其他继发性高血压相鉴别。

4. 治疗原则

如确诊为口服避孕药所致的高血压,其处理原则如下。

(1)立即停服避孕药。

对于使用口服避孕药导致高血压的妇女,停用口服避孕药并且更换其他的非激素避孕措施是降低血压的有效措施。长期服用口服避孕药的妇女应定期测量血压,发现血压升高者应及时停用避孕药,改用其他避孕措施,并控制血压到正常水平。停药后大多数人血压逐渐恢复正常。

(2)若患者不能接受其他避孕方法仍需使用口服避孕药,则应选择含低剂量雌激素的口服避孕药或试用单纯小剂量孕激素的避孕药。如血压仍高，可考虑同时服用降压药。

五、非类固醇类抗炎镇痛药与高血压

非类固醇类抗炎镇痛药包括水杨酸类（如阿司匹林）、乙酰苯胺类（如非那西丁、对乙酰氨基酚）、吡唑酮类（如匹拉米嗣，安乃近、保泰松）、邻氨苯甲酸类（如氟芬那酸）和吲哚类（如吲哚美辛）。这类药物主要用于解热、镇痛及抗风湿，另由于其抗血小板凝集作用，这类药特别是阿司匹林近年来已广泛用于预防和治疗血栓形成。这类药物长期应用可引起高血压，其中以吡唑酮类和吲哚类最为多见。

1. 导致高血压的机制

（1）水钠潴留。

这类药物都有不同程度的增强肾小管对水钠的重吸收、引起水钠潴留的作用，其中以保泰松作用最强，水钠潴留和水肿的发生率可高达10%。由于水钠潴留，血容量增加，心排出量亦随之增加，最终导致血压增高。目前对引起水钠潴留的确切机制还不很清楚，有人认为可能与抗利尿激素产生增加有关，也有人认为，这类药物本身即具有直接的垂体后叶加压素样作用。

（2）减少循环中前列腺素E和I的含量。

非类固醇类抗炎镇痛药的解热抗炎作用主要是由于其抑制了环氧化酶的活性，进而抑制前列腺素的生物合成而介导的。前列腺素类为很强的血管扩张剂，由于血循环中前列腺素物质含量下降，机体内的缩血管物质的作用占优势，打破正常状态下的生理平衡，外周血管阻力增高，血压上升。除前列腺素外，这类药物还能减少组织胺、缓激肽类等舒张血管物质的产生，这对高血压的发生也有一定的影响。另外，吲哚美辛除上述作用外，还具有直接的缩血管作用，特别是对脑血管和冠状血管，作用更强。应用吲哚美辛后，脑血流量可减少35%，并能诱发心绞痛的发生。

（3）肾脏损伤。

由于这类药物均有不同程度的肾毒性，长期应用可致肾功能受损，而引起继发的肾性高血压。

2. 治疗原则

一般不需特殊处理，停药后血压可逐渐恢复正常。对原有心功能不全，肝、肾功能不全或冠心病患者，应慎用或停用该类药物。水肿明显或血压较高者，可以使用噻嗪类利尿剂或其他种类的降压药。合并其他症状时可进行相应的对症处理。

六、其他药物

（1）拟交感神经类药物。

肾上腺素、去甲肾上腺素等药物是肾上腺素能受体激动剂，是强烈的α受体激动药，剂量较大时可使全身各部的小动脉强烈收缩，外周血管阻力增加，血压升高；同时使心肌收缩力加强，心排血量增加，血压升高。临床上静滴可用于纠正休克病人的低血压状态，如果用量过大或输注速度不当，则可引起血压过高，甚至发生死亡。局部用药有时也会造成血压过度升高，如局部应用肾上腺素止血，麻黄碱作为滴鼻药治疗鼻黏膜肿胀引起的鼻塞,局部多次给药亦可引起明显的血压上升。

(2)单胺氧化酶抑制剂。

单胺在化学上称作一元胺,指结构中含有一个氨基的物质,在自然界分布广泛,如多巴胺和5-羟色胺都是单胺类物质。单胺氧化酶是一类能够选择性代谢(氧化脱氨基)单胺类物质的酶系,单胺氧化酶在人体内分布极广,除了红细胞,几乎所有的细胞内都有单胺氧化酶,专门对付单胺。

常用的单胺氧化酶抑制剂有:治疗高血压的帕吉林,治疗抑郁症的苯乙肼、苯环丙胺,治疗帕金森病的司来吉兰,抗菌药物呋喃唑酮、异烟肼、利福平,抗肿瘤药物丙卡巴肼,某些中药:靛红、鹿茸、山楂、何首乌等也有单胺氧化酶抑制剂样作用。

升压机制:① 抑制交感神经递质的灭活;② 与间接拟交感胺的相互作用(单胺氧化酶受到抑制时,泡内游离的去甲肾上腺素含量升高,当神经冲动到达时,去甲肾上腺素释放增加,血压明显升高甚至导致高血压危象);③ 干扰酪胺代谢(使酪胺在体内蓄积,酪胺可作为拟交感胺促进去甲肾上腺素的释放,酪胺与去甲肾上腺素竞争胺泵,阻止去甲肾上腺素的再摄取)在应用单胺氧化酶抑制剂时应尽量减少酪胺的摄入。

富含酪胺的食物和饮料:奶酪、酸奶、酵母、腐乳、啤酒、葡萄酒、动物肝脏、腌制物(腌鱼、香肠、腊肉)、蚕豆、扁豆、巧克力、无花果、菠萝、柑橘类果汁等。

(3)促红细胞生成素。

临床中促红细胞生成素用于治疗慢性肾功能衰竭引起的贫血,高血压的发生与促红细胞生成素的给药剂量有关,大剂量的使用是引起高血压的主要原因。通过直接作用于血管平滑肌使血管阻力增加,以及红细胞压积的迅速升高使血液黏稠度增加,最终导致外周小血管阻力增大而导致高血压或高血压危象。

第十一章　继发性高血压的辅助检查

继发性高血压是指已有明确病因的高血压，对于高血压患者，应详细询问病史、进行全面的体检和必要的化验、影像学检查，尽量寻找可能的病因。有些外科手术可治愈的继发性高血压通过手术可使疾病得到根治，若病人是继发性高血压，未明确病因即当成原发性高血压而长期给予降压治疗，不但疗效差，而且原发性疾病严重发作，常可危及生命，因此，一定要重视继发性高血压的筛查。

继发性高血压主要辅助检查有：动态血压监测、心理评估、尿液检查、血液检查、影像学检查、动脉功能、心肺多导睡眠呼吸监测、基因检测等。

一、动态血压监测

无创性动态血压监测（ABPM）是高血压诊断技术发展史上的重大创新，1961 年美国 Sokolow 首先提出设想，认为应尽可能多地测量诊所外的血压。1962 年无创性半自动动态血压监测仪问世，但限于对血压认识水平及仪器不能自动监测夜间血压，此项技术未得到推广。1969 年英国牛津大学 Stot 和 Bevan 采用有创技术在人股动脉内插入导管，监测每次心搏血压，发现血压变化具有丰富信息，开创了动态血压监测新局面。20 世纪 70 年代无创全自动动态血压检测仪诞生，1987 年该产品进入市场并普遍应用于高血压诊断与治疗，目前正在逐渐成为高血压管理不可或缺的检测手段。

临床用于诊断高血压、诊断及鉴别白大衣高血压、诊断隐匿性高血压、杓型或非杓型血压、可靠评价降压疗效、体位与血压波动的关系、焦虑、抑郁高血压的“测压反射”等。

与诊室血压相比，动态血压监测可提供更多的数据，提供 24 小时、日间和夜间平均血压，具有良好的可重复性，识别白大衣高血压和隐匿性高血压，提供了个体在日常生活环境中血压的概况，证实夜间高血压和杓型血压模式，评估 24 小时内的血压变异性，评估降压药物治疗的 24 小时内疗效，监测 24 小时内血压过低现象，是心血管疾病发病率和死亡率一个更强的预测因子。

动态血压监测也有局限性，比如会引起受测者的不适，尤其是夜间时的不适、部分患者不愿意佩戴，特别是重复测量时，费用问题、每小时血压的重复性不好、测量的是一定时间间隔的血压，而不是完全动态的，活动时测量的血压可能会有误差，偶尔无法检测到真正的血压值等。

需要特别强调的是：动态血压正常参照上限值分别为 24 小时<130/80 mmHg、白昼<135/85 mmHg、夜间<120/70 mmHg。

二、心理评估

心理评估包含会谈、观察与医学检测及评定量表测评三方面，其中会谈是评估情绪、情感最常用的方法，观察与医学检测主要是观察与测量病人情绪与情感的外部表现与生理变化，而评定量表测评则是评估情绪与情感较客观的方法。我们常用的量表主要有汉密尔顿焦虑自评量表和汉密尔顿抑郁状态自评量表等。心理评估主要用于精神因素的高血压诊断。

三、尿液检查

尿液检查主要有尿常规、微量蛋白、钾、VMA、HVA、儿茶酚胺及尿肾上腺皮质激素中间及代谢产物，包括尿17-羟皮质类固醇(17-OHCS)、17-酮类固醇(17-KS)、17-生酮类固醇(17-KGS)及尿孕三醇测定等。可以诊断肾性高血压、嗜铬细胞瘤及其他内分泌高血压等。

四、血液检查

血液检查包含血常规、电解质、肾功等常规检查；各种激素测定（如性激素、甲功、皮质激素等）、FMN、FNMN、CA；双体位 RAS、盐水负荷等。它主要用于诊断肾性高血压、内分泌高血压等。需要特别说明的几点如下。

1. 出现血钾异常可见的情况

如果患者血压高，同时血钾低，应该考虑患者是否有以下几种疾病：原发性醛固酮增多症、肾血管性高血压、肾素细胞瘤、库欣综合征、药物性（甘草片、复方甘草酸苷）血压高、先天性肾上腺疾病、Liddle 综合征等；如果患者血压高，同时血钾高则应考虑是否存在 Gordon 综合征。

2. 关于 RAS 检查

用于原发性醛固酮增多症（PA）筛查，计算血浆醛固酮/肾素活性比值（aldo/renin activity ratio, ARR）。由于人种、是否停用（换用）降压药物、体位、实验室条件等不同，各个医疗中心 ARR 的切割值不同，河南省人民医院高血压科剪切值为 50。ARR 测定注意事项：开放饮食，纠正低血钾，减少药物影响。停用利尿剂≥4 周、螺内酯≥6 周，停用 β-阻滞剂、α-甲基多巴、可乐定、二氢吡啶类钙拮抗剂、NSAID、ACEIs、ARBs≥2 周。停药期间，如血压高，则应服用：缓释维拉帕米、α 受体阻滞剂；采血时间为上午 8 ~ 10 时，至少 2 小时立位（坐位）后，坐位 5 ~ 15 分钟采血；标本在室温下保存。

3. PA 确诊试验

指南推荐有口服钠盐负荷试验、氟氢可的松抑制试验（国内目前无此药品）、卡托普利试验、静脉盐水负荷试验。目前河南省人民医院高血压科常用的是静脉盐水负荷试验，具体方法：4 小时内静脉滴注 2 L 0.9% 生理盐水（500 mL/h），于输注前后测定 PRA、Aldo、Cortisol、K^+，滴注后的血浆醛固酮 >10 mg/dL 为 PA。

五、影像学检查

1. 内容

影像学检查主要有彩超、CT、MR、ECT、DSA、131I-MIBG 显像等。用于诊断主动脉缩窄、肾动脉狭窄、肾上腺增生、肾上腺腺瘤、肾素细胞瘤、嗜铬细胞瘤等，如图 11-1 至图 11-5 所示。

2. 注意事项

关于心脏、颈动脉、椎动脉、头颅、肾上腺、肾及动脉等的扫描，临床应用时注意选择合适的检查项目，还应注意造影剂对肾病及过敏的影响。

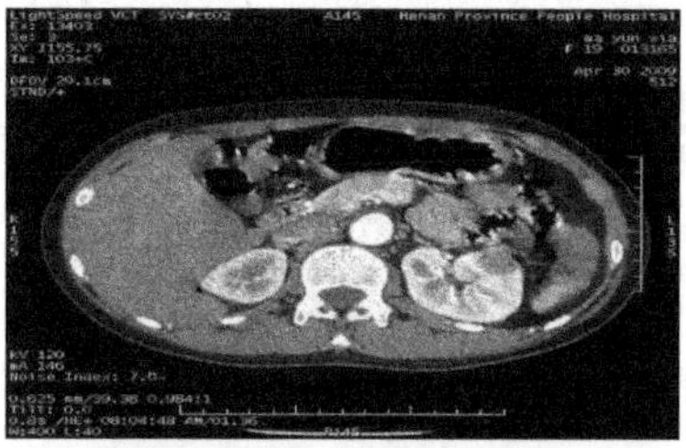

图 11-1　球旁细胞瘤

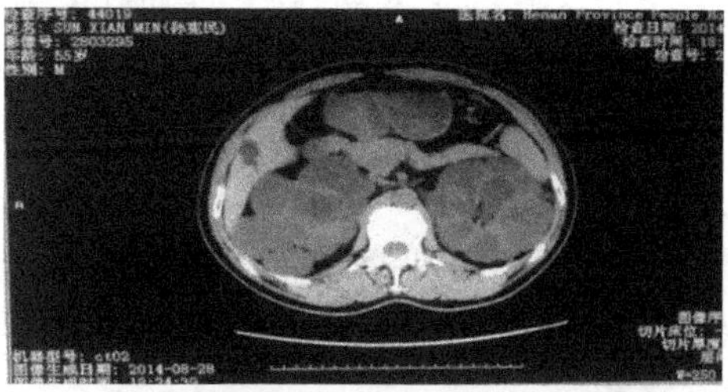

图 11-2　多囊肾

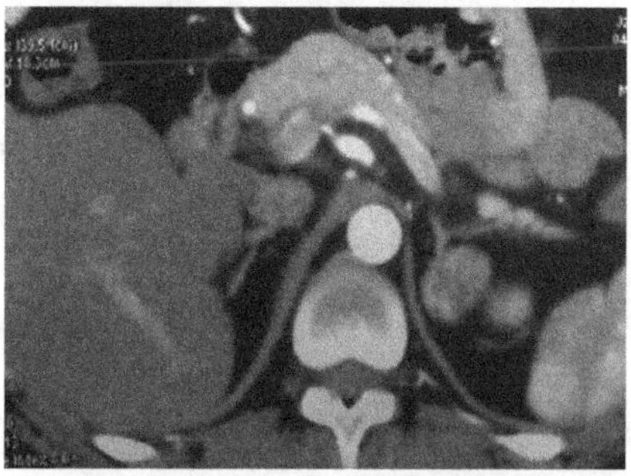

图 11-3　肾上腺腺瘤

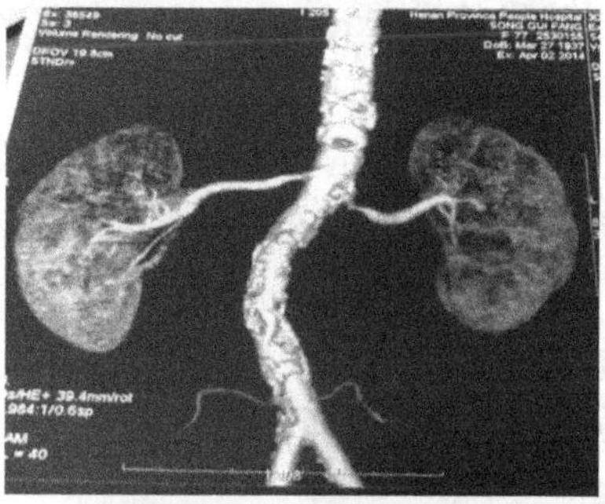

图 11-4　肾动脉狭窄

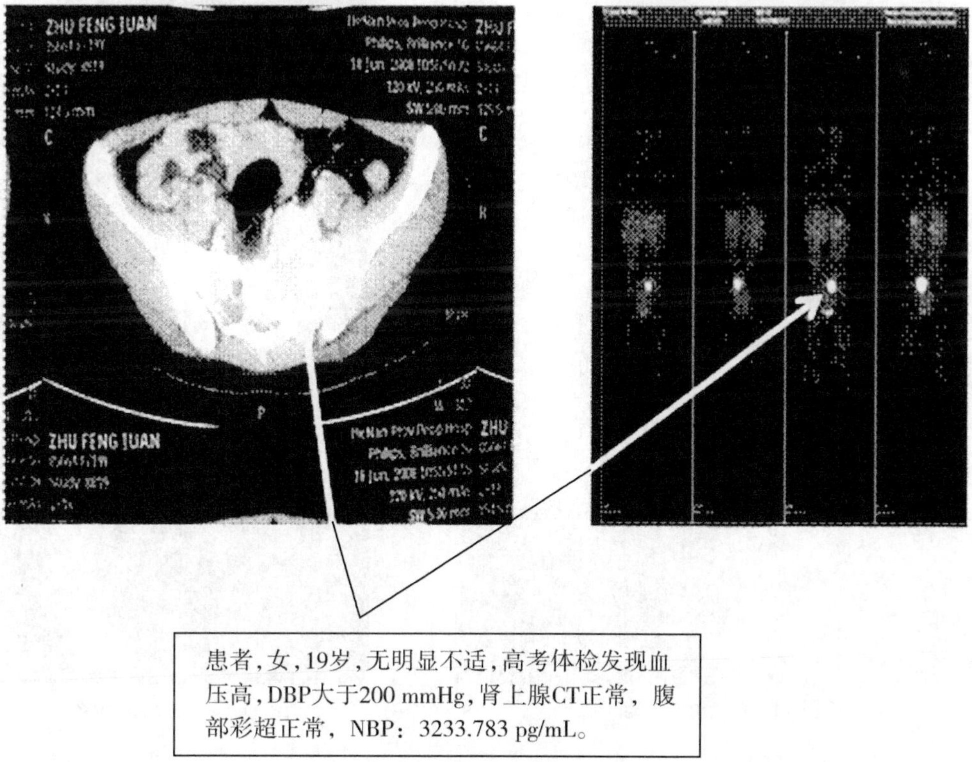

图 11-5　鹘骨嗜铬细胞瘤

六、动脉功能(PWV+ABI)

1. 脉搏波传导速度(pulse wave velocity,PWV)

PWV 是近年来评价动脉功能的金标准,因其无创、方便、快捷等特性在临床上广泛应用。PWV 主要反映的是大动脉和中动脉的弹性功能,也反映部分周围肌性动脉的僵硬度。

PWV 数值影响最大因素:年龄、性别、血压。年龄每增长 10 岁,PWV 数值大约可增加 10% ~15% 。PWV 数值与高血压患者的脉压成正比,即 SBP 一定时,PWV 数值随 DBP 降低而升高,DBP 一定时,PWV 数值随 SBP 升高而升高。PWV 的评价标准:美国心脏协会(AHA)1993 年《外周血管疾病诊疗指南》评价标准:≤1400 cm/s 为正常,大于正常值 20% ~30% 为轻度升高,大于正常值 30% ~50% 为中度升高,大于正常值 50% 以上为重度升高。

2. 踝臂指数(ankle brachial index,ABI)

ABI 作为无创、简单易行、价格低廉、操作重复性较好的检查手段已被广泛应用于临床,并在多学科中得到推广。ABI 原理及标准:动脉狭窄程度达到临界水平导致狭窄远端灌注压降低的程度大致与粥样硬化病变程度呈正相关。国际上成年人 ABI 值正常参考值范围为 0.9≤ABI ≤1.3, ABI ≤0.9 作为判断 ABI 异常的标准。

ABI 是踝部动脉收缩压与上臂肱动脉收缩压的最高值之比,是判断由粥样硬化引起下肢动脉狭窄阻塞的指标,是诊断周围动脉粥样硬化、主动脉缩窄(图 11-7)等简单、有效、无创的方法。

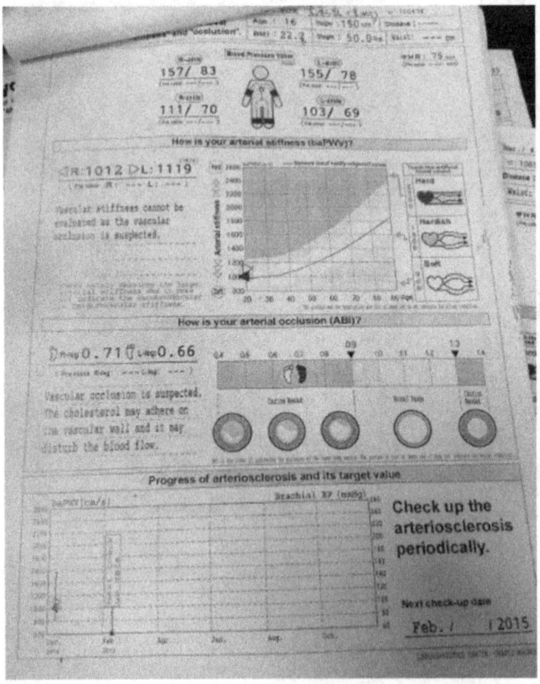

图 11-6 动脉功能

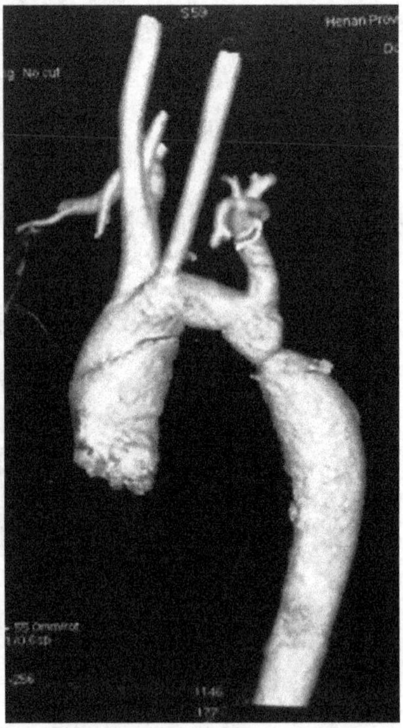

图 11-7 主动脉缩窄

七、心肺多导睡眠呼吸监测

在实际睡眠过程中分为快速眼球运动期（REM）和非快速眼球运动期（NREM），心肺多导睡眠呼吸监测能将睡眠、呼吸和循环的变化同时记录，促进了对睡眠呼吸暂停综合征的早期诊断。正常人在睡眠 NREM 早期以发生非阻塞型呼吸暂停，但是每小时很少超过 4 次，通过多导睡眠仪记录并分析，做出睡眠呼吸暂停综合征的诊断。

呼吸暂停：即在 7 小时的睡眠过程中，呼吸暂停超过 30 次，每次超过 10 秒钟，同时伴有 > 4% 的血氧饱和度下降。

低通气：睡眠时虽然没有发生呼吸暂停，但是呼吸气流量比正常时下降 50% 以上，同时达到其他条件即可以诊断为低通气。

在做出诊断的同时，也可以根据呼吸暂停/低通气指数（apnea/hypopnea index，AHI）对患者病情轻重做出诊断。

$$AHI = (\text{呼吸暂停次数} + \text{低通气次数}) / \text{总睡眠时间（小时）}$$

$AHI<5$ 为正常，$5 \leqslant AHI<15$ 为轻度，$15 \leqslant AHI \leqslant 30$ 为中度，$AHI>30$ 为重度。

八、基因检测

基因检测主要用于进行原发性高血压易感基因的识别和单基因遗传性高血压的基因诊断。单基因遗传性高血压继发于单个基因突变，往往表现为难治性高血压，发病年龄小，药物治疗效果差，该类疾病常呈家族性聚集性发病，并向后代遗传。目前已确认的单基因遗传性高血压有十余种：11β-羟化酶缺乏症、17α-羟化酶缺乏症、21-羟化酶缺乏症、假性醛固酮减少症（Gordon 综合征）、假性醛固酮增多症（Liddle 综合征）家族性醛固酮增多症、妊娠加重性高血压、家族性糖皮质激素抵抗、多发性内分泌肿瘤、神经纤维瘤、嗜铬细胞瘤、副神经节瘤综合征、VHL 综合征等。

第十二章　阻塞性睡眠呼吸暂停与高血压

一、概述

睡眠呼吸暂停低通气综合征（sleep apnea hypopnea syndrome，SAHS）是指各种原因导致睡眠状态下反复出现呼吸暂停和低通气现象，引起低氧血症和高碳酸血症，从而使机体发生一系列病理生理改变的临床综合征，病情逐渐发展可出现肺动脉高压、肺心病、呼吸衰竭，高血压、心律失常等严重并发症。成人睡眠呼吸暂停综合征包括阻塞性睡眠呼吸暂停低通气综合征（obstructive sleep apnea-hypopnea syndrome，OSAHS）、中枢型睡眠呼吸暂停综合征（central sleep apnea syndrome，CSAS）、混合型睡眠呼吸暂停综合征（mixed sleep apnea syndrome，MSAS）、睡眠低通气综合征（sleep hypopnea syndrome，SHS）等。临床上以OSAHS 最为常见，故本章节主要围绕 OSAHS 进行。

OSAHS 自 20 世纪 80 年代以来受到广泛关注，临床和基础研究取得了迅速发展。在一些血压控制不良的患者中 OSAHS 是导致顽固性高血压的重要原因。目前，多项临床、流行病学和基础研究证实 OSAHS 可以导致和（或）加重高血压，与高血压的发生、发展密切相关，OSAHS 是独立于年龄、肥胖、吸烟等引起高血压的危险因素之一。与 OSAHS 相关联的高血压称为阻塞性睡眠呼吸暂停相关性高血压，是一个不可忽视的高血压高发因素，是冠心病、心律失常、脑卒中等多种疾病的独立危险因素，可造成多系统器官功能损害。

为合理和规范诊断与治疗阻塞性睡眠呼吸暂停相关性高血压，中国医师协会高血压专业委员会、中华医学会呼吸病学分会睡眠呼吸障碍学组于 2013 年制定了《阻塞性睡眠呼吸暂停相关性高血压中国专家共识》，本章内容主要参考了该共识及国内外现有的指南和临床研究成果。

二、流行病学

据统计，美国 SAHS 发病率为 2% ~4%，男性多于女性，老年人发病率更高，西班牙1.2% ~3.9%，澳大利亚高达 6.5%，日本约 1.3% ~4.2%，我国上海约 3.62%。50% ~92% 的 OSAHS 患者合并有高血压，而 30% ~50% 的高血压患者同时伴有 OSAHS。中华医学会呼吸病学分会睡眠呼吸疾病学组 2006 年的调查显示，我国 OSAHS 人群的高血压患病率为 56.2%。

三、病因及病理生理

1. 病因

（1）肥胖：体重指数（body mass index，BMI）≥28 kg/m^2，OSAHS 患病率明显增加，比

BMI<24 kg/m^2 增加 10 倍。

(2)年龄:成年后随年龄增长患病者增加,女性绝经期后患病者增多,70 岁以后患病率趋于稳定。

(3)性别:生育期内男性患者明显多于女性。

(4)上气道解剖异常:包括鼻腔阻塞(鼻中隔偏曲、鼻甲肥大、鼻息肉、鼻部肿瘤等),Ⅱ度以上扁桃体肥大,软腭松弛,悬雍垂过长、过粗,咽腔狭窄,咽部肿瘤,咽腔黏膜肥厚,舌体肥大,舌根后坠,下颌后缩,颞颌关节功能障碍及小颌畸形等。

(5)OSAHS 家族史。

(6)长期大量饮酒和(或)服用镇静催眠或肌肉松弛药物。

(7)长期吸烟。

(8)其他相关疾病:包括甲状腺功能减低、肢端肥大症、腺垂体功能减退、声带麻痹、其他神经肌肉疾患(如帕金森病)、长期胃食管反流等。

2. 病理生理

OSAHS 患者多数有上呼吸道特别是鼻咽部位狭窄的病理基础,如肥胖,过敏性鼻炎,鼻息肉,扁桃腺肥大,软腭松弛,悬雍垂过长、过粗,舌体肥大,舌根后坠,下颌后缩,颞颌关节功能障碍和小颌畸形等。部分内分泌疾病如甲状腺功能减低、肢端肥大症等常合并 OSAHS。其发病机制可能与睡眠状态下上气道软组织、肌肉的可塌陷性增加有关,此外,与神经和体液、内分泌等因素的综合作用有关。OSAHS 引起高血压也是多机制的,反复发作的间歇性低氧、高碳酸血症、神经及体液调节障碍与交感神经系统过度兴奋相互作用,可引起心率增加、心肌收缩力增加、心排出量增加、全身血管阻力增加。这些均是导致高血压的重要机制,其中交感神经活性增强最为关键。交感神经活性增强,使血浆儿茶酚胺水平增加,阻力小动脉收缩增强,外周血管阻力升高而致高血压。引起高血压的机制还有睡眠结构紊乱、胸内负压增高所致的机械效应、氧化应激和炎症等。

四、临床表现

1. OSAHS 临床表现

夜间睡眠过程中打鼾且鼾声不规律,呼吸及睡眠节律紊乱,反复出现呼吸暂停及觉醒,或患者自觉憋气,夜尿增多,晨起头痛、口干,白天嗜睡明显,记忆力下降,严重者可出现心理、智力、行为异常;并可能合并有冠心病、心律失常,特别是以慢-快心律失常为主,以及脑卒中、Ⅱ型糖尿病及胰岛素抵抗等,并可有进行性体重增加。

白天临床表现

(1)嗜睡是 OSAHS 最常见的症状,轻者表现为工作时间困倦、睡意,或开会时打瞌睡,严重时吃饭、与人谈话时即可入睡,甚至发生严重的后果,如驾车时打瞌睡导致交通事故。

(2)头晕乏力:由于夜间反复呼吸暂停、低氧血症,使睡眠连续性中断,醒觉次数增多,睡眠质量下降,常有轻重不同的头晕、疲倦、乏力。

(3)神经行为异常:注意力不集中、精细操作能力下降、记忆力和判断力下降,症状严重时甚至不能胜任工作而失业,老年人可表现为痴呆症。

(4)晨起头痛:常有清晨头痛,隐痛多见,不剧烈,可持续 1 ~2 小时,有时需服止痛药才能缓解。与血压升高、颅内压及脑血流的变化有关。

(5)个性变化:烦躁、激动、焦虑等,家庭和社会生活均受一定影响,由于与家庭成员和朋友情感逐渐疏远,可以出现抑郁症。

(6)性机能减退:约有30%的患者可出现性功能障碍,甚至阳痿。

夜间临床表现

(1)打鼾是OSAHS的主要症状,鼾声不规则、高低不等,往往是鼾声—气流停止—喘气—鼾声交替出现,一般气流停止的时间为20~30秒,个别长达2分钟以上,可观察到患者有明显的发绀。

(2)呼吸暂停:75%的同室或同床睡眠者发现患者有呼吸暂停,常常担心呼吸不能恢复而推醒患者,OSAHS患者有明显的胸腹矛盾运动,呼吸暂停多随着喘气、憋醒或响亮的鼾声而终止。

(3)憋醒:呼吸暂停后突然憋醒,常伴有翻身,四肢不自主运动、甚至抽搐,或突然坐起,感觉心慌、胸闷或心前区不适。

(4)多动不安:因低氧血症,患者夜间翻身、转动较频繁。

(5)多汗:出汗较多,以颈部、上胸部明显,与气道阻塞后呼吸用力增加和呼吸暂停后高碳酸血症有关。

(6)遗尿:部分患者出现遗尿,随SAS治疗后症状改善而消失。

(7)睡眠行为异常:表现为恐惧、惊叫、呓语、夜游、幻听等。

全身器官损害的表现

部分患者以全身系统器官损害为首要临床表现。

(1)肺心病和呼吸衰竭;

(2)冠心病,各种类型的心律失常;

(3)缺血性或出血性脑血管病;

(4)精神异常,如躁狂性精神病或抑郁症;

(5)糖尿病;

(6)高血压药物治疗效果不好,常表现为顽固性高血压,具体表现见OSAHS相关性高血压患者血压特点详述。

2. OSAHS相关性高血压患者血压特点

(1)夜间及晨起血压升高,日间高血压或日间血压正常:清晨睡醒时血压较睡前血压明显升高,白天及晚间睡前血压较低。有部分患者表现为隐匿性高血压。

(2)血压节律紊乱:24小时动态血压监测(ambulatory blood pressure monitoring,ABPM)显示血压曲线为“非杓形”,甚至呈现“反杓形”。

(3)单纯药物治疗降压效果较差:虽经多种药物联合、多次调整降压方案,仍很难将血压维持在正常范围内,血压的控制依赖于OSAHS的有效治疗,一定程度上可减少降压药的使用量,少数患者甚至可以停服降压药物。

(4)伴随着呼吸暂停的血压周期性升高:结合ABPM和多导睡眠图监测(polysomnography,PSG),可见夜间随呼吸暂停的反复发生,血压表现为反复发作的一过性升高。血压高峰值一般出现在呼吸暂停事件的末期、刚恢复通气时。

3. 阻塞性睡眠呼吸暂停相关性高血压高危人群的识别

在患者血压增高的同时,如有以下情况应警惕是否存在睡眠呼吸暂停:

(1)肥胖;

(2)伴鼻咽及颌面部解剖结构异常;

(3)睡眠过程中打鼾,白天嗜睡明显,晨起头痛、口干;

(4)顽固性高血压或隐匿性高血压,晨起高血压,或血压节律呈"非杓形"或"反杓形"改变的高血压;

(5)夜间反复发作难以控制的心绞痛;

(6)夜间难以纠正的心律失常;

(7)顽固性充血性心力衰竭;

(8)顽固性难治性糖尿病及胰岛素抵抗;

(9)不明原因的肺动脉高压;

(10)不明原因的夜间憋醒或夜间发作性疾病。

五、体格检查

体格检查包括一般状况的体格检查和颌面部、鼻咽部解剖异常的检查。一般状况的体格检查包括患者的身高、体重、颈围、腹围等的测量,计算 BMI=体重(kg)/身高^2(m^2),以判断患者的肥胖程度;颌面部、鼻咽部解剖异常应到耳鼻喉科协助检查。如果患者具有以下特征,应高度怀疑其患有 OSAHS:肥胖,颈粗短,鼻中隔偏曲,鼻甲肥大,鼻息肉,扁桃体肿大,舌体肥大,舌根后坠,悬雍垂过长、过粗,咽腔狭窄,小颌畸形及下颌后缩等。

六、实验室检查

1. 多导睡眠图监测(PSG)

(1)整夜 PSG:它是诊断 OSAHS 的金标准,包括双导联脑电图(EEG)、双导联眼电图(EOG)、下颌肌电图(EMG)、心电图、口鼻呼吸气流、胸腹呼吸运动、血氧饱和度(SpO2)、体位、鼾声及胫前肌 EMG 等。正规监测一般需整夜≥7 小时的睡眠。PSG 临床应用指征:① 临床上怀疑为 OSAHS 相关高血压患者,如睡眠打鼾、肥胖、白天嗜睡和鼻咽口腔解剖异常,同时伴随血压的特征性改变;② 临床上其他症状体征支持患有睡眠呼吸障碍,如夜间哮喘或神经肌肉疾患影响睡眠;③ 难以解释的白天低氧血症或红细胞增多症;④ 原因不明的心律失常、夜间心绞痛和肺动脉高压;⑤ 监测患者夜间睡眠时低氧程度,为氧疗提供客观依据;⑥ 评价各种治疗手段对 OSAHS 的治疗效果。

(2)夜间分段 PSG:在同一晚上的前 2~4 小时进行 PSG,之后进行至少 3 小时以上的持续气道正压(CPAP)压力调定,其优点在于可减少检查和治疗费用。现仅推荐在以下情况采用:患者呼吸暂停低通气指数(AHI)>15 次/小时,反复出现持续时间较长的睡眠呼吸暂停或低通气,伴有严重低氧血症,后期快动眼睡眠相(rapid eye movement,REM)增多。CPAP 压力调定时间应>3 小时。当患者处于平卧位时,CPAP 压力可完全消除快动眼及非快动眼睡眠期的所有呼吸暂停、低通气及鼾声。如果不能满足以上条件,应进行整夜 PSG 并另选整夜时间进行 CPAP 压力调定。

（3）午后短暂睡眠的 PSG：对于白天嗜睡明显的患者可以试用，通常需要保证有 2～4 小时的睡眠时间（包括快动眼和非快动眼睡眠相）才能满足诊断 OSAHS 的需要，因此存在一定的失败率和假阴性结果。

2. 睡眠评估：包括打鼾程度评估及白天嗜睡评估

（1）打鼾程度评估。

① 睡眠时有无打鼾（患者同房间人员描述）。

② 评价打鼾程度（打鼾程度分级）：轻度打鼾为鼾声较正常人呼吸声音粗重，中等程度打鼾为鼾声响亮程度大于普通人说话声音，重度打鼾为鼾声响亮以致同一房间的人无法入睡。

③ 鼾声是否规律，有无呼吸暂停情况，估计暂停持续时间。

④ 是否反复发生觉醒。

⑤ 是否存在夜尿增多。

⑥ 晨起是否精神不佳、头晕、头痛，是否有记忆力进行性下降、性格变化，如急躁易怒、行为异常。

（2）嗜睡程度的评估。

① 嗜睡的主观评价：现多采用 Epworth 嗜睡量表（Epworth sleepiness scale，ESS）（表 12-1），由患者本人对静坐、平卧、看电视、坐车等 8 种状态下嗜睡程度进行衡量，分别以从不、很少、有时、经常对应得分 0、1、2、3 分，根据总得分来评价患者白天嗜睡的严重程度。1～8 分为正常，9～15 分为嗜睡，16～24 分为过度嗜睡。由于患者在各种状态下的兴奋程度有差异，掌握轻、中、重的标准也不一致，ESS 反映的只是患者的主观情况。

表 12-1　Epworth 嗜睡量表（分）

在以下情况有无打盹、嗜睡的可能性	从不(0)	很少(1)	有时(2)	经常(3)
坐着阅读时				
看电视时				
在公共场所坐着不动时(如在剧场或开会)				
长时间坐车时中间不休息(超过 1 小时)				
坐着与人谈话时				
饭后休息时(未饮酒时)				
开车等红绿灯时				
下午静卧休息时				

② 嗜睡的客观评价：可进行多次睡眠潜伏期试验（multiple sleep latency test，MSLT）。通过让患者白天进行一系列的短暂睡眠来客观判断其白天嗜睡程度的一种检查方法。每 2 小时测试 1 次，每次持续 30 分钟，计算患者入睡平均潜伏时间及异常快动眼睡眠出现的次数，睡眠潜伏时间<5 分钟者为嗜睡，5～10 分钟为可疑嗜睡，>10 分钟者为正常。此外，还可做醒觉维持试验。

（3）初筛监测：多采用便携式，大多数是用 PSG 指标中的部分进行组合，如单纯 SpO2

监测、口鼻气流+SpO2 监测、口鼻气流+鼾声+SpO2 监测+胸腹运动等，主要适用于基层缺少 PSG 条件或由于睡眠环境改变或导联过多而不能在睡眠监测室进行检查的一些轻症患者，可用于初步筛查 OSAHS 患者，也可应用于治疗前后对比及患者的随访。但因诊断有一定局限性，部分患者容易被漏诊。

（4）24 小时动态血压监测（ABPM）：对于血压升高、血压节律明显紊乱，同时伴有睡眠打鼾患者，可与 PSG 同时进行 ABPM，以了解血压随呼吸暂停缺氧程度的变化。

（5）其他实验室检查：包括红细胞计数、红细胞压积、平均红细胞体积、平均红细胞血红蛋白浓度、动脉血气分析、血液流变学、空腹血脂、血糖、X 线胸片、X 线头影测量（确定上气道阻塞平面）、心电图、心脏超声等。

七、诊断

1. 高血压诊断

诊断标准依据《中国高血压防治指南 2010 版》诊断标准，诊室血压≥140/90 mmHg（1 mmHg=0.133 kPa），家庭血压≥135/85 mmHg，24 小时动态血压均值≥130/80 mmHg。

2. OSAHS 诊断

主要根据病史、体征和 PSG 结果进行诊断。诊断标准是临床有典型的夜间睡眠打鼾伴呼吸暂停、日间嗜睡（ESS 评分≥9 分）等症状，查体可见上气道任何部位的狭窄及阻塞，AHI≥5 次/小时者。AHI 是平均每小时呼吸暂停与低通气次数之和，是呼吸暂停严重程度的测量指标。对于日间嗜睡不明显（ESS 评分<9 分）者，AHI≥10 次/小时或者 AHI≥5 次/小时，存在认知功能障碍、冠心病、脑血管疾病、糖尿病和失眠等 1 项或 1 项以上并发症者也可确立诊断。

3. 阻塞性睡眠呼吸暂停相关性高血压的诊断

高血压同时合并有 OSAHS 时可以做出诊断。血压可以表现为持续的血压升高、清晨高血压或夜间高血压，或血压伴随呼吸暂停呈周期性的升高，或睡眠时血压的水平与呼吸暂停的发生、睡眠时相、低氧程度、呼吸暂停持续时间以及针对 OSAHS 的治疗效果有明显的相关性。

4. 阻塞性睡眠呼吸暂停病情分度

应当充分考虑临床症状、并发症情况、AHI 及夜间最低 SpO2 等实验室指标，根据 AHI 和夜间最低 SpO2 将 OSAHS 分为轻、中、重度，其中以 AHI 作为主要判断指标，夜间最低 SpO2 作为参考，见表 12-2。

表 12-2　成人 OSAHS 病情程度判断依据

病情分度	AHI（次/小时）	夜间最低 SpO2（%）
轻度	5～15	85～90
中度	>15～30	80～85
重度	>30	<80

5. 简易诊断方法和标准

用于基层缺乏专门诊断仪器的单位，主要根据病史、体检、SpO2 监测等，其诊断标准如下。

(1)至少具有2项主要危险因素,尤其是表现为肥胖、颈粗短或有小颌或下颌后缩、咽腔狭窄或有扁桃体Ⅱ度肥大、悬雍垂肥大或甲状腺功能减低、肢端肥大症或神经系统明显异常。

(2)中重度打鼾、夜间呼吸不规律,或有屏气、憋醒(观察时间应不少于15分钟)。

(3)夜间睡眠节律紊乱,特别是频繁觉醒。

(4)白天嗜睡(ESS评分≥9分)。

(5)SpO2监测趋势图可见典型变化,氧减饱和指数(ODI)≥10次/小时。

(6)引发1个或1个以上重要器官损害。

符合以上6条者即可做出初步诊断,有条件可进一步行PSG。

八、鉴别诊断

除其他继发性高血压外,如原发性醛固酮增多症、肾动脉狭窄、嗜铬细胞瘤等;以及有打鼾、白天嗜睡等表现的疾病,如单纯鼾症、上气道阻力综合征、肥胖低通气综合征、发作性睡病、不宁腿综合征和睡眠中周期性腿动等。

九、治疗

阻塞性睡眠呼吸暂停相关性高血压的治疗是高血压治疗的重要部分,治疗策略包括针对OSAHS的治疗和针对高血压的药物治疗,对OSAHS的治疗尤其重要,其对于血压的控制起着"相辅相成"的作用。对OSAHS的治疗,包括生活方式的改变如减肥、体位治疗,一些生活习惯干预如戒烟酒、慎用镇静催眠药,以及无创气道正压通气治疗、手术治疗和口腔矫治器等治疗。治疗的选择要根据患者的不同情况,制定个体化治疗方案。

1. 病因治疗

纠正引起OSAHS或使之加重的基础疾病,如应用甲状腺素治疗甲状腺功能减低等。

2. 改变生活方式

对OSAHS患者均应进行多方面的指导,生活方式的改变是睡眠呼吸暂停相关性高血压治疗的基础,一般包括减肥、戒烟、戒酒、白天避免过于劳累、慎用镇静催眠药及其他可引起或加重OSAHS的药物、改仰卧位为侧位睡眠等。

3. 无创气道正压通气治疗

被认为是目前成人OSAHS疗效最为肯定的治疗方法,包括普通及智能型CPAP(AutoCPAP)通气和双水平气道正压(BiPAP)通气,以CPAP最为常用,有CO_2潴留明显者建议使用BiPAP通气。这种治疗方法使用广泛,特别有利于中重度患者。睡眠时佩戴一个与呼吸机相连的鼻面罩,由呼吸机产生的强制气流增加上呼吸道内压力,使上气道始终保持开放,应根据每个人的病情调整输送的压力,合并COPD者可选用BiPAP通气。临床观察发现以CPAP治疗OSAHS后,多数患者夜间血压下降并恢复为正常的"杓形",日间血压有所下降,甚至降至正常,顽固性高血压对治疗的反应较好。给予CPAP治疗过程中需密切观察患者的血压变化,对血压达到治疗标准的患者应及时减少或停用降压药物,并鼓励患者坚持治疗,增强对CPAP治疗的依从性。

CPAP 的适应证：① 中重度 OSAHS 患者（AHI>15 次/小时）；② 轻度 OSAHS（AHI 5～15 次/小时）患者，但症状明显（如白天嗜睡、认知障碍、抑郁等），并发心脑血管疾病和糖尿病等；③ 手术前后的辅助治疗和手术失败者的非手术治疗；④ 口腔矫正器治疗后仍存在 OSAHS 者。以下情况应慎用：脑脊液鼻漏、肺大疱、气胸、昏迷、严重循环血量不足、青光眼等。设定合适的 CPAP 压力水平是保证疗效的关键，因此在给予 CPAP 治疗过程中，要对 CPAP 压力进行调定。其治疗疗效体现在睡眠期鼾声和憋气消退，无间歇性缺氧，SpO2 正常，如应用 PSG 时，最佳效果要求 AHI<5 次/小时，最低 SpO2>90%；白天嗜睡明显改善或消失，其他伴随症状如抑郁症显著好转或消失；相关并发症，如高血压、冠心病、心律失常、糖尿病和脑卒中等得到改善。

4. 口腔矫正器

适用于单纯鼾症及轻中度的 OSAHS 患者，特别是有下颌后缩者。对于不能耐受 CPAP、不能手术或手术效果不佳者可以试用，也可作为 CPAP 治疗的补充治疗。禁忌证：重度颞颌关节炎或功能障碍，严重牙周病、严重牙列缺失者不宜使用。优点是无创伤、价格低；缺点是由于矫正器性能不同及不同患者的耐受情况不同，效果也不同，对重度患者疗效欠佳。其确切疗效目前尚无大规模临床研究报道。

5. 外科治疗

仅适合于手术确实可以解除上气道阻塞的患者，需要严格掌握手术适应证。可选用的手术方式包括悬雍垂腭咽成形术（UPPP）及改良术、下颌骨前徙术及颌面部前徙加舌骨肌切断悬吊术。一般认为这类外科治疗仅适合于上气道口咽部阻塞并且 AHI<20 次/小时者，而对肥胖者及 AHI>20 次/小时者不适用。对于某些非肥胖而口咽部阻塞明显的重度 OSAHS 患者，可以考虑在应用 CPAP 治疗 1～2 个月，其夜间呼吸暂停及低氧已基本纠正情况下试行 UPPP 手术治疗。术前和术中严密监测，术后必须定期随访，如手术失败，应使用 CPAP 治疗。

6. 药物治疗

（1）抗高血压药物治疗：对于阻塞性睡眠呼吸暂停相关性高血压患者，抗高血压治疗是有益的。目前尚无证据表明有任何特殊的抗高血压药物能够直接减轻睡眠呼吸暂停的严重程度，药物治疗的研究相对较少，且样本量偏小，降压药物疗效目前还存在争议，降压药物种类的选择和具体目标水平尚缺乏相关证据，有待进一步研究证实。按照目前的抗高血压治疗的方法，应该使 24 小时昼夜血压得到平稳控制，尤其对于那些有夜间血压增高的患者，降低其夜间血压更为重要。有些降压药物可以对抗睡眠呼吸暂停产生高血压的机制，比如针对交感神经的激活，或是肾素血管紧张素醛固酮系统活性的增强，采用抑制药物治疗，降压的同时可在一定程度上改善患者睡眠呼吸障碍的水平。理想的降压药物是在有效降低血压的同时，又能减轻睡眠期间呼吸暂停程度的药物。

可选用的药物：

① 首先推荐肾素血管紧张素系统阻断剂类降压药物（ACEI 和（或）ARB），ACEI 能明显降低患者 24 小时收缩压和舒张压，对睡眠各阶段（NREM 和 REM）均有降压作用，且有改善患者呼吸暂停及睡眠结构的作用，可降低 AHI，对纠正患者血压昼夜节律紊乱具有良好的影响。另有研究提示，缬沙坦、氯沙坦与氢氯噻嗪的复合制剂海捷亚能有效地降低夜

间高血压(尤其是呼吸暂停后血压的升高),同时减少呼吸睡眠紊乱指数,降低迷走神经和交感神经张力。

② 钙通道阻滞剂(CCB)虽有一定的治疗作用,但对 REM 期的血压无明显降低作用。

不宜选用的药物:

① β 受体阻滞剂:OSAHS 患者夜间缺氧可造成心动过缓,β 受体阻滞剂可使支气管收缩而增加呼吸道阻力致夜间缺氧更加严重,进一步加重心动过缓甚至导致心脏停搏,故应慎用可导致心率减慢和心脏传导阻滞作用的 β 受体阻滞剂。

② 可乐定:这一类中枢性降压药物可加重睡眠呼吸紊乱,以及具有镇静作用的药物可加重 OSAHS,不宜选用。但也有报道,可乐定可以抑制 REM,从而降低了来自 REM 期的呼吸暂停事件进而减轻夜间低氧血症。

(2)抗血小板治疗:睡眠呼吸暂停相关性高血压患者血液黏稠度增高,应给予抗血小板治疗。对于高血压患者,已证明阿司匹林或其他抗血小板药物可显著降低心脑血管疾病相关的致死率和致残率,显著改善患者预后。

十、随访

1. 血压的随访

治疗 OSAHS(包括 CPAP 和手术治疗)后,要密切观察患者的血压变化,对血压达到治疗标准的患者应及时减少或停用降压药物,并鼓励患者坚持治疗,增强对 CPAP 治疗的依从性。对手术患者的血压要长时间随访和监测,避免患者术后血压下降,而呼吸暂停复发后血压再度升高。

2. CPAP 治疗的随访

给予 CPAP 治疗过程中,要进行 CPAP 压力调定,必要时应行 CPAP 压力的再调定,以保证患者长期治疗依从性。最初 3 个月,以后每 6 ~ 12 个月要定期复查 CPAP 的治疗压力,酌情调整 CPAP 治疗参数。一般连续治疗 1 ~ 3 个月后做疗效评价。

3. 口腔矫正器及外科手术的随访

治疗后 3 个月、6 个月应复查 PSG,以了解其疗效,对于不能耐受或效果不佳的患者应尽快改用疗效更肯定的治疗方法,如 CPAP 等。

十一、总结

(1)高血压伴肥胖,或伴夜间打鼾明显、夜间呼吸暂停,以及明显颌面部解剖异常者,建议行 ABPM 和 PSG,以确诊是否存在睡眠呼吸暂停相关性高血压,并进行病情程度分级。

(2)根据患者的不同情况制定个体化治疗方案。改变生活方式是治疗的基础,对 AHI 在 5 ~ 15 次/小时的患者,建议口腔矫正器治疗;轻度 OSAHS(AHI 5 ~ 15 次/小时)但白天嗜睡等症状明显者,以及中重度 OSAHS 患者(AHI>15 次/小时),建议给予 CPAP 治疗;上气道口咽部阻塞并且 AHI<15 次/小时者,建议专科就诊以决定是否适合手术治疗。

(3)降压治疗首选 ACEI 或 ARB,同时研究也证明肾素-血管紧张素系统阻断剂(RASI)的固定复方以及 CCB 也可以应用于此类患者,在 ABPM 和 PSG 指导下,可适当调整用药剂量和用药时间,对夜间血压增高的高血压患者建议在睡前服用药物。慎用中枢镇静催眠药。

(4)治疗后要严密观察血压的变化,定期进行 CPAP 压力调定、口腔矫正器及外科手术治疗效果的随访, 并对其各种治疗方法的疗效进行评价。

第十三章 大动脉炎与高血压

一、概述

大动脉炎(takayasu arteritis,TA)又称无脉症或 Takayasa 病,在 1908 年由日本眼科学教授 Takayasu 首先报道,是一种原因未明的累及主动脉及其主要分支的慢性进行性非特异性血管炎症。受累血管表现为血管壁全层炎性改变,血管病变以狭窄和闭塞为主要表现,亦可因炎症损害中层动脉壁,而致动脉扩张或动脉瘤形成。高血压是大动脉炎的常见临床表现和并发症,常为大动脉炎的首发临床表现,表现为年轻患者难治性高血压。

二、流行病学

大动脉炎是一种较为少见的疾病,分布存在明显的地域差异,在中国、日本、韩国、印度等亚洲国家报道较多,南美洲、欧美国家相对较少。男女均可累及,国内多数文献报道男女比例为 1∶4.1,高于韩国报道的 1∶6.6。研究显示大约有 75% 的大动脉炎患者可累及肾动脉及腹主动脉,并可导致肾血管性高血压。

三、病因及发病机制

大动脉炎是我国青年人群中最重要的血管系统疾病之一,因其发病年龄轻、并发症重、致残率高,给患者及其家庭造成沉重的经济和精神负担。病因尚不明确,但普遍认为感染、遗传、自身免疫和内分泌失常在疾病发生中起重要作用。细菌和病毒感染均可为诱发因素,尤其与结核感染有关。大动脉炎患者临床常表现为血沉增快、C 反应蛋白升高、血清抗主动脉抗体滴度增高。大动脉炎与人类的白细胞抗原基因的相关性是目前的研究热点。HLA Ⅰ类基因中 B52、B39 等位基因在大动脉炎患者中出现频率高,在日本、韩国、墨西哥等国的不同研究中均发现 B52 在患者中频率明显升高。研究发现 HLA-DRB1 * 04、DRBI * 07、DPBI * 09、DPBI * 1701、HLA-B52 等可能是大动脉炎的遗传易感等位基因,且可能影响患者病情和预后。TA 活动期分泌大量内皮素 1,内皮素 1 导致血管收缩和血管平滑肌细胞增殖,使受累血管狭窄。炎症和免疫反应导致内皮细胞死亡并从血管壁脱落,说明血管内皮损伤在 TA 发病机制中起重要作用。此外,TA 多见于年轻女性,研究显示活动期(稳定期)TA 患者血清雌二醇、黄体酮显著高于健康妇女,说明雌激素水平增高是影响 TA 发病的重要因素。雌激素通过促使黏附血小板、单核细胞或内皮细胞本身释放生长因子如血管内皮细胞生长因子、成纤维细胞生长因子及血小板源生长因子等,参与平滑肌细胞从增生到凋亡的血管重塑过程,引起管壁狭窄、管腔闭塞或动脉瘤形成,产生一系列大动脉炎的临床病理改变,雌激素还可加强多克隆 B 细胞激活,使自身抗体增加，导致或加重组织损伤；同时由于女性的泌乳素和生长激素水平要高于男性，它们均可增加免疫活性使自身免疫性疾病加重。

四、病理

对大动脉炎组织学、病理学及临床研究认为，大动脉炎的发病可以分为两个阶段：第一阶段是非特异的炎症反应期；第二阶段是慢性炎症期。在大动脉炎的发病过程中，炎症细胞是通过大动脉壁外膜进入大动脉。在这个过程中，激活的树突状细胞招募T细胞进入大动脉壁。T细胞能分泌干扰素γ(IFN-γ)、TNF和perforin等生物活性因子，招募更多的炎症细胞进入动脉壁，改变了动脉壁的生化环境，也改变了血管内皮细胞分泌的生物活性因子。早期表现为动脉壁全层的非特异性炎症，可见淋巴细胞、浆细胞浸润，偶见多形核中性粒细胞和多核巨细胞。随着病程的进展，炎症细胞和平滑肌细胞会迁移进入大动脉内膜，形成肉芽组织并局部增生，可伴有血栓形成，动脉壁中层发生弹力纤维降解和纤维化疤痕，结果导致管腔的狭窄或闭塞，少数患者可能因炎症破坏动脉壁中的弹力纤维及平滑肌较快、较重，管壁的修复不足以抵挡血压的牵拉，导致动脉扩张、动脉瘤或夹层。

五、临床表现

大动脉炎累及动脉部位广泛，因病变部位、程度的不同，临床表现各异，常表现为全身炎性反应及其受累脏器缺血症状。

1. 全身症状

在局部症状或体征出现前数周，患者可有全身不适、易疲劳、发热、食欲不振、恶心、出汗、体重下降、肌痛、关节炎和结节性红斑等非特异性症状。

2. 局部缺血的症状和体征

患者受累血管不同，导致不同器官缺血，临床表现为不同的症状与体征，分为4种类型。

(1)头臂动脉型：主要累及主动脉弓和头臂动脉，主动脉弓或锁骨下动脉狭窄可表现为无脉症：患者有一侧或两侧上肢无力、发凉、酸麻或疼痛等上肢缺血症状，也可无任何自觉症状，一侧或两侧上肢脉搏微弱或扪不到，血压低或测不到。颈总动脉狭窄患者可因头部缺血感到眩晕、头痛、视力减退、甚至发生晕厥、抽搐、偏瘫及昏迷，一侧或两侧颈动脉搏动减弱或消失；眼底可见视网膜萎缩或色素沉着、眼底动脉硬化及静脉扩张。

(2)胸腹主动脉型：患者大多有乏力、肢体酸痛、四肢间歇性活动疲劳等下肢缺血的表现，体检可以发现下肢动脉搏动减弱或消失，下肢血压降低或者测不出。如存在明显的胸主动脉狭窄，可出现呼吸困难、胸壁疼痛等症状。在肩胛骨上或肩胛骨间可听到胸部侧支循环引起的连续性血管杂音。此外，髂动脉和肾动脉受累时的大动脉炎表现具有特征性：髂动脉受累时部分患者因血管完全闭塞，血供不足会出现肌肉萎缩。查体时可以听到血管杂音，杂音响度和狭窄程度不成正比。轻度狭窄或者接近闭塞的血管，杂音不明显。肾动脉受累的患者，在脐周可能听到血管杂音，由于长期的肾动脉狭窄、高血压病变导致肾小球病变，可表现为蛋白尿、肾功能减低等肾功能受损的表现。

(3)广泛型：有上述两型的表现。

(4)肺动脉型：晚期并发轻、中度肺动脉高压，多数患者表现为心悸、气短，严重者可出现心力衰竭。单纯的肺部受累较为少见。极少数病人因咯血、胸痛等典型的肺部症状起病。

3. 大动脉炎继发高血压的临床表现与诊断

大动脉炎引起继发性高血压的原因有多种。① 最常见病因是大动脉炎累及肾动脉，造成一侧或双侧肾动脉狭窄引起的肾血管性高血压。大动脉炎是中国年轻患者肾动脉狭窄最常见原因，严重的肾动脉狭窄甚至闭塞病变可导致肾萎缩，临床表现为舒张压明显升高。② 此外大动脉炎累及胸、降主动脉，造成严重狭窄，引起主动脉缩窄性高血压，高血压的发生可因机械阻力增加所致，也可能与肾脏缺血后释放肾素增多有关，心排出血液大部分流向上肢，可引起上肢血压高，下肢血压低或测不到，临床表现为上肢高血压、下肢低血压或无血压、腹主动脉以下搏动减弱或消失、胸背部可闻及血管杂音。③ 大动脉炎累及升主动脉，可导致升主动脉扩张或升主动脉瘤，造成继发性主动脉瓣关闭不全，导致收缩期高血压。④ 接受糖皮质激素治疗的活动期患者可能因为较重的水钠潴留引起或加重高血压。⑤ 少数患者因长期血管炎症易导致动脉硬化进而引起或加重高血压。合并高血压的大动脉炎加重血管损害，血管损害进一步加重高血压，因此病情进展加速、加重。

大动脉炎继发高血压，由于受累血管情况不同，临床表现变化多样，病情重，往往合并其他周围血管病变，如锁骨下动脉狭窄、颈动脉狭窄等，给诊断、降压治疗、评估带来难度。临床上，对于年轻患者，尤其女性出现明显升高的血压或难治性高血压，伴随双侧上肢血压差大于 10 mmHg，体格检查发现无脉或血管杂音，需要警惕大动脉炎造成的继发性高血压。对于拟诊的大动脉炎患者，综合临床表现、体格检查、影像学检查结果，按照大动脉炎的诊断标准，临床诊断一般并不困难。

六、大动脉炎的诊断

目前采纳 1990 年美国风湿病学会大动脉炎的诊断标准。① 出现症状或体征时年龄 $\leqslant$40 岁；② 肢体间歇性运动障碍：活动时一个或更多肢体出现乏力、不适或症状加重，尤以上肢明显；③ 肱动脉搏动减弱：一侧或双侧肱动脉搏动减弱；④ 血压差>10 mmHg：双侧上肢收缩压>10 mmHg；⑤ 锁骨下或主动脉血管杂音：一侧或双侧锁骨下动脉或腹主动脉闻及杂音；⑥ 动脉造影异常：主动脉一级分支或上下肢近端的大动脉狭窄或闭塞，病变常为局灶或节段性，且不是由动脉硬化、纤维肌性发育不良或类似原因引起。满足以上 3 条或 3 条以上者可以诊断为大动脉炎。

病情活动标准主要依据 Kerr 等提出的标准。① 全身症状：如发热、骨骼、肌肉症状；② 红细胞沉降率（ESR）增高；③ 血管缺血或炎症的特点：如间歇性运动障碍、脉搏减弱或无脉、血管杂音、血管疼痛、血压不对称等；④ 血管造影的异常。具有上述 2 项以上新近出现或加重的临床表现表明病情活动。

七、鉴别诊断

（1）先天性主动脉缩窄：多见于男性，全身无炎症活动表现。主动脉造影显示病变部位局限在主动脉峡部或弓部。

（2）动脉粥样硬化：常于 50 岁后发病，伴动脉粥样硬化的其他临床表现，血管造影可见多发粥样斑块。

(3)动脉纤维肌性结构不良:多见于育龄女性,肾动脉造影显示其病变多累及主干远端2/3及分支,典型特征为串珠样狭窄,也可累及其他中等直径的动脉。

(4)血栓闭塞性脉管炎(Buerger病):好发于有吸烟史的中青年男性,为慢性周围血管闭塞性炎症,主要累及四肢中小动脉和静脉,下肢较常见。表现为间歇性跛行,足背动脉搏动减弱或消失,重症患者可有肢端溃疡或坏死等,与大动脉炎鉴别一般并不困难。

(5)巨细胞动脉炎:老年人多见,主要累及颞动脉及内脏中小动脉,与大动脉炎表现不同。

(6)白塞氏病:主要表现为全身黏膜的溃疡,皮肤针刺后发生脓点,可累及大中动脉,多为动脉瘤形成,也有部分狭窄性病变。

(7)胸廓出口综合征:随头颈及上臂位置的变化,可有上肢动脉搏动减弱。

八、治疗

对于大动脉炎造成的继发性高血压,在给予积极的综合治疗、降压治疗的同时监测疾病的活动性,必要时应用激素和(或)免疫抑制剂控制大动脉炎活动性,酌情给予抗栓、抗动脉硬化等综合性治疗措施,必要时可考虑选择介入或手术治疗。

(1)控制大动脉炎病情活动性,对于控制或延缓病情进展,防治并发症的发展至关重要,常规控制大动脉炎活动性的药物包括:激素、免疫抑制剂及二者联合应用。

糖皮质激素为大动脉炎的首选治疗药物,及时用药可有效改善症状,缓解病情。2009年《欧洲抗风湿病联盟(EULAR)指南》推荐使用泼尼松初始剂量1 mg/(kg·d)(最大剂量60 mg/d),维持3~4周后,根据患者的反应,炎性指标如ESR、CRP等正常后逐渐递减剂量维持,剂量减至5~10 mg/d时,长期维持3~6个月。对于病情仍不能控制的反复活动和危重患者可给予大剂量甲基泼尼松龙静脉冲击治疗,要注意激素引起的库欣综合征、易感染、继发性高血压、糖尿病精神症状和胃肠道出血等不良反应,长期使用防止骨质疏松。

早期联合免疫抑制剂,不仅可以降低激素的不良反应,而且有利于进一步控制病情,并对部分激素抵抗患者有效。常用的免疫抑制剂为环磷酰胺、硫唑嘌呤和甲氨蝶呤等。在免疫抑制剂的使用过程中,注意查血尿常规和肝肾功能,以防止不良反应出现。对于何种免疫抑制剂治疗大动脉炎的疗效最佳,目前尚无循证医学证据,故选择何种免疫抑制剂主要取决于患者对该药物的治疗反应、耐受性及药物的安全性。研究显示TNF-α拮抗剂可使部分对激素和(或)免疫抑制剂耐受的难治性患者有较好的疗效。

(2)血压控制水平须兼顾全身血管病变情况,大动脉炎继发性高血压一般较难控制,常需联合用药,降压药物选择应考虑血管累及部位、引起高血压的原因、药源性影响等因素,如双侧肾动脉狭窄患者不宜选择肾素血管紧张素系统抑制剂(RASI),激素导致水钠潴留须联用适量利尿剂。

(3)单纯降压药物治疗难以控制者,如有介入治疗指征者,可行介入治疗,主要包括经皮球囊扩张成形术和血管内支架置入术,一般主张先行经皮球囊扩张成形术,如失败才考虑行血管内支架置入术。不宜采取介入治疗但有外科手术适应证,或经皮腔内血管成形术治疗失败时可采用手术治疗，如合并继发性主动脉瓣关闭不全应及早予以治疗，不及时治疗的患者易发展为心力衰竭。大动脉炎累及升主动脉扩张所致的主动脉瓣关闭不全患者因瓣周组织炎症，单纯换瓣术易造成瓣周漏，因此，首选带瓣人工血管组件或同种带瓣主动脉根部置换术。选择合适的介入/手术时机是影响远期疗效的关键，一般在病情(活动性)控制稳定2个月后施行介入或手术治疗。如在活动期，即使血管病变解剖非常适合经皮介入或外科手术治疗，也应列为手术禁忌，否则介入部位的再狭窄率或亚急性血栓发生率极高，尤其是支架置入的患者；如行血管搭桥，血管吻合口出血或假性动脉瘤发生率也很高。术后仍须继续监测和控制疾病的活动性，患者术后可减少降压药种类和用量，如术后血压重新升高，常提示病情复发。

(4)抗凝药物能使血液黏稠度下降，红细胞聚集降低，凝血时间延长，保护血管，改善动脉功能，有利于大动脉炎的恢复。

(5)高度怀疑有结核菌感染者，应同时抗结核治疗。

大动脉炎是一种难治性疾病，多见于女性患者，大动脉炎造成的继发性高血压应采用综合治疗手段，须兼顾系统治疗和降压治疗，降压目标因人而异，兼顾全身血管受累情况，尤其是颈动脉系统血管情况。临床医师应提高对该疾病的认识，重视高危人群筛查、疾病的早期诊断和及时治疗，预防或延缓严重血管病变的发生和发展，防止高血压和其他并发症。

第十四章　主动脉缩窄

一、概述

主动脉缩窄(coarctation of the aorta,CoA)指主动脉局限性或广泛性管腔狭窄或闭塞,常表现为上肢血压升高,同时伴有股动脉搏动减弱或消失。

主动脉缩窄分狭义和广义两种。狭义的主动脉缩窄一般仅指先天性主动脉缩窄,是由于主动脉先天性发育不良所致。而广义的主动脉缩窄除包含先天性主动脉缩窄外,还包括大动脉炎、纤维肌性发育不良、马凡氏综合征、Turner 综合征等其他疾病引起的主动脉缩窄。本章重点介绍先天性主动脉缩窄,其他疾病引起的主动脉缩窄详见其他各个章节。

国外资料统计,出生婴儿中先天性主动脉缩窄的发生率为 4/10000 ~ 5/10000,其病因尚未完全阐明。主动脉峡部是缩窄最常见的部位,严重的缩窄可使主动脉腔完全闭塞,造成主动脉弓离断。主动脉缩窄可单独存在,但更常见合并其他心血管畸形,或作为复杂畸形的组成部分,本病自然预后不良。大量病例观察说明,此症若不及时治疗,平均寿命仅为 35 岁,多死于脑血管意外(12%)、充血性心力衰竭(26%)、细菌性心内膜炎(18%)、缩窄附近的动脉瘤破裂(21%)以及其他高血压的并发症等,因此及时诊断与治疗很重要。

二、流行病学

先天性主动脉缩窄是较常见的先天性心血管畸形之一,国外统计占先天性心脏病的 6.25%,但国内较少见,占 0.52% ~1.6%。主动脉弓离断约占先天性心脏病的 1%。尸检资料报告约每 1500 例中可见 1 例主动脉缩窄患者。主动脉缩窄在青少年高血压患者中较少见,通常由常规体格检查偶然发现,极少数患者有家族史。阜外心血管病医院自 1958 年 3 月至 2001 年 12 月外科治疗先天性主动脉缩窄 320 例,其中男性 219 例,女性 101 例,男女之比约为 2∶1。

三、发病机制

先天性主动脉缩窄的确切发病机制尚不明确,目前存在较多的争议,有以下两种学说目前得到了学术界的较多认可。

1984 年 Craigie 指出主动脉峡部的缩窄与动脉导管关闭有关。导管组织延伸到主动脉壁内,在动脉导管闭合过程中,导管壁的平滑肌及纤维组织收缩,波及峡部主动脉壁引起缩窄。1979 年 Ho 和 Anderson 及 1983 年 Elzenga 和 Gittenber gerde Groot 两组学者证实病变确因动脉导管组织向主动脉壁延伸,围绕主动脉峡部的终端所致,缩窄最常见于动脉导管或主动脉韧带与主动脉连接的相邻部位。连续切片组织学检查证实动脉导管组织完全包绕导管邻近的降主动脉,形成结构连续的管道。但这个学说无法解释主动脉缩窄与动脉导管未闭合并存在,以及主动脉缩窄部位远离动脉导管区的病例。

近年来,许多学者认为主动脉缩窄的形成与胚胎期血循环有关,胎儿期主动脉和肺动脉血流量失衡是形成主动脉缩窄的主要原因。正常情况下,胎儿期左、右心室的搏出量大致相等。经上腔静脉回心的血液主要经右心室进入肺动脉,通过动脉导管进入降主动脉。而从下腔静脉回心的血液主要经卵圆孔进入左心房,再经左心室排入冠状动脉和头臂动脉。左心室排出的血液仅 30% 经主动脉峡部进入降主动脉,与来自动脉导管的血液混合。胎内主动脉特别是主动脉峡部血流偏少,而通过肺动脉与动脉导管的血流偏多,因此胎儿期主动脉峡部比升主动脉和降主动脉细小。如果合并存在升主动脉发育不良、卵圆孔狭小和产生左至右分流的心室间隔缺损等情况,从下腔静脉回流入右心房的血液大量进入右心室,致使经动脉导管的血液流量增多,而经左心室和峡部主动脉的血流量进一步减少,就会导致主动脉峡部狭小甚至闭塞。然而,这种理论亦不能解释缩窄部位远离动脉导管的病例。

四、病理及病理生理

1. 病理及病理生理

先天性主动脉缩窄可以发生在主动脉的任何一部位,可以孤立存在,也可累及一个较长的范围。病变多为局限性,也可为长管状 90% 以上的缩窄发生在锁骨下动脉开口远端的主动脉峡部,邻近动脉导管或动脉韧带,病变局限。少数病例狭窄病变向近段延伸可至无名动脉。少数病例缩窄段可位于主动脉弓、胸降主动脉甚至腹主动脉。有时主动脉可有两处呈现缩窄。升主动脉常常扩张,多为轻-中度的梭形或普遍扩张。缩窄段后的降主动脉亦常有扩大,一般为中等度的局限性扩张,有的比较广泛,或形成动脉瘤。缩窄部位压力阶差一般>20 mmHg,若压力阶差>40 mmHg 提示重度缩窄。严重的主动脉缩窄可使主动脉腔完全闭塞,造成主动脉弓离断。主动脉缩窄常合并其他一些心内畸形,发生率达 58% ~82%,主要有动脉导管未闭、室间隔缺损、房间隔缺损、主动脉瓣二瓣畸形及二尖瓣关闭不全等。

缩窄段主动脉外表轮廓向内凹陷,但动脉韧带附着处主动脉壁凹陷不明显,甚或略为突出。缩窄段及其相邻部位界限明显,长度一般均在 1 cm 以内。少数病人狭窄段较长,呈细管状。与缩窄段近端相连接的主动脉弓远段渐渐变细,呈圆锥状。与缩窄段远端相连接的降主动脉外径可能扩大,血管壁增厚。由于动脉导管组织延伸至主动脉壁内,造成主动脉峡部的中膜变形及内膜增厚,其牵拉主动脉峡部使得主动脉后外侧壁呈膜状或嵴状向主动脉腔内局限性突出,管腔呈偏心状狭窄。缩窄段主动脉内径往往比外观更为细小,管径可小至 2 ~5 mm 甚至仅容探针穿过,位于隔膜的中心部位或偏向一侧。缩窄段远端主动脉壁由于血流冲击常引致内膜层增厚镜下可见内膜纤维高度增生,中膜层平滑肌或弹力胶原组织增厚。Ovaert 等将切除组织进行显微镜下观察,发现血管壁弹性组织有明显的减少并且排列紊乱,在 2/3 的病例中,存在血管壁“囊性中膜坏死”的组织学变化,这种因素使外科手术或血管成形术中受损的动脉壁易形成动脉瘤。

主动脉缩窄段造成血流阻力增大，缩窄段近端血压升高，头部及上半身血液供应正常或增加，缩窄段远端血压降低，下半身血液供应减少。在缩窄段近端动脉及远端动脉的分支之间形成丰富的侧支循环。侧支循环的建立部分缓解了缩窄段远端血液供应的不足。侧支循环在胎儿期即开始形成，其程度和范围与缩窄的程度呈正比，与缩窄的部位有密切关系。缩窄程度严重且动脉导管已闭合者，侧支循环更为丰富。侧支循环主要是由缩窄段近端的锁骨下动脉与远端的降主动脉的分支组成。参与侧支循环的血管以锁骨下动脉-乳内动脉-肋间动脉系统最为常见。有时锁骨下动脉极度扩大形似动脉瘤肋间动脉明显增粗。参与形成侧支循环的肋间动脉主要是第4～7对肋间动脉逐步细小，侧支循环不发达。

近端血压升高引起心脏负荷增大，心脏扩大、左心室肥厚伴劳损很常见。还可诱发脑出血等其他脏器损害。冠状动脉中层常增厚，管腔狭小，可较早呈现冠状动脉循环血供不足的症状。少数病例主动脉弓分支亦可呈现异常，如左锁骨下动脉狭窄、右锁骨下动脉狭窄或右锁骨下动脉异位起源于缩窄段主动脉的近端或远端等。由于缩窄段近端血压升高，丰富的侧支循环以及动脉扩大迂曲，颅内动脉、缩窄段近远端主动脉以及肋间动脉等血管易发生动脉瘤、假性动脉瘤。20岁前动脉瘤的发生率为10%，30岁前为20%，随年龄增长其发生率继续增加。动脉瘤壁薄成囊状，多发生在肋间动脉起始端主动脉侧。主动脉瘤破裂可以致死。

1903年Bonnett按主动脉缩窄段于动脉导管或动脉韧带的解剖学关系，可以分为导管前型和导管后型两类。

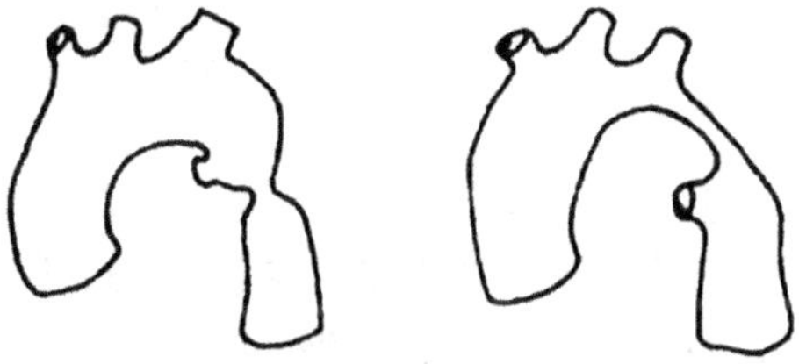

(1)导管前型主动脉缩窄。

缩窄段位于动脉导管或动脉韧带的近端，较少见，约占10%。病变范围较广，常累及主动脉弓及左锁骨下动脉，呈弥漫性管样畸形或发育不良。多数病例动脉导管未闭，缩窄程度严重者，右心室排出的血流经肺动脉和未闭的动脉导管进入降主动脉，供应躯体下半部，侧支循环较不发达。常伴有其他心脏血管先天性畸形，以室间隔缺损、主动脉瓣二瓣化畸形常见，另外还有心室双出口、大动脉转位等心脏复杂畸形。临床预后不良，如不及时手术治疗，多于婴儿期死亡。Bonnet亦称此型为婴儿型主动脉缩窄。

(2)导管后型主动脉缩窄。

此型比较常见，约占90%。病变局限，多数位于左锁骨下动脉起点处远端的峡部主动脉，呈隔膜样缩窄，部分病例缩窄可能累及左锁骨下动脉或其近端主动脉弓。多数病例动脉导管已闭合。缩窄近、远端主动脉常呈现不同程度的扩大。多数病例侧支循环丰富。导管后型主动脉缩窄病例约25%～40%主动脉瓣呈双瓣叶型，但一般不伴有其他严重先天性心脏血管畸形，多数患者可生长至成年期。Bonnet称此型为成年型主动脉缩窄。

另外，Bahnsoa 曾提出单纯性与复杂性主动脉缩窄的分型方法，前者不伴有动脉导管及其他心脏畸形，仅为单纯主动脉缩窄，后者则伴有上述畸形。该分型方法有助于临床诊断及治疗。

2. 高血压的发生机制

有研究发现，将实验动物的主动脉管腔缩小 50% 即可引致狭窄上方主动脉收缩压升高，狭窄下方主动脉收缩压下降。说明机械性狭窄是主动脉缩窄患者发生高血压的主要原因。机械性狭窄造成心排血量及血管阻力的增加是血压升高的主要机制。

由于主动脉水平存在的左向右分流，肺循环同时接受右心室排出及主动脉分流的血液，这样由肺静脉回流至左心房和左心室的血液量增多，左心排血量增加，主动脉在分流前的血液亦增加，造成收缩压增高。缩窄部位前面血流受阻，血管阻力增加，血压升高，缩窄部位后面血流减少，血压降低。血管阻力的增加可能是不合并心内畸形的主动脉缩窄患者血压升高的主要机制。主动脉缩窄段的存在引起血流动力障碍，由于缩窄段的血流梗阻，导致狭窄下方的组织中血管阻力增加，提示存在系统性血管收缩机制。

多数主动脉缩窄患者血浆肾素水平升高，部分患者基础状态下血浆肾素水平正常，但运动后肾素和儿茶酚胺水平均明显升高。提示主动脉缩窄导致高血压的原因，除机械因素外，还与肾脏缺血、肾素分泌增加有关。

若主动脉缩窄长期未得到矫正，肾小动脉持续痉挛收缩而形成肾小动脉硬化，同时持续高血压造成大动脉管壁增厚、弹性下降，可使血压持续增高，且在缩窄处梗阻解除之后，血压也不能再下降至正常，而成为慢性高血压。也有研究者认为经手术治疗主动脉压差消失后高血压仍持续存在可能与升主动脉壁压力感受器或肾上腺功能失常有关。

五、临床表现

临床表现随缩窄部位、程度、年龄以及是否伴有其他心脏血管畸形而异。

导管前型主动脉缩窄病例多合并心脏畸形，病情凶险，80% 以上的患儿在 1 岁内死亡。血流动力学紊乱严重，患儿早期即可出现肺动脉高压，呼吸急促、喂养困难、消瘦、体重不增，多因并发肺炎、充血性心力衰竭而死亡。部分患儿出生 11 周即可出现较严重的症状，动脉导管开放的患儿，下半身多由肺动脉血供应，上肢血氧饱和度正常，下肢降低，可出现分离性发绀。患儿躯干下部、有时左上肢发绀而头部及右上肢色泽正常。但由于常伴有室间隔或房间隔缺损，心腔内左至右分流量大，故躯体下半身发绀并不常见。部分病情严重的患儿存在低心排出量，上下肢压差不明显，但当抗心力衰竭治疗、心排出量增加后，压力阶差会增加。所以应注意在病情好转后重新进行血压测量，以免漏诊或误诊。

导管后型主动脉缩窄较少合并其他心脏血管畸形，血流动力学紊乱较轻。儿童期很少有临床症状。多数患者 10 ~ 15 岁以后逐渐出现不适症状，并趋于明显。长期高血压可引起头痛、头晕、面部潮红、视物模糊、头颈部血管搏动感及鼻出血等；躯体下半部低血压，血供减少，可出现下肢发凉怕冷、行走酸痛乏力、间歇性跛行；粗大的侧支循环血管可压迫脊髓引起下肢瘫痪，压迫臂丛神经引起上肢麻木或瘫痪。

成年患者身材多较魁梧。体格检查可发现上下肢血压异常、闻及病理性杂音及心脏扩大等。部分患者在出现临床症状之前，体格检查已有异常发现。

上下肢血压异常是本病的重要特征。上肢血压高，收缩压升高明显可达 170 mmHg 或以上，脉压增大，桡动脉搏动强，部分患者可见胸骨上窝及锁骨上窝有显著搏动；下肢血压显著低于上肢，收缩压下降明显，脉压减小，股动脉、腘动脉及足背动脉搏动减弱或消失，下肢动脉搏动比上肢动脉延迟出现。一般认为下肢收缩压低于上肢 20 mmHg 以上可作为主动脉缩窄的诊断依据。肱动脉处测得的血压代表上肢血压，腘动脉处测得的血压代表下肢血压。常规测量下肢血压并注意下肢有无发绀是避免该病漏诊的可靠措施。上肢血压升高常在 10 岁以后才明显。部分患者双上肢血压差异明显，可协助判断主动脉缩窄的部位。右上肢血压明显高于左上肢者，常提示缩窄病变可能累及左锁骨下动脉。

根据侧支循环形成的部位不同，可在胸骨上、锁骨上、胸骨旁、腋下、肩胛间区或上腹部闻及连续性血管杂音，触及显著动脉搏动和震颤。

心界向左下扩大，胸骨左缘、中上腹、左侧背部可闻及收缩中后期吹风样杂音。

如不及时治疗，绝大多数导管后型主动脉缩窄病例死于高血压引起的心血管并发症，如脑出血、心力衰竭、主动脉夹层或主动脉瘤破裂等。

六、实验室检查

1. 心电图检查

导管前型患儿出生后数月内心电图检查可显示右心室肥厚，6 个月后可呈现双心室肥厚或左心室肥厚。导管后型患儿心电图检查可无异常发现，年龄较大者则常显示左心室肥厚和劳损。伴有其他心脏血管病变者，则可显示双心室肥厚或右心室肥厚。

2. X 线检查

导管前型主动脉缩窄胸部 X 线片检查显示心脏显著扩大，且呈进行性，肺野充血明显。导管后型婴幼儿期可无异常改变，随年龄增大异常征象增多。常见心影增大，左心室明显。“3”字征和肋骨切迹是主动脉缩窄病例的特殊 X 线征象。狭窄段上下的主动脉扩张形成所谓“3”字征。肋骨切迹是由于扩大迂曲的肋间动脉侵蚀肋骨后段下缘而形成的虫蚀样切迹，最常见于第 4 ~ 9 肋骨，一般累及双侧。儿童期常不明显。如合并锁骨下动脉狭窄，则狭窄侧常不出现肋骨切迹。

3. 超声心动图

超声是一种无创、快速、可重复、检出率较高的诊断主动脉缩窄和主动脉弓离断的方法。二维切面超声同时应用彩色多普勒技术可进行任意方位扫查，并能实时成像，可探测到缩窄部位及估计跨缩窄处的压力差，能够准确测量缩窄部直径和长度，并可确定是否合并动脉导管未闭、房间隔缺损、室间隔缺损、主动脉瓣二瓣化等伴发畸形。目前一般认为应用超声心动图和彩色多普勒血流显像即可诊断主动脉缩窄。尤其经胸骨上窝切面和经食道超声，易于显示心腔内畸形、瓣膜增厚狭窄及血流动力学改变情况。对临床可疑病例应及时行胸骨上窝探查，以免漏诊和误诊。但由于超声诊断主动脉缩窄是从胸骨上窝透声窗进行探查，视野小且易受骨组织和气体的干扰，在测量缩窄段的长度及观察侧支循环上具有一定的局限性且受操作者技术娴熟的影响，使其诊断受到一定限制。

超声心动图检查主动脉缩窄常表现为主动脉峡部缩窄，缩窄呈局限性或管状，少数为隔膜样，远端降主动脉常呈狭窄后扩张，腹主动脉血流频谱异常，缩窄部位压力阶差一般

>20 mmHg,压力阶差>40 mmHg 提示重度缩窄。狭窄段前升主动脉或主动脉弓可正常、扩张或发育不良。降主动脉管状狭窄时二维图像常欠清晰,结合彩色及频谱多普勒可协助诊断部分病例主动脉弓部及降部走行方向轻度旋转,常规胸骨上窝主动脉弓长轴切面可见降主动脉起始部内侧壁呈条索状凸入腔内,有时误认为隔膜型狭窄,此时如若转动探头改变扫查方位,即可显示正常管腔。主动脉缩窄使血流通过此部位时速度加快,彩色多普勒显示局部血流呈五彩镶嵌色的湍流性高速血流,通过狭窄部位后,血流速度逐渐减低,但如狭窄段较长,则降主动脉的血流均呈五彩镶嵌色的高速血流。有研究发现与二维超声测值相比,缩窄处彩色血流束的直径与血管造影测值相关性更好。

主动脉弓离断超声表现为主动脉弓突然中断形成盲端,彩色血流束中断。严重的峡部缩窄需与主动脉弓离断鉴别。主动脉弓离断多伴有升主动脉发育不良,由于升主动脉与降主动脉之间管腔及血流连续性均中断,降主动脉通过未闭的动脉导管与肺动脉相通,因此均合并有重度肺动脉高压且肺动脉显著扩张。主动脉缩窄患者的升主动脉多发育良好,如果无其他合并畸形则少见肺动脉高压。

4. CT

主动脉缩窄患者行多层螺旋 CT(Multiple-slice Spiral CT,MSCT)扫描,范围应从胸腔入口至膈水平,层厚 1.5 ~3 mm。通常在主动脉弓及以下层面可以见到主动脉峡部狭窄。同时,综合运用不同的 MSCT 后处理技术,重组出各种高质量的多角度、多方位的二维和三维图像,结合原始轴位图像,相互补充,能够全面、立体地观察分析主动脉缩窄的位置、程度、范围和侧支循环情况,以及有无合并心内外畸形,为主动脉缩窄分型提供准确依据,同时可进行有关的数据测量,为临床治疗方案的制定和术后随访提供可靠的资料。通过长轴位、短轴位 MPR 可更好地观察有无室间隔缺损、房间隔缺损、主动脉瓣二瓣化等心内畸形,为外科医师提供直观图像,有利于手术方案的制定。但 MSCT 不能测量缩窄前后的脉压和血流动力学特点,对一些小的心内畸形也不易发现,尤其心房水平的畸形,如房间隔缺损。

扫描延迟时间恰当与否是能否良好显示主动脉缩窄和侧支循环的关键。由于心率、心输出量、循环时间和基础代谢率等存在个体差异,主动脉强化峰值时间必然不尽相同,因此大部分学者建议采用智能触发扫描功能。

电子束 CT(electron beam computed tomography,EBCT)分辨率高, 对常规心血管造影和超声心动图不能检出的复杂畸形亦能很好显示,还可以利用三维重建技术显示主动脉缩窄或主动脉弓离断的解剖外形。EBCT 轴位增强扫描可显示主动脉峡部管腔变细,最大密度投影法可较好显示缩窄范围程度及与弓部血管的关系等,补充了逆行主动脉造影的不足。

5. MRI

MRI 扫描无须对比剂,无 X 线辐射,可以不同断面、多方位、多次重复成像,图像质量不易受患者体形和年龄的影响,能够直观显示狭窄病变及合并存在的其他畸形。有文献报道,MRI 对主动脉缩窄严重程度的敏感性和特异性均可达 100%。故有学者认为,磁共振加超声检查可取代创伤性的心血管造影。

采取正确的扫描方法,获取满意的 MRI 图像是正确诊断主动脉缩窄的关键。行 MRI

扫描时,范围应包括肺尖至膈肌的所有胸部大血管,因为只有清晰显示主动脉弓的分支、颈部大血管分支及侧支循环,在进行后处理时才能尽可能详细地显示缩窄的部位、长度、主动脉弓发育的情况、主动脉弓分支的情况以及其他合并血管变异或病变等。横轴位、矢状位或左前斜位可清楚显示胸主动脉全貌、主动脉缩窄或离断的部位、程度和范围以及合并畸形;冠状位能显示侧支循环和肺血情况。横轴位结合左前斜位是诊断主动脉缩窄的基本体位,狭窄段的显示和测量以左前斜位为佳。

6. 主动脉造影

主动脉造影可以直接显示主动脉缩窄的相关病变,包括缩窄段的位置、长度和狭窄程度;升主动脉及主动脉弓分支的分布情况和是否受累;狭窄段近、远端主动脉扩张;侧支循环血管的情况;以及合并的其他心血管畸形等。手术过程中连续记录主动脉腔内压力。狭窄段近端压力增高,脉压增大,狭窄段远端压力降低,脉压减低。如果缩窄段上下端主动脉压力存在显著压差,不但可以明确诊断,而且还可以判断缩窄病变的严重程度。主动脉造影是诊断主动脉缩窄的金标准。但当狭窄严重,管腔内径<0.5 cm 时导管不易通过狭窄段,且主动脉造影是有创伤、有辐射的检查,使此检查受到一定的限制。

主动脉弓离断时可见到左锁骨下动脉或左颈总动脉开口以远的主动脉弓部内膜闭锁,呈边缘光滑的完全阻塞,降主动脉依靠侧支循环而显影,并有通过未闭动脉导管的左向右的分流。

7. ABI(踝臂血压指数)

ABI 是诊断已有临床症状或无症状的周围血管疾病(PAD)、筛查动脉闭塞症的一种有效、无创的手段。已有研究证实,ABI 是心血管病高危患者发生心血管事件的预测因子。近年《欧洲高血压防治指南》、《美国高血压防治指南》和《中国高血压防治指南》推荐的用于评估高血压患者靶器官受损的程度和筛查继发性高血压,其正常值范围为 0.9 至 1.3,该项检测筛查主动脉狭窄灵敏性高。

七、诊断及鉴别诊断

多数主动脉缩窄患者在青年期以体检发现血压升高或胸背部杂音而就诊,对于这类患者应常规进行四肢血压测量。若患者上肢血压升高而下肢血压降低、股动脉或(及)足背动脉搏动减弱,应考虑主动脉缩窄的可能。测量四肢血压是避免主动脉缩窄漏诊的可靠措施。影像学检查可明确诊断并确定狭窄的部位、程度、范围、侧支循环及合并畸形等病变全貌。狭窄程度较轻的患者可能到老年才出现症状。而合并复杂心内畸形的导管前型主动脉缩窄患者往往出生后很快出现异常,当发现患儿有上下肢动脉搏动不一致或分离性发绀时应考虑主动脉缩窄可能。

PWV 和 ABI 检测是目前《国际高血压指南》和《中国高血压防治指南》推荐的评估高血压患者靶器官受损的检测项目,ABI 降低常提示主动脉或髂总动脉或股总动脉或腘动脉有缩窄的可能,该项检测灵敏性高,在筛查主动脉狭窄疾病时可代替下肢血压测量的方法。

多发性大动脉炎是指主动脉及其主要分支及肺动脉的慢性进行性非特异性炎变,可引起不同部位的狭窄或闭塞,少数患者因炎症破坏动脉壁的中层形成动脉扩张或动脉瘤。

病变往往波及动脉壁全层。急性期应用糖皮质激素治疗有效。球囊血管成型术对已形成的血管狭窄性病变疗效确切。当多发性大动脉炎主要累及胸腹主动脉时需与先天性主动脉缩窄鉴别。两者鉴别要点见表14-1。

表14-1　多发性大动脉炎与先天性主动脉缩窄的鉴别诊断

鉴别要点	大动脉炎	先天性主动脉缩窄
好发人群	年轻女性	年轻男性
狭窄部位	部位不定，常广泛波及胸降主动脉或腹主动脉上段	部位恒定，主动脉峡部受累
狭窄程度	不定	多为中重度狭窄
狭窄后扩张	罕见	常见
头臂动脉	常合并梗阻性病变	多呈扩张
侧支循环	不定	丰富，主要由锁骨下-乳内-肋间动脉系统构成
全身炎症表现	多有	无
血管杂音	上腹部可闻及血管杂音	局限于心底部及肩背部，上腹部听不到血管杂音

八、治疗

主动脉缩窄一旦确诊，应及时进行手术治疗。目前，手术治疗是改善预后的最佳方法。若手术过晚，尽管主动脉缩窄解除，但高血压和左室肥厚等可能成为不可逆的改变。暂时不能手术者应积极内科治疗，严格控制血压，最大限度地保护心脏、肾脏等重要脏器。当发生高血压脑病、充血性心力衰竭或脑出血等急危症时，应积极进行降压及相关治疗，抢救生命，改善手术条件，提高手术的成功率。

长期以来，治疗先天性主动脉缩窄以外科手术为主。20世纪80年代以后，介入治疗作为一种有效手段开始应用于主动脉缩窄的治疗。

1.外科手术治疗

主动脉缩窄手术治疗的基本原则是尽量解除缩窄病变，重建主动脉正常血流通道，同时尽量减少手术近远期并发症，尤其是防止远期缩窄复发和吻合口动脉瘤的发生。手术时机和手术方式的选择是影响手术效果的重要因素。术中应分别监测上、下肢血压，避免上肢血压过高或下肢血压过低。操作应轻柔，缝合要准确，避免血管撕裂造成难以控制的大出血。

(1)手术年龄和时机。

一般认为轻症患儿手术年龄可在3～5岁。此时主动脉已发育到其最大口径的50%，侧支循环形成较充分，高血压引起的血管壁继发性病变尚不明显，血管柔顺性好，有利于手术中的确切吻合，手术操作比较方便，安全度高，疗效好，术后晚期较少发生再狭窄。但近些年多数心脏中心均主张更早期手术为宜，无论有无合并心内畸形。婴幼儿期吻合距离较短，吻合容易，有利于吻合口的生长，Toro-Salazar 等研究发现，远期高血压的发生率与手术年龄正相关，小于 3 岁患儿术后持续高血压发生率较低。周燕萍等认为，婴儿期具有术前最低的心血管疾病发生率、术后最低的晚期高血压发生率和再缩窄发生率。郭兰敏等报告，单纯主动脉缩窄、无心力衰竭症状或有心力衰竭症状能用药物控制者，手术年龄还可提前到 6 月 ~1 岁。重症患儿一般合并复杂心内畸形，早期即可出现肺动脉高压、心力衰竭，一旦确诊，应积极改善全身条件，尽早手术。成年患者若上下肢血压差 >50 mmHg，或主动脉管腔缩窄处直径减少 50%，为了避免严重并发症的出现，应尽早外科治疗。

（2）手术方法。

自 1944 年 Clarence Crafoord 首次报告手术纠治主动脉缩窄获得成功以来，手术方法已经历了多次革新。关于何为最佳手术方式一直存在争论。Adeeb 等就 1983 年至 1994 年间行手术治疗的主动脉缩窄患者进行了回顾性分析，提示各种手术方式间死亡率差异无统计学意义。

主动脉缩窄外科治疗的主要方法有缩窄段切除端端吻合术、主动脉补片血管成形术、缩窄段切除人工血管置换术或人工血管转流术及旁路移植术等。手术方法应根据病变情况和术者的经验选择，一定要因人而异，因缩窄的位置、形状、范围及程度，以及有无合并畸形而异。正确选择合适的手术方法是降低死亡率、提高疗效的关键。

缩窄段呈短环形，长度不超过 2 ~2.5 cm，切除缩窄段后主动脉两端的口径相似，侧支循环较丰富的病例适合采用缩窄段切除端端吻合术，方法简便，疗效好。手术中应充分切除缩窄组织，对端吻合时广泛分离血管，后壁应用连续缝合，前壁采用间断缝合，吻合口可随主动脉的发育而增大，再狭窄的可能性小。可采用可吸收线缝合，以降低再狭窄发生率。主动脉补片血管成形术包括人工补片血管成型术及左锁骨下动脉补片成形术。锁骨下动脉补片术应用自体动脉组织可有效地扩大管腔，补片可随患者年龄增长而增长。但缩窄组织切除往往不完全，且补片较短增大了吻合口张力及修补部位主动脉发育不良等原因，导致年幼病人术后再狭窄的可能性较大，且对上肢的供血会有一定影响。故选用应谨慎。缩窄段切开人工血管补片成形术对缩窄段长的病人较合适，手术方法容易掌握，疗效满意。如果缩窄病变较长，人工血管补片没有充分越过病变组织，易造成吻合口出血，反复加针缝合又可能造成吻合口狭窄。缩窄段切除人工血管置换术或人工血管转流术对于缩窄段较长或多处缩窄的病人较方便，但人工材料因为口径不能随年龄增长而增大，对年幼病人及处于发育期的病人不太适合。主动脉缩窄旁路移植术可用于主动脉广泛缩窄的患者。手术方式有主动脉弓-降主动脉、左锁骨下动脉-降主动脉、升主动脉-降主动脉及升主动脉-腹主动脉旁路移植等。

2. 介入治疗

近期，国内外已广泛开展介入方法治疗主动脉缩窄，包括经皮球囊扩张血管成形术（PTA）与血管内支架（ES）置入术。单纯主动脉缩窄、狭窄范围局限或膜性狭窄可采用介入方法治疗，介入治疗创伤小、恢复快。

1982 年，Singer 等首次报道应用 PTA 治疗 1 例 7 个月的主动脉缩窄术后再狭窄获得成功。国内也相继报告球囊扩张获得满意的治疗效果。此技术不仅应用于先天性主动脉缩窄,还应用于手术后主动脉再狭窄。PTA 应用扩张球囊,造成缩窄段血管内膜及中层局限性撕裂和过度伸展,从而使管腔扩大,达到改善血流动力学的目的,疗效与外科手术接近。随着球囊工艺改进,单球囊法逐步替代双球囊法,从而避免了穿刺双侧股动脉。但是,目前也有些临床研究表明单纯的 PTA 用于治疗主动脉狭窄的疗效不够满意。于球囊扩张手术后 6 个月随诊,再狭窄的发生率较高,约 20% ~30% ,并有一定的夹层发生率。

置入 ES 支撑已扩开的病变,可将撕裂的内膜紧贴中膜,有效抵抗缩窄段血管的弹性回缩力,稳定扩张获得的管腔直径,并可覆盖夹层,防治其进展为动脉瘤,减少术中夹层、主动脉破裂等并发症的发生,克服单纯 PTA 的不足。ES 置入对年长儿效果优于 PTA。Miró 认为采用支架置入术治疗主动脉缩窄的患者应大于 7 岁或体重大于 30 kg。治疗主动脉缩窄多采用球囊扩张支架,其坚硬度高,疗效优于单纯球囊扩张与外科手术治疗。

病变扩张后的最终直径是手术疗效的关键,理想状态是等于或近似于正常参考主动脉直径,但由于病变部位缺少弹力层和肌层,随着扩张直径增大,内膜和中层撕裂的程度增加,有可能形成夹层甚至发展为动脉瘤。支架置入有一定的保护作用,但过度的扩张仍有可能导致夹层扩展甚至发生主动脉破裂。因此,一般认为最终直径达到参考直径的 60% ~80% ,残余压差<20 mmHg 即可。

PTA 的严重并发症较少见,包括主动脉夹层、主动脉破裂、支架移位等,如发生会导致主动脉瘤或大出血死亡等。与 PTA 相比,ES 置入术后并发症类似,发生率减低。但需对以下问题加以进一步研究:① 低龄患者随着生长发育,原支架置入段必会再缩窄,再次 PTA 治疗疗效如何。② 支架为金属异物,可刺激血管内膜细胞过度增生导致再狭窄,再狭窄后行 PTA 或再置入 ES 其长期疗效如何。③ ES 置入后对左锁骨下动脉、支气管动脉和脊髓动脉有无供血影响,是否容易诱发主动脉管壁的粥样硬化病变。

九、术后高血压

1. 反常高血压

高血压是主动脉缩窄术后的重要并发症。主动脉缩窄手术修复后,血压可能立即反常升高,此时主动脉血流动力学无梗阻,而上、下肢血压仍高于正常,产生机制不清。有推测认为与左心室心肌肥厚及术后残余的压力阶差所致血液湍流刺激动脉管壁压力感受器有关。有学者认为可能由于肾素血管紧张素和交感神经系统被过度激活所致。多数患者的这种现象是暂时的,但可能产生严重后果。血压中重度升高,对一般降压药物反映差。术后应严密监测血压变化,保持出入水量平衡。血压升高者,应积极降压治疗,静脉应用降压药物,有效控制血压,以避免引起内脏动脉炎,减少吻合口出血并维持足够的心排量。由于内脏动脉长期适应低血压,血压的突然增高可导致严重的反应性急性炎症变化,引起内脏动脉炎,甚至发展为内脏缺血。

2. 术后晚期高血压

主动脉缩窄术后容易出现长期的上肢高血压,如果静息状态下右上肢血压超过 150/90 mmHg 则认为存在术后晚期高血压。患者的高血压通常持续存在,需长期口服降压药物。

术后高血压可能的原因包括:内分泌因素、上肢小血管的顺应性和反应性异常、缩窄修补部位近段的主动脉顺应性差及术后残余缩窄或者再狭窄。另外，持续的上肢高血压还可能是由于左心室肥厚造成的。Phalla 等认为术后高血压主要是由于大动脉壁中层和内膜增厚变硬的结果。在对不同手术方式的效果比较中，Ronald 等发现单纯的补片加宽术后高血压发生率较高，可能与局部残留导管组织和大动脉壁顺应性下降有关。有研究表明，术后高血压长期持续的趋势和手术时年龄呈正相关。Westaby 等报告成人主动脉缩窄术后 60% 有残留高血压。手术时年龄越小，术后血压正常的时间越长，3 岁患儿术后持续高血压发生率较低。

十、预后

本病自然预后不良。若不及时外科手术治疗，合并严重心内畸形的患儿约 80% ~ 100% 在婴儿期死于充血性心力衰竭；单纯性主动脉缩窄，15% 可能在婴儿期死亡。成年后手术死亡率高于儿童期手术，如不手术大多死于 50 岁以内，其中半数以上死于 30 岁以内。主动脉缩窄手术修复的远期效果肯定优于不手术的患者，但术后的生存率低于一般人群。持续的危险因素包括不同部位的主动脉瘤、主动脉缩窄复发、术后高血压持续存在或 30 年后复发。

第十五章　原发性醛固酮增多症

一、概述

原发性醛固酮增多症(primary aldosteronism)是导致顽固性高血压最常见的继发性高血压病因之一,简称原醛症。该疾病是由于肾上腺皮质发生病变从而分泌过多醛固酮,导致水钠潴留,血容量增多,肾素-血管紧张素的活性受抑制,典型临床表现为顽固性高血压、低血钾为主要特征的综合征。既往观点认为,该病大多数是由肾上腺醛固酮腺瘤引起的,也可能是特发性醛固酮增多症以及其他原因等。但目前资料显示,引起原发性醛固酮增多症的首要病因是肾上腺双侧增生,其次是肾上腺腺瘤。

二、流行病学

原发性醛固酮增多症是临床常见的继发性高血压的主要病因之一。早于20世纪40年代,人们已经证明肾上腺有一种具有潴钠作用的物质,1953年分离出醛固酮,1955年合成了这一激素。同年,Conn对一位34岁女性高血压、低血钾患者否定了“失钾性肾炎”的诊断,而提出是由肾上腺皮质腺瘤分泌醛固酮增多所致,并得到了手术证实。Conn首先发现并报道了这一种内分泌性高血压类型,并命名为原发性醛固酮增多症,故又称Conn综合征。Conn早年曾推测约20%的高血压由原发性醛固酮增多症所致,但后来有报道,在美国其发病率占同期高血压患者的0.05%～2%,上海瑞金医院于1957～1989年共收治原发性醛固酮增多症患者314例,占同期住院患者的2%。1990年以来广泛应用ARR筛查方法筛查原发性醛固酮增多症,其检出率显著提高到5%～10%。国外资料显示,原发性醛固酮增多症在高血压患者中约占5%～15%。原发性醛固酮增多症的部分患者属于难治性高血压,其并发症多,对患者的危害极大。原发性醛固酮增多症患者醛固酮来源若属于单侧,则手术治愈的可能性较大;双侧醛固酮来源的原发性醛固酮增多症若及时明确诊断,给予特异性醛固酮受体拮抗剂治疗,则血压可得到有效控制,从而可早期预防,极大减少高血压并发症的发生,因此原发性醛固酮增多症的早期诊断,早期治疗极其重要。

三、病因及病理

根据病因病理变化和生化特征,原发性醛固酮增多症可分为以下4型。

1. 肾上腺增生

既往资料将肾上腺增生病因部分分为特发性醛固酮增多症(idiopathic hyper-aldostero-nism,IHA),即特发性肾上腺皮质增生和原发性肾上腺皮质增生(primary adrenal hyper-plasia,PAH),其病理变化为双侧肾上腺球状带的细胞增生,可为弥漫性或局灶性。增生的皮质可见微结节和大结节。增生的肾上腺体积较大，厚度、重量增加，大结节增生于肾上腺表面可见金色结节样隆起，小如芝麻，大如黄豆，结节都无包膜，这是病理上和腺瘤的根本区别。光镜下可见充满脂质的细胞，类似正常的束状带细胞。结节大都呈散在分布，也可呈簇状。特发性肾上腺皮质增生的病因尚不清楚。其组织学上具有肾上腺被刺激的表现，而醛固酮合成基因并无突变，但该基因的表达增加且酶活性增加。患者的生化异常及临床症状均不如肾上腺醛固酮腺瘤（APA）患者明显。原发性醛固酮增多症。Kater 在 1982 年发现有 4 例介于 APA 和 IHA 之间的病理，其病理形态上与 IHA 相似，可为单侧或双侧肾上腺球状带增生，但其生化改变与 APA 相似。本症对螺内酯治疗有良好的反应，肾上腺单侧或全切除可纠正醛固酮过多的症状和生化异常。

澳大利亚昆士兰大学 Michael Stowasser 教授报道，双侧肾上腺增生的患者约占原发性醛固酮增多症的 70%，为原发性醛固酮增多症的首要病因。其次为腺瘤，约占原发性醛固酮增多症的 30%。

2. 肾上腺醛固酮腺瘤（aldosterone producing adenoma，APA）

发生在肾上腺皮质球状带并分泌醛固酮的良性肿瘤，即经典的 Conn 综合征。单一腺瘤最多见，左侧多于右侧，双侧或多发性腺瘤仅占 10%；个别患者可一侧是腺瘤，另一侧增生。肿瘤多为圆形或卵圆形，与周围组织有明显的边界，腺瘤主要由大透明细胞组成，这种细胞比正常束状带细胞大 2～3 倍。光镜下显示肾上腺皮质球状带细胞、网状带或致密细胞，以及大小不同的杂合细胞。杂合细胞表现了球状带和束状带细胞的特点，有些腺瘤细胞可同时存在球状带细胞弥漫增生。电镜下瘤细胞的线粒体嵴呈小板状，显示球状带细胞的特征。醛固酮瘤的成因不同，患者血浆醛固酮水平浓度与血浆 ACTH 的昼夜节律呈平行关系，而对血浆肾素变化无明显反应。此型患者的生化异常及临床表现较其他类型典型。

3. 醛固酮生成腺癌（aldosterone producing carcinoma，APC）

它是肾上腺皮质腺癌（adrenal cortical carcinoma）的一种类型，约占原醛症的 1%～2%，可见于任何年龄段，但以 30～50 岁多发。在文献报道中也有将异位醛固酮分泌瘤和癌（ectopic aldosterone producing adenoma）归入原醛症中的一个类型，极为罕见，可发生于肾脏、肾上腺残余组织或卵巢。

4. 糖皮质激素可抑制性醛固酮增多症（glucocorticoid remediable aldosteronism，GRA）

这又称为地塞米松可抑制性醛固酮增多症（dexamethasone suppressible hyperaldosteronism，DSH）。自 1966 年 Suther-land DjA 报道第一例以来，至 1990 年国外文献报道了 50 余例，国内也有个别报道和家系报道，是一种特殊类型的原发性醛固酮增多症，约占 1%。多于青少年起病，可为家族性或散发性，家族性患者多以常染色体显性遗传方式遗传。肾上腺呈大、小结节样增生，其血浆醛固酮浓度与 ACTH 的昼夜节律平行。本症的特点是，外源性 ACTH 可持续刺激醛固酮分泌，而小剂量的地塞米松可抑制醛固酮的过量分泌，并使患者的血压、血钾和肾素活性恢复正常。其发病的分子生物学机制研究发现，编码醛固酮合成的基因编码和编码 11β 羟化酶的基因发生非对等交换，并产生了一个新的嵌合基因；嵌合基因的 5' 端 11β 羟化酶受 ACTH 调节的序列，其 3' 端为醛固酮合成酶的编码序列。嵌合基因转录翻译产物具有醛固酮合成酶的活性，但因其 5' 端含有受 ACTH

调节的序列，可导致醛固酮的合成和分泌受 ACTH 的调节并主要在束状带表达。当使用外源性皮质激素时，因反馈抑制了垂体 ACTH 的分泌，嵌合基因的表达水平下降，醛固酮的分泌也降低，故给患者外源性的地塞米松，可较满意地控制病情。

四、病理生理

不论任何病因或类型所致的原醛，其病理生理变化均由超生理需要量的大量醛固酮所致，病程发展到一定阶段，主要表现为高血钠、低血钾、肾素-血管紧张素系统被抑制以及碱中毒。

临床上醛固酮是人体内最重要的盐皮质激素，主要生理作用是促进肾脏远曲小管和集合管对钠离子的重吸收以及对钾离子的排泄。原发性醛固酮增多症患者可分泌大量醛固酮，发挥以下效应：(1)使钠离子重吸收增加，尿钠排出减少，钠代谢呈现正平衡，体内钠潴留导致细胞外液增多、血容量增多；(2)细胞外液中钠离子的浓度增高后，钠离子向细胞内转移，血管壁细胞内的钠离子浓度增高，可使管壁对血中去甲肾上腺素等加压物质的反应增强；(3)动脉血管壁平滑肌细胞内的钠离子浓度增加，导致细胞内水钠潴留、血管壁肿胀、管腔狭窄、外周阻力增加。由于上述因素的综合作用，最终导致血压顽固性升高，按原发性高血压治疗，应用非醛固酮拮抗剂类降压药物不能将患者的血压控制于目标水平。

近期有些资料使人想到醛固酮(ALDO)除调节盐、钾代谢外，还有对心血管系统的直接作用。例如，原醛症病人较血压同样高的原发性高血压病人，左心室肥厚更为严重；心衰病人给 ALDO 拮抗剂，如螺内酯，即使剂量很小，对血压没有影响，也能使心衰病人的病死率减少 30%。胶原合成的血浆标志物——原Ⅲ型胶原氨基多肽(P ⅢAP)增高，表示心衰病人心肌、血管的胶原合成增加，死亡率也高。用螺内酯治疗心衰病人，只有血浆中 P ⅢAP 高者，用此药才最有效。提示醛固酮可引起心肌纤维化，醛固酮拮抗剂可以防止心肌纤维化。ALDO 对心脏、血管周围组织纤维化的作用也很明显，大鼠用 ALDO 与高盐饮食处理 4～5 周后，心室壁内冠脉周围可见巨噬细胞、淋巴细胞浸润，冠脉内皮细胞、平滑肌细胞、心肌成纤维细胞增殖，整个心室胶原纤维增多，与此同时，炎症的介质，如细胞间黏附分子 21(ICAM 21)、单核细胞化学吸附蛋白 21、TNFα 等都增加。ALDO 引起心肌和血管周围组织纤维化的机制与醛固酮加高盐饮食后引起过氧化物增加，减少 NO。NADPH 氧化酶增强，该酶可使过氧化物负离子增多，与 NO 反应形成过氧化亚硝盐，与酪氨酸根化合形成 3 - 硝基酪氨酰。上述变化在血管、内皮细胞与周围炎症细胞表现最为明显。选择性醛固酮拮抗剂依普利酮(Eplerenone)与螺内酯能减轻这些炎症细胞的环化氧化酶- 2 、巨噬细胞化学吸附蛋白- 1 与骨桥蛋白(Osteopontin)的 *m*RNA 表达。改善内皮细胞功能，表现为对乙酰胆碱的血管扩张反应，减少过氧化物形成。ALDO 还可以刺激 ACE ，进而使 Ang Ⅱ产生增加，AT 1 受体表达增强，已经知道 Ang Ⅱ可使心肌肥厚纤维化。

当血钠浓度增高和细胞外液扩张达到一定程度时，心房内压力感受器受到刺激，心房肌分泌心钠素(ANP)。ANP 是一种排钠、利尿、降血压的循环激素，它的分泌受血中钠浓度和血容量的影响，血钠浓度升高或者血容量增减均能刺激心房内压力感受器，使心房肌细胞释放 ANP。ANP 分泌增多继而抑制肾近曲小管对钠的重吸收，使达到远曲小管的钠离子浓度增加，超过醛固酮作用下远曲小管对钠的重吸收能力，尿钠排泄增加，从而代偿了大量醛固酮的钠潴留作用，使钠的代谢达到近乎平衡的状态，不再继续水钠潴留，因而避免或减少细胞外液进一步扩张所致的恶性高血压、水肿、心力衰竭等的发生。在大量醛固酮作用下，肾小管摆脱醛固酮的影响，不再继续出现显著钠潴留，成为对盐皮质激素的"脱逸"现象。ANP 还可以抑制肾小球旁细胞肾素的分泌及肾上腺皮质醛固酮的分泌，并能对抗血管紧张素Ⅱ的缩血管作用。

醛固酮的排钾作用与其钠重吸收的作用密切相关。醛固酮促进肾远曲小管排钾作用，受到远曲小管钠离子浓度的影响，远曲小管内钠离子含量越高，尿中钾离子排除越多。反之，肾远曲小管内钠离子的含量减少，钾离子分泌减少，尿中的钾离子排出亦减少。所以当钠摄入减少或近曲小管钠重吸收增加，达到远曲小管的钠减少时，醛固酮的排钾作用即明显减弱。尿钾排出是一个被动过程，当远曲小管腔内的钠离子被重吸收后，肾小管腔内液的电离子呈负性状态，此时，小管细胞内的阳离子钾离子和氢离子即随着电化学梯度被分泌至小管腔内液中而随尿排出。原醛症患者由于大量醛固酮促进远曲小管的钠重吸收增加，故钾排泄亦增加，尿中大量失钾，导致机体严重缺钾，出现一系列因缺钾而引起的神经、肌肉、心脏、肾脏及胰腺的功能障碍。而且，钾的排泄不受"脱逸"的影响而减少，这是由于钠"脱逸"是在 ANP 的作用下，近曲小管的钠重吸收减少，而并非远曲小管中钠重吸收减少所致，故远曲小管中钠重吸收以及钠-钾交换不变，钾仍然不断丢失。因此原醛症患者高血钠不明显，但低血钾却非常普遍。细胞内大量钾离子丢失后，此时细胞外液的钠离子和氢离子进入细胞内，钠离子和氢离子由细胞内排除的效能降低，故细胞内钠离子和氢离子增加，细胞外液氢离子减少，引起细胞内液 pH 下降呈酸性，细胞外液的 pH 上升呈碱性。

在临床常见由其他原因（如厌食、呕吐、腹泻）引起体内缺钾时，肾小管上皮细胞的钾离子含量减少，于是远曲小管内的钠-钾交换减少，钠-氢交换增加，尿呈酸性，而在原醛患者中，尽管肾小管上皮细胞内缺钾，但由于醛固酮的保钠排钾作用，远曲小管中钠-钾交换仍被促进，钠-氢交换则被抑制，肾小管细胞分泌氢离子减少，故尿不成酸性，而呈中性，甚至弱碱性。因此细胞内液酸中毒，细胞外液碱中毒及碱性尿就成为原醛症的特征之一。碱中毒是细胞外液游离钙减少，加上醛固酮促进尿镁排除，故血镁降低。同时原醛症患者高血容量，使入球小动脉的球旁细胞的压力感受器兴奋性增高，抑制肾小球旁器细胞分泌肾素，从而减少血管紧张素的生成，故呈现典型的低肾素原醛症的临床表现。

五、临床表现

不论何种病因的原醛症，其临床表现均是由于醛固酮分泌过量所致。原醛症的发展可分为以下几个阶段：(1)早期，仅有高血压期，此期无低血钾症状，醛固酮分泌增多及肾素系统活性受抑制，导致血浆醛固酮/肾素比值上升，利用此指标在高血压人群中筛查，可发现早期原醛症病例；(2)高血压、轻度钾缺乏期，血钾轻度下降或呈间歇性低血钾或在某种诱因下（如使用利尿剂，或因腹泻）出现低血钾；(3)高血压、严重钾缺乏期，出现肌麻痹。

1. 高血压

高血压是原醛症最常见的首发症状，临床表现酷似原发性高血压，有头痛、头晕、乏力、耳鸣、弱视等，患者多在门诊内科就诊，较易被误诊为原发性高血压。高血压可早于低血钾症 2 ~ 7 年出现，大多表现为缓慢发展的良性高血压过程，早期呈轻中度高血压（150 ~ 170/90 ~ 109 mmHg），随着病程的进展，血压逐渐升高，典型患者呈现顽固性高血压，有的患者舒张压可高达 120 ~ 150 mmHg。少数表现为恶性进展，使用除螺内酯以外的常规降压药物通常疗效不明显。眼底病变常与高血压程度不相平行，但同样可引起心、脑、肾等靶器官的损害。原醛症患者虽然因水钠潴留血容量增加引起血压增高，但因“脱逸”现象的产生，多数原醛症患者的高血压呈良性经过，且不出现水肿。APA 患者夜间血压呈“杓型”下降，似乎仍存在昼夜节律，GRA 型患者常有母系高血压病史。

2. 低血钾

在顽固性高血压病例中伴有自发性低血钾，且不明原因尿钾异常增高者，应首先考虑原醛症的诊断。血钾在疾病早期可正常或持续在正常低限，临床无低血钾症状，随着病情的进展，病程延长，血钾持续下降，80% ~ 90% 的患者有自发性低血钾，在 APA 型患者中较为突出，而在 IHA 和地塞米松可抑制型的原醛症患者中可不明显或缺如。部分患者血钾正常，但很少高于 4.0 mmol/L，进高钠饮食或服用含利尿剂的降压药物后，可诱发低血钾发生。临床可见原醛症的患者由于服用噻嗪类利尿剂或吲哒帕胺而诱发的严重低血钾。多数患者由于低血钾缓慢发生，临床无任何低血钾的症状出现，仅少数患者有低血钾临床症状发生，血钾多低于 3.0 mmol/L。澳大利亚布里斯班 Greenslopes 医院高血压科总结 1991 ~ 2004 年原发性醛固酮增多症患者 814 例，其中低血钾发生率 21%，做过腺瘤手术的 168 例患者中，低血钾患者占 48%；布里斯班 The Princess Alexandra 医院高血压科总结 122 例原发性醛固酮增多症患者，其中只有 18% 的患者有低血钾，做过腺瘤手术的患者中有 48% 的患者有低钾血症。

（1）神经肌肉功能障碍。低血钾可使神经肌肉兴奋性降低，表现为肌无力和周期性瘫痪。常突然发生，初发有麻木感、蚁走感，继而多在清晨起床时突然感觉双下肢不能自主移动，反射降低或消失，双侧对称，重则可累及双上肢甚至发生呼吸肌麻痹，引起呼吸及吞咽困难。当胃肠平滑肌也呈迟缓状态，患者有食欲不振、腹胀、嗳气，亦为低血钾的常见症状。上述症状持续时间不定，短则数小时，长则数日至数周不等，发作较轻者，可自行缓解，重者必须及时抢救，给予口服或静脉补钾治疗，方可缓解。血钾越低，麻痹发生的概率越大。当细胞外液低钾明显，细胞内液低钾不明显时，则更容易出现麻痹。部分患者可以有肢端麻木、手足抽搐及肌肉痉挛，亦可与阵发性麻痹交替出现。在低血钾严重时，由于神经肌肉应激性降低，上述症状不出现或比较轻微，而经过补钾后，神经肌肉应激功能恢复，手足抽搐和痉挛变得明显。代谢性碱中毒使血中游离钙减少，加之醛固酮有促进钙镁排泄的作用。

（2）肾脏表现。由于长期大量失钾，细胞内低钾、高钠和酸中毒，使近曲小管细胞空泡变性，远曲小管和集合管上皮细胞颗粒样变性，形成失钾性肾病。肾小管浓缩功能减退，引起多尿、夜尿增多。夜尿增多还与原醛症患者尿钠排泄的昼夜规律颠倒有关。正常状态下，因体位关系，大多数钠在白天排泄，而原醛症患者多在夜间排泄。醛固酮过多使尿钙及尿酸排泄增多,易发生肾结石及泌尿系统感染。

(3)心血管系统表现。

① 心肌肥厚。原醛症患者较原发性高血压患者更容易出现左心室肥厚,而且发生早于其他靶器官损害。左心室肥厚与患者年龄、平均血压及血浆醛固酮浓度相关。有研究者发现,原醛症患者血浆中内源性洋地黄物质(EDLS)升高,而病因去除后,EDLS 恢复正常,心肌肥厚亦逐渐得到改善,因此认为 EDLS 可能与心肌肥厚有关。

② 心律失常。低血钾引起心律失常,如室性早搏、阵发性室上性心动过速等,严重者可发生心室纤颤。心电图主要为低血钾表现,如 Q-T 间期延长、T 波增宽、低平或倒置、U 波明显、T-U 融合成双峰等。

③ 心肌纤维化与心力衰竭。研究表明,醛固酮在充血性心力衰竭的病理生理过程中起重要作用,会引起心肌重构、心腔扩大,最终导致心力衰竭。

(4)糖耐量异常。低血钾可抑制胰岛 β 细胞释放胰岛素,20% ~50% 的患者胰岛素分泌不足,多数表现为糖耐量降低,少数可出现糖尿病。有研究表明,醛固酮过多可直接影响胰岛素活性,即使血钾正常,增多的醛固酮亦可使胰岛素的敏感性降低。

(5)儿童原醛症。可因长期缺钾而出现生长发育障碍,患儿瘦小、肌力差。一般高血压较为严重,病情往往呈恶性发展,除视网膜血管病变外,还可以有视神经盘水肿。

六、诊断

顽固性高血压患者,尤其是儿童青少年患者,继发性高血压较多见。顽固性高血压患者如果应用常规降压药物效果不佳,同时伴有多饮,夜尿多,特别是伴有自发性低血钾及周期性瘫痪等临床表现时,高血压患者使用排钾利尿剂易诱发低血钾者,以上几种情况应高度怀疑原发性醛固酮增多症,做进一步检查予以确诊或排除原醛。2008 年美国内分泌学学会、美国临床内分泌学与新陈代谢杂志发表的“原发性醛固酮增多症(PA)患者的筛检、诊断和治疗内分泌临床实践指南”中指出,在以下高危原醛症患者中筛查原醛:① 根据美国全国委员会(JNC)六次会议标准(Ⅳ标准)划分的高血压 2 级(>160 ~179/100 ~109 mmHg)和 3 级(>180/110 mmHg)人群;② 药物抵抗高血压(顽固性高血压);③ 利尿剂引起或自发性低血钾;④ 偶发肾上腺瘤;⑤ 家族(<40 岁)中早发高血压或脑血管疾病史;⑥ 所有 PA 患者的 1 级亲属的高血压。2016 年美国内分泌再次发布“The Management of primary Aldosteronis:Case detection,diagnosis,and Treatment:An Endocrine Society Clinical Practice Guideline”(原发性醛固酮增多症的管理:病例筛查、诊断和治疗:内分泌协会临床实践指南)。筛查人群增加了患有睡眠呼吸暂停综合征的患者。

由于许多药物和激素可影响血浆肾素活性和醛固酮浓度(见表 15-1),故在检查前须停服所有影响检测结果的药物,包括螺内酯和其他利尿剂、甘草类药物或饮料 4 ~6 周以上,赛庚啶、吲哚美辛 2 周以上,血管紧张素转换酶抑制剂、血管紧张素Ⅱ受体阻滞剂、钙离子拮抗剂、拟交感神经药、肾上腺素能受体阻滞剂和中枢 α-2 受体激动剂(如可乐定、α-甲基多巴)2 周以上。有研究者观察到女性与男性比较 ARR 假阳性率更高,分析与女性月经周期影响 ARR 比值的结果有关,月经期和卵泡期 ARR 比值较低,而黄体期容易出项 ARR 假阳性结果。还有研究者观察到服用 5 羟色胺再摄取抑制剂(舍曲林和艾斯西酞普兰)的患者会出现 ARR 假阴性的结果。筛查原醛症时若停用一般降压药物后病人血压过高,在检查期间可选用的药物(见表 15-2)α 受体拮抗剂如哌唑嗪或非二氢吡啶类钙拮抗剂(维拉帕米)或肼屈嗪药物控制血压,以确保患者安全。近期来自澳大利亚 Michael Stowasser 的研究结果显示,检测肾素和醛固酮之前应用莫索尼定对 ARR 结果影响没有统计学意义,故在检测肾素和醛固酮之前若血压高需要控制也可以应用莫索尼定。

表 15-1　可能会影响醛固酮肾素比值,从而导致假阳性或假阴性结果的因素

因素	对醛固酮水平的影响	对肾素水平的影响	对醛固酮肾素比值的影响
药物			
β-肾上腺素能阻断剂	↓	↓↓	↑(假阳性)
中枢 α-2 受体激动剂(如可乐定,α-甲基多巴)	↓	↓↓	↑(假阳性)
非甾体抗炎药	↓	↓↓	↑(假阳性)
排钾利尿剂	→↑	↑↑	↓(假阴性)
保钾利尿剂	↑	↑↑	↓(假阴性)
血管紧张素转换酶抑制剂	↓	↑↑	↓(假阴性)
血管紧张素受体拮抗剂	↓	↑↑	↓(假阴性)
二氢吡啶类钙拮抗剂	→↓	↑	↓(假阴性)
肾素抑制剂	↓	↓↑	↑(假阳性)
低血钾	↓	→↑	↓(假阴性)
高血钾	↑	→↓	↑(假阳性)
钠限制(膳食)	↑	↑↑	↓(假阴性)
钠负荷(膳食)	↓	↓↓	↑(假阳性)
年龄的增长	↓	↓↓	↑(假阳性)
肾功能损害	→	↓	↑(假阳性)
2 型假性醛固酮减少症(家族性高血压,高血钾症与正常肾小球滤过率)	→	↓	↑(假阳性)
妊娠	↑	↑↑	↓(假阴性)
肾血管性高血压	↑	↑↑	↓(假阴性)
恶性高血压	↑	↑↑	↓(假阴性)
女性黄体期		↓(DRC)→(PRA)	↑(假阳性)
口服避孕药		↓(DRC)→(PRA)	↑(假阳性)
5-羟色胺再摄取抑制剂	↑	↑↑	↓(假阴性)

DRC:直接肾素浓度;PRA:间接肾素活性。

表 15-2　对 ARR 影响较小、筛查原醛时建议服用的药物

药物名称	类别	用量	注意事项
维拉帕米缓释剂	非二氢吡啶类钙拮抗剂通道	90～120 mg，每日两次	单独或联合此表中列出的其他药剂使用
肼屈嗪	血管舒张药	10～12.5 mg，每日两次，按需增加	首先用维拉帕米缓释剂，以防止反射性心动过速。开始时低剂量以减少副作用（包括头痛、脸红、心悸）的风险
盐酸哌唑嗪	α-肾上腺素能受体阻断剂	0.5～1 mg，每日两到三次，按需增加	体位性低血压的监测
甲磺酸多沙唑嗪	α-肾上腺素能受体阻断剂	1～2 mg，每日一次，按需增加	体位性低血压的监测
盐酸特拉唑嗪	α-肾上腺素能受体阻断剂	1～2 mg，每日一次，按需增加	体位性低血压的监测

七、实验室检查

1. 血浆肾素活性测定

2008 年，美国内分泌学学会、美国临床内分泌学与新陈代谢杂志发表的“原发性醛固酮增多症（PA）患者的筛检、诊断和治疗内分泌临床实践指南”建议，采血应该在上午病人已经起床（坐位、站立或步行）至少 2 小时后，坐位 5～15 分钟后采血（可以非空腹）。但仅依靠 PRA 或血、尿醛固酮水平还不足以明确诊断原发性醛固酮增多症，故 1981 年日本学者就提出利用血浆醛固酮或肾素活性比值（ARR）来诊断原发性醛固酮增多症。目前国际上已经越来越多地采用 ARR 诊断原醛症。2003 和 2007 年欧洲高血压指南推荐 ARR 大于 50 作为筛查原醛症的条件。

Michael Stowasser 和 Gordon 在 2004 年的文章中报道，许多原醛症患者即使有些已经行一侧肾上腺瘤切除治愈了高血压，手术前其血浆醛固酮水平也处于正常范围。总结 Greenslopes 私立医院高血压科 1991～1999 年的 555 例原醛症患者，其中 414 例（75%）立位血浆醛固酮水平<30 ng/100 mL（831 pmol/L，正常值范围：立位为 100 pmol/L～900 pmol/L，卧位为 30 pmol/L～450 pmol/L），143（26%）例患者醛固酮水平<15 ng/100 mL（415.5 pmol/L），136 例行肾上腺静脉取血后确定醛固酮来源于一侧肾上腺的腺瘤患者，78（57%）例血浆醛固酮 <30 ng/100 mL，16（12%）例<15 ng/100 mL。低血浆肾素活性诊断原醛敏感性较高，但诊断原醛症的特异性较差，检测 ARR 比单独检测血浆醛固酮和血钾诊断原醛症敏感性高，比单独检测血浆肾素活性诊断原醛症特异性高，然而因为许多因素可影响 ARR，所以不可避免地会出现假阳性和假阴性的结果，所以 ARR 仅作为原醛症的筛查检查，当该比值阳性时应复检，然后再确定是否要做醛固酮抑制试验。

应用化学发光法测定血浆有活性的肾素已经在一些国家开展，我国大多实验室仍应用放射免疫方法测定间接肾素活性。

2. 血浆醛固酮的检测

原发性醛固酮增多症患者醛固酮分泌增多且不受抑制，由于醛固酮分泌易受体位、血容量及钠浓度的影响，单独测定基础醛固酮水平由于假阳性的结果，对原醛症的诊断价值有限，需要采取抑制试验，以证实醛固酮分泌增多且不受抑制。2008 年美国内分泌学学会、美国临床内分泌学与新陈代谢杂志发表的“原发性醛固酮增多症（PA）患者的筛检、诊断和治疗内分泌临床实践指南”推荐的方法见表 15-3。

表 15-3　原发性醛固酮增多症的确证试验

确证试验	步骤	解释	备注
口服钠负荷试验	每天摄入钠 > 200 mmol（6 g），连续 3 天。进行 24 小时尿钠含量检验。患者应接受足够的缓释氯化钾补充以维持血浆中钾含量在正常范围。收集 24 小时尿液检测醛固酮，尿液收集是从第 3 天早晨至第 4 天早晨	尿醛固酮低于 10 μg/24 小时（27.7 nmol/天）不考虑 PA（无肾脏疾病情况下）。PA 可与低尿液醛固酮水平并存。尿液醛固酮升高高度疑诊原醛。Mayo 诊所尿液醛固酮 > 12 μg /24 小时（>33.3 nmol/天）；Cleveland 诊所>14 μg /24 小时（38.8 nmol/天）	未控制的严重高血压，肾功能不全，心功能不全，心律失常，或严重低钾的患者不能进行该试验。24 小时尿收集有其不便性。实验室特异性较差时用放射免疫法测定尿液醛固酮（醛固酮 18-氧代-葡萄糖醛酸或酸化代谢产物）可能影响诊断的准确性，目前液相色谱-串联质谱法避免了此问题。醛固酮 18-氧代-葡萄糖醛酸是肾脏代谢产物，有肾脏疾病的患者其分泌可能不会上升
盐水输注试验	4 小时静脉输注 0.9% 的盐水，之前患者保持至少 1 小时卧位，从上午 8:00 ~9:30 开始输注。输注前和输注 4 小时后采集血样测定肾素、醛固酮、皮质醇、血钾。整个试验过程进行血压和心电监测	输液后血浆醛固酮水平 <5 ng/dL 不考虑 PA 的诊断；>10 ng/dL 高度提示 PA 的诊断；5 ng/dL ~ 10 ng/dL 不确定	未控制的严重高血压，肾功能不全，心功能不全，心律失常，或严重低钾患者不能进行此项试验

续表

确证试验	步骤	解释	备注
氟氢可的松抑制试验	患者每 6 小时口服一次 0.1 mg 氟氢可的松，连续服用 4 天，同时服用缓释 KCl（每 6 小时服用一次，以维持血钾水平，每天测定 4 次血钾，保持钾接近 4.0 mmol/L）。补充缓慢释放的 NaCl（30 mmol，每日三次随餐服用）和饮食中保持足够的盐供给，保持尿液中钠的排泄量至少 3 mmol/kg。第 4 天上午 10 时病人坐位采血，检测血浆醛固酮和 PRA；血浆皮质醇的采血时间为上午 7 点和 10 点	在第 4 天上午 10 时，站立位血浆醛固酮>6 ng/dL 确认为 PA，PRA（血浆肾素活性）<1 ng/(mL·h)，且血浆皮质醇浓度比上午 7 时检测结果低（排除 ACTH 干扰）	一些中心在门诊进行这项检测（前提是患者能够经常检测血钾含量），其他的中心习惯在住院后几天进行检测。大多数的数据来自布里斯班，已经建立了大量的病人群。在第 4 天上午 10 时活动状态，病人血浆醛固酮剪切值为 6 ng/dL。FST（氟氢可的松抑制试验）的支持者认为：(1)它用于确认 PA 是最灵敏的；(2)比起 SIT，它是低侵入性钠负荷试验，因此不太可能引发非肾素依赖的醛固酮水平改变；(3)容许了血钾的潜在混杂影响作用和 ACTH（经皮质醇）的影响作用；(4)有经验的人员操作下是较安全的
卡托普利试验	患者坐位或站立至少 1 小时后接受口服 25～50 mg 卡托普利。口服卡托普利之后 1 或 2 小时采集血样用于 PRA，血浆醛固酮和皮质醇检测，在此期间患者保持坐位	血浆醛固酮受卡托普利抑制（>30%）。在 PA 患者中仍然也持续升高且 PRA 仍受抑制。APA 患者和 IHA（特发性高醛固酮症）患者间存在差异，在 IHA 中偶尔会有醛固酮水平下降	有相当数量的假阴性或可疑结果的报道

3. 基因检测

建议年龄在 20 岁以下原醛症患者，或有原醛症或早发脑卒中家族史的患者，应做基因检测以确诊或排除 GRA。GRA 为常染色体显性遗传病，占原醛症比例不到 1%。主要特征为高血压、ACTH 依赖的醛固酮分泌、低肾素以及高 18 羟皮质醇（18 OHF）和 18 氧皮质醇（18oxoF）。尽管存在高醛固酮状态，但低钾血症并不常见。大多数患者年轻时即出现严重高血压，少部分患者血压为轻度升高或正常范围，临床表现较轻。导致 GRA 发生的遗传病因是在 CYP11B1（11β 羟化酶）和 CYP11B2（醛固酮合成酶）之间不等的遗传重组，形成 CYP11B 嵌合基因，由于 CYP11B1 的表达受 ACTH 的调控，嵌合基因表达的酶同时具有醛固酮合成的活性且为肾上腺皮质 ACTH 所依赖的表达。因此，在 GRA 患者中，醛固酮能被糖皮质激素抑制。基因检测对 GRA 来说是一种敏感和特异的检查。

FH-Ⅱ是一种非糖皮质激素可抑制家族性醛固酮增多症。FH-Ⅱ患者具有肾上腺腺瘤或增生所致的原醛症家族史，其临床、生化和病理上都无法与散发性原醛症鉴别。在大多数家系中，垂直传播提示为常染色体显性遗传。FH-Ⅱ的诊断依赖于在一个家系中出现至少2例以上原醛症患者。遗憾的是，FH-Ⅱ的基因背景尚不清楚，因此目前的诊断主要根据持续升高的ARR，确诊试验阳性，且没有导致GRA的嵌合基因。在GRA和FH-Ⅱ患者的一级亲属中进行筛查，可在血压正常者中发现原醛症患者，了解外显率的差异。澳大利亚的一项大型家系研究发现，FH-Ⅱ和7p22染色体位点的基因存在联系。

FH-Ⅲ型与既往描述的种类不同，具有鲜明的临床和生化特点。表现为儿童时期严重高血压，伴有醛固酮显著升高、低钾血症和显著靶器官损害，且对积极降压治疗无效，包括螺内酯、阿米洛利，需行双侧肾上腺切除。国外研究报道其致病基因为KCNJ5突变（T158A）。因此，对于发病年龄很年轻的原醛症患者，建议行KCNJ5基因检测排除FH-Ⅲ型。

散发型醛固酮瘤基因检测：有报道在醛固酮瘤中有KCNJ5基因突变；ATP1A1及ATP2B3基因突变和电压门控钙离子通道（CACNA1D）基因突变。

八、鉴别诊断

1. 原发性高血压

在使用排钾利尿剂，又未及时补钾，或因腹泻，呕吐等病因出现低血钾，尤其是低肾素型患者，需与原醛症进行鉴别诊断。但原发性高血压患者，血尿醛固酮不高，普通降压药物治疗有效，由利尿剂引起的低血钾，停药后血钾可恢复正常。

2. 继发性醛固酮增多症

肾动脉狭窄及恶性高血压：此类患者一般血压比原醛症患者更高，病情进展快，常伴有明显的视网膜损害。恶性高血压患者往往于短期内发展为肾功能不全。肾动脉狭窄的患者约1/3在脐上2～7 cm及脐两侧各2.5 cm范围内可听到血管杂音，怀疑肾动脉狭窄时可选用肾动脉MRA或者增强CT扫描，该项检查诊断肾动脉狭窄阳性率较高，属无创检查，与DSA阳性符合率达95%，双肾ECT、彩色B超均可协助诊断。肾动脉DSA是诊断肾动脉狭窄的金标准。另外，此类患者的肾素活性一般是高于正常的，可与原醛症相鉴别。

失盐性肾炎或肾盂肾炎晚期：常有高血压伴低血钾，故有时与原醛症不易区别，尤其是原醛症后期有上述并发症者。但肾炎或肾盂肾炎晚期往往肾功能损害严重，伴有酸中毒和低钠血症。低钠试验不能减少尿钾，不能引起血钾上升，血压也不会下降。螺内酯试验不能纠正低钾与高血压。血浆肾素活性增高可证实诊断为继发性醛固酮增高。

3. 其他肾上腺疾病

（1）皮质醇增多症。尤其是腺癌或异位ACTH综合征所致者，但有其原发病的各种症状、体征及恶病质可以鉴别。

（2）先天性肾上腺皮质增生症。如11β-羟化酶和17α-羟化酶缺陷者都有高血压和低血钾。前者高血压、低血钾系大量去氧皮质酮引起，于女性引起男性化，于男性引起性早熟。后者雌雄激素、皮质醇均降低。女性性发育不全，男性呈假两性畸形。

4. 其他

假性醛固酮增多症(Liddle 综合征)、肾素分泌瘤、Battery 综合征、服甘草制剂及避孕药等均可引起高血压和低血钾。RAAS 系统检查,现病史和家族史有助于鉴别诊断。

九、治疗

原醛症的治疗取决于病因。单侧 APA 应及早手术治疗,术后大部分患者可治愈。PAH 单侧或次全切除术亦有效,但术后部分患者症状复发,所以近年来多采用药物治疗。APC 早期发现、病变局限、无转移者,手术可有望提高生存率。IHA 及 GRA 宜采用药物治疗。

1. 手术治疗

APA 首选手术治疗,目前采用经腹腔镜微创手术切除已经成为一种趋势,手术创伤小,恢复快。术后有部分患者的血压仍需要降压药物控制,原因可能系病程较久,心脏肥厚,血管硬化较重等造成血压升高。有报道称治愈率达 90%,但远期治愈率仅为 69%。对 PAH 患者做肾上腺次全切除术的效果不如腺瘤效果好,只有一部分患者病情得到缓解,对病情不能缓解或一度好转后又复发者,宜采用药物治疗。APC 首选手术治疗,术后 5 年生存率 15% ~47%,术后可用顺铂进行化疗。

2. 药物治疗

凡确诊 IHA、GRA 或不愿手术、不能耐受手术的 APA 患者均可用药物治疗。

(1)醛固酮拮抗剂。螺内酯是治疗原醛症的首选药物,它在远曲小管远端和皮质集合管与肾小管细胞胞浆及核内的受体结合,与醛固酮竞争抑制,干扰醛固酮的作用,抑制钠的重吸收并减少钾的分泌,拮抗醛固酮保钠排钾的作用,最终缓解由醛固酮增多所致体内水钠潴留进而有效循环血量增加而引发的血压升高。但螺内酯并不影响醛固酮的分泌,当体内醛固酮过多时,螺内酯作用特别明显,但血浆中的醛固酮浓度基本没有变化。目前不主张大剂量应用醛固酮拮抗剂螺内酯,维持剂量以 10 ~20 mg/天为宜,以避免副作用。阿米洛利(Amiloride)2.5 ~7.5 mg /天。开始以最小剂量,数周后增加剂量。用药期间应监测血钾和肌酐水平,为避免高血钾可以与噻嗪类排钾利尿剂联合应用。依普利酮也可应用。

(2)钙离子通道拮抗剂。可抑制醛固酮的分泌,并能抑制血管平滑肌的收缩,减少血管阻力,降低血压。

(3)ACEI。可使醛固酮分泌减少,改善钾的平衡并使血压下降。与螺内酯联合应用时,可能会引起高钾血症。

(4)糖皮质激素。地塞米松对 GRA 患者有效。但用药期间应定期检测电解质的变化,观察药物的副作用。

第十六章　嗜铬细胞瘤

一、概述

嗜铬细胞瘤是一种起源于肾上腺嗜铬细胞的肿瘤,可以生成一种或多种儿茶酚胺类物质,如肾上腺素、去甲肾上腺素和多巴胺。极少数情况下这种肿瘤没有生物学活性。副神经节瘤是一种起源于肾上腺外嗜铬细胞(脊柱旁交感神经节,胸部、腹部、骨盆)。同样,其可起源于副交感神经节(颈部及颅底的舌咽神经、迷走神经)后者不制造儿茶酚胺类物质。80% ~85%的嗜铬细胞肿瘤是嗜铬细胞瘤,15% ~20%是副神经节瘤,它们统称为 PPGL。

二、流行病学

嗜铬细胞瘤的患病率,因地区及统计方法的不同亦报告不一。据国外的最新文献报道,合并有高血压的 PPGL 在普通门诊占 0.2% ~0.6%,尸检证明未被诊断的病人占 0.05-0.1%,儿童高血压患者,PPGL 发生率约 1.7%,肾上腺意外瘤(影像学)将近 5%证实为嗜铬细胞瘤。PPGL 患者约 1/3 由于基因突变(遗传的突变表现在身体每个细胞中),遗传倾向的 PPGL 多表现为多病灶的疾病,并且年龄较轻。嗜铬细胞瘤可发生在任何年龄,男性较女性略多,其发病高峰为 20 ~50 岁。儿童约占 10%,越是低龄的患者,家族性、多发性、肾上腺外、恶性肿瘤的可能性越大,临床往往表现为持续性高血压。

嗜铬细胞瘤临床表现变异性很大,易与原发性高血压、惊恐发作、甲状腺功能亢进等相混淆,加之其诊断技术的限制,使得嗜铬细胞瘤漏诊率较高。Lie 等于 1980 年对 Maye 在 1928 ~1977 年间的尸检发现的 54 例嗜铬细胞瘤进行分析,仅 13 例生前被确诊,在被漏诊的 41 例患者中,其中 30 例的死亡与嗜铬细胞瘤发作有关。另外 1986 年瑞典的一组资料表明,439 例嗜铬细胞瘤患者中有 184 例是在尸检时发现的,比例达 40%。虽然近年来医生对嗜铬细胞瘤的认识及嗜铬细胞瘤诊断技术不断提高,但仍会有部分嗜铬细胞瘤患者被遗漏,所以嗜铬细胞瘤实际的发病率可能要高于目前的报道。

三、病理及病理生理

1. 儿茶酚胺的生理效应

交感神经系统的细胞起自原始的神经嵴,最初的干细胞叫作交感神经原细胞。交感神经原细胞由中枢神经系统迁移到主动脉后的位置,经分化成为交感神经细胞及嗜铬母细胞,进一步分化演变为交感神经节细胞及嗜铬细胞。

嗜铬细胞主要分布在肾上腺髓质,它们也可以出现在沿交感神经干分布的交感神经节和副交感神经节上及主动脉前分支旁的嗜铬体上。这些细胞可被重铬酸盐染成棕色，故称为嗜铬细胞。细胞胞浆内有大量嗜铬颗粒，它们在电镜下表现为大小不等的囊泡，嗜铬颗粒囊泡主要分泌和储存儿茶酚胺。嗜铬细胞利用食物中存在的苯丙氨酸和酪氨酸合成儿茶酚胺（catecholamine，CA），即肾上腺素（epinephrine，E）、去甲肾上腺素（norepinephrine，NE）和多巴胺（dopamine，DA）。肾上腺素主要由肾上腺髓质产生，而去甲肾上腺素主要分布在周围交感神经和中枢神经系统，多巴胺在脑组织特别是基底核和正中隆突的浓度最高。儿茶酚胺的合成途径有多种合成酶参与，其中催化酪氨酸转化为多巴的酪氨酸羟化酶是儿茶酚胺合成的限速酶。儿茶酚胺的合成代谢途径见图 16-1。

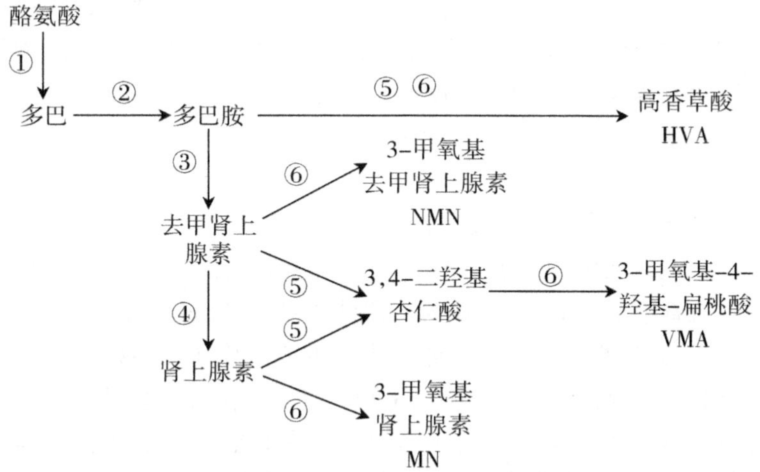

① 酪氨酸羟化酶（TH）；② 多巴脱羧酶（AADC）；③ 多巴胺 β-羟化酶（DBH）；④ 苯乙醇胺-N-甲基转移酶（PNMT）；⑤ 单胺氧化酶（MAO）；⑥ 儿茶酚-O-甲基转移酶（COMT）

图 16-1　儿茶酚胺的合成代谢途径

儿茶酚胺可以影响所有组织的多种功能，对于维持正常血压及很多生理功能是必不可少的。肾上腺素和去甲肾上腺素是很强的非选择性 α 受体激动剂及非选择性 β 受体激动剂，其中，肾上腺素与肾上腺素能受体的亲和力高于去甲肾上腺素。多巴胺对 α 和 β-1 肾上腺素能受体有较弱的激动活性，但当多巴胺的剂量增加时，α 和 β-1 受体均被刺激，从而使血管收缩、血压升高。

肾上腺素能受体分为 α-1、α-2、β-1、β-2、多巴胺-1（DA-1）及多巴胺-2（DA-2）肾上腺素能受体亚型。α-1 肾上腺素能受体是在突触后并位于效应组织上，刺激后可使血管收缩、血压升高、瞳孔扩大、小肠运动迟缓或子宫收缩。突触前 α-2 肾上腺素能受体受刺激时可抑制去甲肾上腺素分泌。β-1 肾上腺素能受体受刺激时使心脏产生正性肌力作用和变时反应、脂肪分解、肾脏分泌肾素增加。β-2 肾上腺素能受体受刺激时，使支气管扩张、骨骼肌血管舒张、糖原分解、子宫和小肠平滑肌舒张。刺激 DA-1 受体可使血管舒张。交感神经末梢突触前 DA-2 受体受刺激后可抑制去甲肾上腺素释放；交感神经节上 DA-2 受体被刺激后可抑制神经节的传导；而激活大脑 DA-2 受体可致呕吐并抑制泌乳素释放。

儿茶酚胺通过刺激不同部位靶细胞膜上各自不同的受体，可以发挥不同的生理学效应。了解儿茶酚胺的生理效应，才能更好地明确嗜铬细胞瘤变化多端的临床表现。

去甲肾上腺素多兴奋 α 受体，其效应为收缩血管，增高收缩压及舒张压，促进糖原分解，汗液分泌增加。肾上腺素兴奋 β 受体的作用更为突出，其效应为心率增快、心肌收缩力增强、心排血量增加、收缩压升高，在低浓度时对舒张压无影响，而增高浓度后却使舒张压下降，还可使平滑肌扩张、糖原分解、胰岛素分泌增加。多巴胺兴奋多巴胺受体，有时使血管扩张，血压下降。

肾上腺髓质嗜铬细胞可产生肾上腺素和去甲肾上腺素，以后者为主。极少数只分泌肾上腺素，家族性者可以肾上腺素为主，尤其在早期肿瘤较小时。有一部分小的、能快速转化儿茶酚胺的瘤体只分泌去甲肾上腺素。肾上腺外的嗜铬细胞瘤，除主动脉旁嗜铬体所致者外，只产生去甲肾上腺素，不能合成肾上腺素，因为将去甲肾上腺素转变为肾上腺素的苯乙醇胺 N-甲基转移酶需要高浓度的皮质醇才能激活，只有肾上腺髓质及主动脉旁嗜铬体才具备此条件。

2. 嗜铬细胞瘤

嗜铬细胞瘤的分泌形式复杂多变，使得其临床表现亦变化多端。有些瘤体持续释放大量儿茶酚胺，可导致持续性高血压。去甲肾上腺素分泌占主导地位的肿瘤，更多地表现为 α 受体介导的血管收缩反应，常表现为持续性高血压，舒张压升高明显。肾上腺素分泌占主导地位的肿瘤，更多地表现为 β 受体介导心脏刺激作用，表现为收缩压升高、出汗和震颤。仅分泌肾上腺素的肿瘤可能表现为低血压而非高血压。较均衡分泌肾上腺素及去甲肾上腺素的肿瘤，易表现为发作性高血压。应注意的是，以分泌肾上腺素为主的嗜铬细胞瘤患者，不能首先使用 β 受体阻滞剂，否则 α 受体介导的血管收缩反应失去了 β-2 受体介导的血管扩张作用的拮抗，血压进一步升高，可能出现高血压危象。

神经嵴细胞的发育与其他内分泌腺体的发育关系密切，所以嗜铬细胞瘤除分泌肾上腺素及去甲肾上腺素外，尚可产生多种肽类激素，这些肽类激素可引起嗜铬细胞瘤中一些不典型症状。嗜铬细胞瘤分泌的肽类激素及其相关表现见表 16-1。

表 16-1　嗜铬细胞瘤分泌的肽类激素及其相关表现

肽类激素	表现
肾素	血管收缩
垂体腺苷酸环化酶活性多肽	血管扩张，白介素-6 释放
甲状旁腺激素	高钙血症
Y 神经肽	血管收缩、面色苍白
胃动素	腹泻
白细胞介素-6	发热
胰岛素样生长因子 II	与肿瘤生长有关
人生长激素释放激素	肢端肥大症
红细胞生成素样因子	红细胞增多症

续表

肽类激素	表现
脑啡肽	便秘
内皮素	血管收缩
嗜铬粒蛋白 A	—
血管紧张素转换酶	高血压
肾上腺髓质素	血管扩张，低血压
生长抑素	便秘
舒血管肠肽	面部潮红，腹泻，低血压
心钠素	多尿，低血压
降钙素基因相关肽	血管扩张
P 物质	面部潮红
促肾上腺皮质激素释放激素	高皮质醇血症
促肾上腺皮质激素	高皮质醇血症

嗜铬细胞瘤还可分泌一种水溶性蛋白——嗜铬粒蛋白 A（chromogranin A，CGA）至血中，CGA 是一种酸性可溶性单体蛋白，在血中测得此高浓度物质，可协助诊断。Giovanella 等发现 CGA 水平与肿瘤大小相关，诊断嗜铬细胞瘤的敏感性、特异性和准确性分别为 95%、96% 和 96%，也可于术后随访。

90% 的嗜铬细胞瘤是单发的。瘤体包膜多较完整，肿瘤大小不一，大多数肿瘤直径小于 10 cm，多为 2 ~ 4 cm，重量一般多为 10 ~ 100 g，有瘤体重量超过 1 000 g 的报道。形状多为圆形或椭圆形，偶呈哑铃型。表面光滑，切面呈颗粒状，肿瘤较大时瘤体内常有局灶性或大片状出血、坏死、囊性变或钙化。显微镜下肿瘤细胞呈多角形，可有菱形，直径 15 ~ 45 μm，排列紧密成细胞巢或索，胞质丰富；电子显微镜下可见大量富含肾上腺素及去甲肾上腺素的细胞分泌颗粒，易被重铬酸钾染色。

与肾上腺嗜铬细胞瘤相比，肾上腺外嗜铬细胞瘤更可能是恶性的。恶性肿瘤一般较良性肿瘤大，呈分叶状，肿瘤生长一般缓慢，生存期可以较长。但是临床上鉴别良、恶性嗜铬细胞瘤是比较困难的。无论在组织学方面还是生化方面，恶性嗜铬细胞瘤均缺乏特异性指标。诊断主要取决于无嗜铬细胞的组织内出现转移病灶、肿瘤包膜浸润及血管中肿瘤细胞栓子形成等。转移灶最常见于骨骼、肝脏、淋巴结、肺、大脑、肾脏、网膜等。但发现这些改变时往往已属疾病的较晚时期。近年来由于分子生物学研究的进展，已发现恶性嗜铬细胞瘤的发生与 DNA 倍体有关，DNA 二倍体的肿瘤多为良性，而 DNA 非整倍体和四倍体则与恶性嗜铬细胞瘤的发病率和死亡率有密切关系。恶性嗜铬细胞瘤患者嗜铬粒蛋白 A 水平通常显著升高。嗜铬细胞瘤患者血浆多巴胺浓度明显增高，则提示肿瘤为恶性的可能性大。内啡肽、神经元特异性烯醇化酶存在于交感神经系统的神经元、嗜铬细胞瘤以及某些肿瘤患者的血浆中。良性嗜铬细胞瘤患者的血浆神经特异性烯醇化酶（NSE）水平正常,半数恶性嗜铬细胞瘤患者中却明显增高,测定血浆 NSE 水平可用于鉴别良、恶性嗜铬细胞瘤。瑞金医院内分泌科的研究小组通过多重链接探针扩增技术(MLPA)的方法,扫描分析了良、恶性嗜铬细胞瘤基因组水平的改变情况,发现与良性嗜铬细胞瘤患者相比,恶性嗜铬细胞瘤组织中染色体 17q21 区域癌症相关蛋白 ERBB2 存在大量表达,而在正常嗜铬组织中没有检测到 ERBB2 蛋白的存在。因此认为 ERBB2 蛋白也是嗜铬细胞瘤诊断及良、恶性鉴定的候选标志之一。

四、临床表现

如前所述,嗜铬细胞瘤的临床表现主要是由于瘤体分泌释放大量的儿茶酚胺所致。由于肿瘤分泌儿茶酚胺的量、比例及分泌节奏的复杂多变,使得嗜铬细胞瘤的临床表现多种多样。随着诊断技术发展,不典型嗜铬细胞瘤的检出率升高。超过 10% 的患者是在体检时发现的。嗜铬细胞瘤多种临床表现的发生频率见表 16-2。

表 16-2　嗜铬细胞瘤临床表现发生频率

症状	发生频率
头痛	60% ~90%
心悸	50% ~70%
出汗	55% ~75%
面色苍白	40% ~45%
恶心	20% ~40%
面红	10% ~20%
体重下降	20% ~40%
疲乏	25% ~40%
精神症状(焦虑、惊恐)	20% ~40%
持续性高血压	50% ~60%
发作性高血压	30%
体位性低血压	10% ~50%
血糖升高	40% ~60%

1. 高血压

90% ~95% 的嗜铬细胞瘤患者出现高血压,血压增高是本病最主要的症状。由于肿瘤分泌肾上腺素及去甲肾上腺素的方式不同,高血压可表现为阵发性、持续性或在持续性高血压的基础上阵发性加剧。50% 的患者表现为持续性高血压阵发性加重。血压波动性大是嗜铬细胞瘤患者的显著特点,这是独立于血压升高之外的心血管危险因素。

嗜铬细胞瘤患者的高血压应用常规降压药物效果不好,但对 α 肾上腺素能受体阻滞剂的反应良好,钙通道阻滞剂亦有效。

(1)阵发性高血压。

阵发性高血压是嗜铬细胞瘤的特征性表现,这是众多教科书及文献重点讲述的。但阵发性高血压并不是嗜铬细胞瘤诊断的必备条件,同时并非所有具有阵发性高血压表现的患者一定是嗜铬细胞瘤。约40% ~50%的嗜铬细胞瘤患者有血压阵发性升高的表现,但发作间歇期血压正常的患者相对少见。多数患者表现为持续性高血压阵发性加重。发作主要是由于较多的儿茶酚胺间歇地进入血循环所致。诱发因素可为情绪激动、体育运动、体位改变、压迫腹部、吸烟、创伤、大小便、灌肠、腹膜后充气造影及麻醉诱导期等。

血压骤然升高,收缩压可达200 ~300 mmHg,舒张压可达130 ~180 mmHg,患者可出现剧烈头痛、面色苍白、大汗、心动过速、恐惧感及呕吐等。发作严重者可出现高血压脑病、失明、急性左心衰竭或脑血管意外等。发作频率多少不一,多者一日数次,少者数月一次。随着病程演进,发作渐频,时间渐长,可由数周或数月发作一次逐渐缩短为每天发作数次或十余次。有研究表明,瘤体囊性程度高者多表现为阵发性高血压。

(2)持续性高血压。

嗜铬细胞瘤患者使用一般降压药效果不佳,但α受体阻滞剂、硝普钠效果好,有效控制血压的同时,对其他伴发症状亦有较好的缓解作用。同时伴有比较明显的交感兴奋、高代谢、焦虑等表现,如多汗、心动过速、低热、体重下降、烦躁等。血压波动大,可骤然降低。部分患者病情发展迅速,呈急进型恶性高血压过程。对于具有上述表现的高血压患者应考虑到嗜铬细胞瘤的可能,如上述情况见于儿童或青年人,则更要想到本病的可能性。

2. 低血压

嗜铬细胞瘤患者的低血压,可有多种表现形式。机体有效循环血量减少是其主要原因。长期过量儿茶酚胺的刺激引起外周血管强烈收缩,血管床容积减少,微血管管壁缺氧,通透性增高,血浆外渗,血容量绝对不足。细胞外液也有明显减少。患者有效循环血容量减少可达40%。血红细胞压积升高可敏感地反应机体有效循环血容量减少。

嗜铬细胞瘤患者常出现明显的体位性低血压,表现为患者直立位时血压下降伴头晕、心悸、出汗等。发生体位性低血压的原因,可能与血容量减少、肾上腺素能受体调节下降、外周血管对去甲肾上腺素反应下降等多因素有关。嗜铬细胞瘤患者接受α受体阻滞剂及扩容治疗后,血容量恢复正常,血压降低,体位性低血压亦明显减轻。

部分患者会出现较严重的持续性低血压,甚至休克。原因有以下几点:肿瘤出血、坏死,儿茶酚胺释放锐减或骤停,血管扩张,有效循环容量不足;心室颤动等严重心律失常或心力衰竭、心肌梗死等使心排血量锐减,导致心源性休克;肿瘤主要分泌肾上腺素,兴奋肾上腺素能β受体,促使周围血管扩张;肿瘤同时分泌多巴胺,多巴胺扩张周围血管;有效血容量减少;α受体阻滞剂应用。近年发现嗜铬细胞瘤可分泌一种降血压的神经肽——肾上腺髓质(adrenalmedulla),低血压的发生是否与此肽有关尚有待证实。高血压和低血压交替发生,可能与肿瘤释放的缩血管物质(去甲肾上腺素、肾上腺素)和舒血管物质(肾上腺髓质素)的比例变化有关。对于伴发直立性低血压、原有高血压而突然血压下降或高血压与低血压交替发生的患者,如原因不明应考虑嗜铬细胞瘤的可能性。

3. 头痛、心悸、多汗

嗜铬细胞瘤高血压发作时最常见的伴发症状为头痛、心悸、多汗。严重的前额或枕部持续性或搏动性头痛，疼痛剧烈往往难以忍受，或伴恶心、呕吐。心率增快，多为窦性心动过速，患者经常伴有情绪反应和惊恐发作。近半数患者基础代谢率增加，但血清甲状腺素水平及甲状腺摄取131I 率均正常。代谢亢进可引起患者多汗、消瘦和低热。患者平时怕热或多汗，穿着较周围人明显单薄。阵发性高血压发作时大汗淋漓，但同时面色苍白、四肢发凉。体温有时可达 38 ~ 39℃，并伴有白细胞增高而被误诊为感染性疾病。

头痛、心悸、多汗被称为嗜铬细胞瘤三联症，是嗜铬细胞瘤特征性表现。有报道认为，其诊断嗜铬细胞瘤的特异性可达 92% ~ 94%。应该注意的是，并非所有嗜铬细胞瘤患者均同时具有上述典型表现，甚至部分嗜铬细胞瘤患者并不具备上述任何一种表现。同时，一些其他疾病如惊恐发作也可以具有极其相似的临床表现。

嗜铬细胞瘤患者往往有明显的焦虑、紧张、烦躁表现，在发作性高血压出现时甚至伴有恐惧或濒死感、晕厥、抽搐、症状性癫痫发作等。

4. 其他临床表现

(1) 腹部肿块。

约 15% 的病例可在中上腹部触及肿块，个别肿块可很大，如瘤体内有出血或坏死时则在相应部位出现疼痛等症状，出血多时可有血压下降。瘤体自发破裂可导致急腹症。在给高血压患者做腹部检查发现肿块时，尤其是轻轻按压腹部肿块使血压明显升高时，应高度怀疑嗜铬细胞瘤可能。但应注意，按压肿瘤时有可能诱发高血压症候群甚至高血压危象发作，应准备好抢救药品及物品。如肿瘤位于盆腔或直肠附近，用力排大便时腹压增加可诱发高血压发作。恶性嗜铬细胞癌亦可转移至肝脏，引起肝大。

(2) 内分泌、代谢紊乱。

肾上腺素和去甲肾上腺素在体内可促进糖原分解，对抗内源或外源性胰岛素的降血糖作用，故嗜铬细胞瘤患者通常还伴随有胰岛素分泌功能的降低。空腹血糖超过正常者约占 60% 左右，也有合并糖尿病酮症酸中毒的报道。脂肪分解加速，游离脂肪酸升高，半数病人呈高脂血症。肿瘤异位分泌 ACTH、CRH、GHRH 也可干扰血糖、脂肪代谢。血糖、血脂代谢紊乱易诱发动脉粥样硬化。有的患者可出现糖耐量减低或糖尿病，甚至发生糖尿病酮症酸中毒。

少数患者可出现低钾血症，可能与儿茶酚胺促使钾离子进入细胞内及促进肾素、醛固酮分泌有关。部分患者出现高钙血症，可能与肿瘤分泌甲状旁腺激素相关肽有关。患者的甲状旁腺功能正常。部分嗜铬细胞瘤患者因分泌促肾上腺皮质激素而表现为 Cushing 综合征，其分泌的 ACTH 与肺癌及其他肿瘤所分泌的 ACTH 有所不同。

(3) 心脏表现。

长期高浓度儿茶酚胺可直接损害心肌引起儿茶酚胺性心肌病，心肌细胞出现灶性坏死、变性、心肌纤维化，而残留的心肌细胞层代偿性增生、肥大，心室壁增厚，心肌收缩力下降。儿茶酚胺也可增加心肌的耗氧量，以及持续高血压的影响均进一步加重了心肌损害。临床上常表现为：多种心律失常，如期前收缩、阵发性心动过速甚至室颤；发生心肌缺血或心肌梗死；心肌肥厚、心脏扩大，出现心力衰竭。瘤细胞分泌的舒血管肠肽、肾上腺髓质素等肽类激素对心肌也有毒性作用。另外儿茶酚胺可直接作用于肺部血管，使其毛细血管网通透性增加，出现非心源性肺水肿。

（4）消化系统。

高血压发作时患者常有恶心、呕吐等胃肠道症状。长期高浓度儿茶酚胺使肠蠕动减慢及张力减弱而出现便秘、结肠扩张，甚至肠梗阻。还可发生胃肠道壁内血管增殖性或闭塞性动脉内膜炎而致肠坏死、出血、穿孔，出现腹痛、肠梗死、溃疡出血、穿孔、腹膜炎等症状。30%的患者可合并胆石症，与儿茶酚胺减弱胆囊收缩力、增强 Oddi 括约肌张力，使胆汁贮留有关。分泌舒血管肠肽过多可导致严重的腹泻及水、电解质平衡紊乱。

（5）泌尿系统。

长期血压中重度升高可发生肾功能减退，出现蛋白尿、血肌酐升高。如果肿瘤较大并与肾脏紧邻时易并发肾动脉狭窄，原因可能有肾脏位置下移、瘤体压迫肾动脉或肿瘤直接浸润等，另外儿茶酚胺长期升高引起肾动脉痉挛性收缩，动脉壁发生纤维性变及增生也是重要原因。有发生急性肾功能衰竭病例的报道。可能的机制有：大量儿茶酚胺造成循环血容量及肾小球灌注量显著减少，肾血管强烈收缩；剧烈呕吐；长期高血压肾脏损害等。

（6）血液系统。

由于嗜铬细胞瘤可分泌红细胞生成素样因子导致红细胞增多症。另外，在大量肾上腺素作用下，周围血中白细胞也常增多。

5. 家族综合征

（1）多发性内分泌腺肿瘤综合征 2 型（mutipleendocrineneoplasia，MEN-2）。

多发性内分泌腺肿瘤综合征（MEN）表现为多种内分泌病变的组合，可为良性或恶性肿瘤。临床表现由异常分泌激素的种类而定，可以分成三种类型，有时这些类型互有重叠。其中 MEN-2 与嗜铬细胞瘤有关。MEN-2 可分为两种独立的综合征：MEN-2A 和 MEN-2B。前者又称为 Sipple 综合征，主要表现为甲状腺髓样癌、嗜铬细胞瘤和甲状旁腺增生或腺瘤等。MEN-2B 主要表现为甲状腺髓样癌、嗜铬细胞瘤、多发性黏膜神经瘤及先天性巨结肠等。MEN-2 的发病机制是由于 RET 原癌基因发生突变所致。50%的患者出现嗜铬细胞瘤，均为肾上腺内肿瘤，半数以上的患者为双侧肾上腺同时或先后受累。大多为良性，不发生转移。肿瘤通常以分泌肾上腺素为主，血压升高往往不明显，易伴有直立性低血压，若同时分泌去甲肾上腺素，则可表现为血压重度升高。在嗜铬细胞瘤出现的同时或先后可出现甲状腺髓样癌、甲状旁腺功能亢进症等。甲状腺髓样癌多为首选出现的肿瘤。对于 MEN-2 患者的家族成员应进行基因检测。为诊断嗜铬细胞瘤，应定期检测血浆甲氧基肾上腺素。

（2）Von Hippel Lindau 综合征（VHL 综合征）。

VHL 综合征是一种少见的多系统遗传性肿瘤性综合征，主要表现为中枢神经系统血管网状细胞瘤、视网膜血管瘤、肾细胞癌、嗜铬细胞瘤以及胰、肾、附睾等器官囊肿或肿瘤。11% ~19%的 VHL 综合征患者合并嗜铬细胞瘤。大多数患者双侧肾上腺受累，血压升高明显，也有 1/3 的嗜铬细胞瘤患者血压正常。

（3）Ⅰ型神经纤维瘤病（neurofibromatosis type 1，NF-1）。

神经纤维瘤病是一种由于神经嵴细胞异常导致的多系统损害的常染色体显性遗传

病。其中 NF-1 又称 Von recklinghausen 病，临床特征为皮肤淡褐色斑块、腋窝腹股沟雀斑、多发性神经纤维瘤、神经胶质瘤、虹膜错构瘤及骨发育障碍等。0.1% ~5% 的 NF-1 患者发生嗜铬细胞瘤，但在合并高血压的 NF-1 患者中发生嗜铬细胞瘤的概率达 50%。嗜铬细胞瘤多为单发。

(4)家族性副神经节瘤。

常见颈动脉体瘤、嗜铬细胞瘤及多发性神经节瘤。

(5)结节性硬化症。

结节性硬化症以多发性皮脂腺瘤样面痣和智力减退为特征，可同时伴有多发性纤维瘤病、癫痫发作，也常见脑血管畸形和囊肿。可并发嗜铬细胞瘤。

(6)Sturge Weber 综合征。

Sturge Weber 综合征又称三叉神经多发性血管瘤，以沿三叉神经走向部位的面部血管瘤为其特点，并伴有脑及脑膜血管畸形，可并发嗜铬细胞瘤。

五、实验室检查

1. 儿茶酚胺及其代谢产物的测定

测定血浆和尿液中儿茶酚胺及其代谢产物的浓度对于嗜铬细胞瘤的定性诊断具有十分重要的意义。

(1)血、尿 MN、NMN 测定。

目前，血浆游离钾氧基肾上腺素，包括3-甲氧基肾上腺素(metanephrine，MN)及3-甲氧基去甲肾上腺素(normetanephrine，NMN)是确定和排除嗜铬细胞瘤诊断最好的试验方法，其敏感性及特异性可分别高达 99% 及 89%。血 MN、NMN 上升达正常值的 3 ~5 倍，嗜铬细胞瘤的诊断特异性可达 100%。2001 年，Eisenhofer 报道 82% 的嗜铬细胞瘤患者血浆 MN 测定值在正常值的 5 倍以上。肾上腺嗜铬细胞瘤以 MN 增高多见，而肾上腺外的嗜铬细胞瘤以 NMN 增高多见，这与肾上腺外肿瘤缺乏苯乙醇胺-N-甲基转移酶有关。血 MN、NMN 测定敏感性高，在相关症状和体征出现之前，往往就已升高，这就提供了嗜铬细胞瘤早期诊断的可能，尤其对于肿瘤体积较小、分泌儿茶酚胺量少的患者。

MN 及 NMN 分别是肾上腺素和去甲肾上腺素的中间代谢产物，是由儿茶酚胺-O-甲基转移酶(COMT)催化生成的。正常情况下，大部分 MN、NMN 是在肾上腺髓质内形成并进入血循环的。而嗜铬细胞瘤患者，90% 以上的 MN 和 NMN 是由嗜铬细胞瘤组织产生的。嗜铬细胞瘤细胞内含有大量的 COMT，导致细胞内儿茶酚胺大量转化为 MN 和 NMN 并释放入血。嗜铬细胞瘤患者血浆内 MN 和 NMN 水平与细胞内儿茶酚胺水平关系更加密切，而与血浆内儿茶酚胺关系不大。

交感神经兴奋产生的去甲肾上腺素以及嗜铬细胞瘤发作性的儿茶酚胺释放增多不会引起 MN 和 NMN 的明显增加。与儿茶酚胺相比，MN 和 NMN 有以下特点：呈持续性释放；其浓度与肿瘤体积密切相关；儿茶酚胺分泌的短期变化对其影响不大，在发作间歇期的浓度与发作时的浓度无明显差别，留取标本时不受症状是否发作的限制；其半衰期较长，波动小；不易受药物及其他因素影响。近年有报道，血肾上腺素与游离 3-甲氧基肾上腺素的比值对嗜铬细胞瘤的诊断亦有一定的价值。

2014年6月7日，美国内分泌学会（The Endocrine Society）发布"嗜铬细胞瘤和副神经节瘤诊治临床实践指南"。推荐对于PPGLs最初的生化检测为血浆游离MN类物质和尿液游离MN类物质。对于PPGL进行生物化学的诊断，推荐使用液相色谱串联质谱或者电化学方法测定，不推荐其他实验室方法。检测血浆游离去甲肾上腺素，建议抽取患者卧位血，并且在同一个体位抽血作为对照。直立体位刺激去甲肾上腺素释放，加快其代谢为NMN的速度。Lender等人研究了60个原发性高血压病人，取样（坐位和仰卧30分钟后）。仰卧位NMN较坐位下降，坐位抽血易导致假阳性。立位时，血浆MN浓度高于仰卧体位在其他实验中也得到证实，当病人在坐位时抽血考虑阳性时，应该重复测量仰卧位数值。建议对于生化检测值阳性的患者，应该追踪随访，根据其增高的程度及临床表现。

尽管血浆、尿液游离MN诊断敏感性较高，但不是所有的阳性结果都证明肿瘤存在。比较难的问题是检测结果处于临界值，绝大部分患者是没有瘤的。但是PPGL患者的1/4处于这种水平。一方面由于不合适的取样，体位的原因。如果重复试验后结果仍然升高，可考虑行可乐定抑制试验，其敏感性97%，特异性100%。另外，一些药物也会影响检测结果（表16-3）。

表16-3　一些会引起血液或尿液假阳性的药物

	血液		尿液	
	NMN	MN	NMN	MN
对乙酰氨基酚a	++	-	++	-
拉贝洛尔a	-	-	++	++
索他洛尔a	-	-	++	++
甲基多巴a	++	-	++	-
三环类抗抑郁药b	++	-	++	-
丁螺环酮a	-	++	-	++
酚苄明b	++	-	++	-
单胺氧化酶抑制剂b	++	++	++	++
肾上腺受体激动剂b	+	+	+	+
可卡因b	++	+	++	+
柳氮磺胺吡啶a	++	-	++	-
左旋多巴c	+	+	++	+

注：a. 检测方法干扰，包括LC-ECD（液相色谱-电化学检测）；
b. 药理作用导致的升高，所有检测方法均受影响；
c. 使用LC-ECD法分析时，药理作用的干扰。

（2）血、尿儿茶酚胺及尿VMA或HVA测定。

血、尿儿茶酚胺测定的敏感性及特异性均低于血尿MN、NMN测定。多数嗜铬细胞瘤患者在发作或不发作时血、尿儿茶酚胺均明显增高，但部分阵发性高血压患者不发作时血、尿儿茶酚胺水平可正常，故收集标本应在高血压发作时进行，并与次日不发作时的同样时间和同样条件下进行比较，可以提高诊断的敏感性。有的患者需多次测定。也有建议应在发作间期留取标本，诊断的特异性更好。

正常人尿儿茶酚胺排泄量呈昼夜周期性变化，即白昼的排泄量高于夜间，并在活动时排量增多。由于尿儿茶酚胺排出量受尿量和肾功能的影响，特别与肌酐清除率有关，因此在测定尿儿茶酚胺的同时应测定肌酐值进行校对。

3-甲氧基-4-羟基-扁桃酸(vanillyl mandelic acid，VMA)是肾上腺素和去甲肾上腺素的最终代谢产物。高香草酸(homovanillic acid，HVA)是多巴胺的降解终产物。尿 VMA 及 HVA 测定诊断嗜铬细胞瘤的敏感性和特异性均不及尿儿茶酚胺。同时测定血、尿儿茶酚胺及其代谢产物的水平可增加诊断的准确性。

血、尿儿茶酚胺及尿 VMA 或 HVA 测定可能受到多种生理、病理因素及药物的影响。急性应激状态包括颅内高压、急性心肌梗死、休克、低血糖、血管造影或剧烈运动等可使血、尿儿茶酚胺明显升高。多种药物或食物可影响血、尿儿茶酚胺及其代谢产物的排泄或测定结果。使测定值偏高的有红霉素、奎尼丁、尼古丁、水合氯醛、氯丙嗪、阿司匹林、对乙酰氨基酚、拉贝洛尔、异丙肾上腺素、左旋多巴、甲基多巴、茶碱、乙醇、香蕉、拉贝洛尔、硝酸甘油、硝普钠及钙离子拮抗剂等，食用含香草醛的食物或药物及突然停用可乐定亦可升高测定值。相反，单胺氧化酶抑制剂、溴隐亭、利舍平及放射造影剂等可使测定值降低。神经母细胞瘤和神经节细胞瘤也可产生儿茶酚胺，应注意鉴别。

2. 药理试验

随着血、尿儿茶酚胺及其代谢产物测定的广泛应用，尤其是血 MN 及 NMN 测定的开展，用于诊断嗜铬细胞瘤的药理实验已逐步被取代。

(1)激发试验。

适用于临床上疑诊为嗜铬细胞瘤的阵发性高血压患者，在其血压正常时或较长时间未能观察到症状发作而不能排除或确诊的患者。该类试验有一定危险性，应严格掌握适应证。试验过程中患者可能因血压急骤升高，有导致脑血管意外、心肌梗死、急性心衰、严重心律失常(如室颤)的可能，因此应严密监护血压、心电等，准备好酚妥拉明注射液和除颤器，以防意外。

(2)抑制试验。

适用与持续性高血压、阵发性高血压发作期或上述激发试验阳性的患者，当血压≥170/110 mmHg 时，可做抑制试验进一步明确诊断。常用的抑制试验有酚妥拉明试验和可乐定试验。

3. 影像学检查

嗜铬细胞瘤一经定性诊断后，应尽快明确定位诊断。肾上腺嗜铬细胞瘤定位诊断并不困难，但肾上腺外肿瘤在体内分布很广，定位尚有一定困难。

(1)CT 及 MRI 扫描。

多数嗜铬细胞瘤大于 2 cm，CT 及 MRI 比较容易识别。CT 扫描为首选的无创性影像学检查，可扫描肾上腺或其他有关部位。螺旋 CT 可以发现直径小于 0.5 cm 的肿块。必要时可以薄层扫描或增强扫描。CT 对肾上腺嗜铬细胞瘤诊断的敏感性可达 93% ~100%，对肾上腺外肿瘤的敏感性稍低，为 90%。有的患者在 CT 扫描过程中由于体位变化或注射照影剂增强显像时，诱发高血压发作，应事先用 α 受体阻滞剂控制高血压，准备好酚妥拉明以增加检查的安全性。在 CT 上嗜铬细胞瘤瘤体显示为边界清楚的圆形或类圆形软组织块影，瘤体 CT 值为 5 ~ 15 HU，增强后瘤实体部分明显增强。肿瘤内常常有坏死、出血或钙化，其密度可不均匀；直径可为数厘米或 20 ~25 cm 不等；恶性者一般瘤体较大，且密度不均，外形不规则，可有周围组织浸润或远处转移。

MRI 优点为不需要注射造影剂，患者不暴露于放射线，同时可以提供冠状面和矢状面的图像，有助于鉴别嗜铬细胞瘤和肾上腺皮质肿瘤，可用于孕妇。

（2）B 超检查。

95% 的肿瘤位于肾上腺内或肾上腺旁，且常为巨大肿瘤，有时可被彩超所发现。对直径 1 cm 以上的肾上腺肿瘤，阳性率较高。瘤体边缘回声增强，内部为均质性低回声，部分较大肿瘤，瘤体内出血和囊变，可呈无回声区。

B 超检查分辨率不高而不易发现较小的肿瘤，敏感性不及 CT，但其具有无创性、价格低廉、方便宜行、易被患者接受等多种优点，可作为嗜铬细胞瘤的初筛定位手段，特别对于发生在腹腔、盆腔、膀胱等肾上腺外部位的肿瘤有较大的诊断价值。当疑诊嗜铬细胞瘤，且未完全排除嗜铬细胞瘤诊断时，不能进行肿块的穿刺，探头的加压力度要适当。

（3）间碘苄胍（metaiodobenzyl guanidine，MIBG）扫描。

MIBG 是一种肾上腺能神经阻滞剂，因其结构与去甲肾上腺素相似，故能被瘤组织的小囊泡摄取并储存。MIBG 用放射性^{131}I 标记后行静脉注射，如为高功能的嗜铬细胞瘤，则^{131}I-MIBG 被瘤细胞摄取而呈现阳性显像，故能对嗜铬细胞瘤同时进行定性和定位诊断。其诊断的敏感性为 78% ~95%，特异性为 90% ~100%。MIBG 同位素扫描对于发现肾上腺外的嗜铬细胞瘤及恶性嗜铬细胞瘤的肾上腺外转移灶有较高的诊断价值，对骨转移能比 X 线更早发现，是目前用于发现肾上腺外嗜铬细胞瘤的最好定位检查。对恶性嗜铬细胞瘤还有治疗作用。

对于激素检查阳性而 B 超、CT、MRI 检查阴性的患者应进行 MIBG 同位素扫描。CT 及 MRI 发现占位亦应进行 MIBG 同位素扫描，以进一步定性诊断，并可发现有无其他病灶。MIBG 同位素扫描也可显示其他的神经内分泌瘤，应注意鉴别。

此项检查操作相对复杂，检查前应服用卢戈氏碘溶液防止甲状腺对^{131}I 的摄取，在静脉注射后 24、48 或 72 小时分别进行扫描。有些药物可减少肿瘤组织对 MIBG 的摄取，而使检查呈现假阴性结果，如拉贝洛尔、利舍平、钙通道阻滞剂、可卡因、三环类抗抑郁药及含苯丙醇胺的交感胺类等，因此应在检查前一周停用。

2014 年“嗜铬细胞瘤和副神经节瘤诊治临床实践指南”推荐^{123}I-MIBG 作为功能学成像模式，因为其敏感性优于^{131}I-MIBG，特别是 SPECT 成像方面。副神经节瘤或者转移性肿瘤包括 SDHx^{123}I-MIBG 相关肿瘤^{123}I-MIBG 劣于 18F-氟代脱氧葡萄糖正电子发射断层扫描（18F-FDG-PET），18F-FDOPA 等。

4. 基因检测

2014 年 6 月 7 日，美国内分泌学会（The Endocrine Society）发布“嗜铬细胞瘤和副神经节瘤诊治临床实践指南”。

① 建议所有的PPGL患者进行基因检测；② 至少1/3的PPGL患者有致病生殖细胞突变，SDHB突变导致40%或者更多的PPGL患者转移；③ 对于有遗传倾向的PPGL，基因诊断有利于早期发现治疗家族中的其他患病者。部分与嗜铬细胞瘤有关的遗传性疾病及相关基因见表16-4。PPGL患者的基因测定见表16-5。

表16-4 部分与嗜铬细胞瘤有关的遗传性疾病及相关基因

综合征	肿瘤或其他特征	染色体	基因
多发性内分泌腺肿瘤	ⅡA型：甲状腺髓样癌、嗜铬细胞瘤	10q11.2	RET
综合征2型（MEN-2）	ⅡB型：甲状腺髓样癌、甲状旁腺功能亢进、嗜铬细胞瘤、其他多发性神经瘤、黏膜神经瘤及先天性巨结肠		
VonHippel-Lindau综合征	中枢神经系统血管网状细胞瘤、视网膜血管瘤、肾细胞癌、嗜铬细胞瘤以及胰、肾、附睾等器官囊肿或肿瘤	3p25-p26	VHL
Ⅰ型神经纤维瘤病（NF-1）	神经纤维瘤、神经纤维肉瘤、脑瘤	17q11	NF1
家族性副神经节瘤	副神经节瘤、颈动脉体瘤、嗜铬细胞瘤	11q23	PGL

表16-5 PPGL患者的基因测定

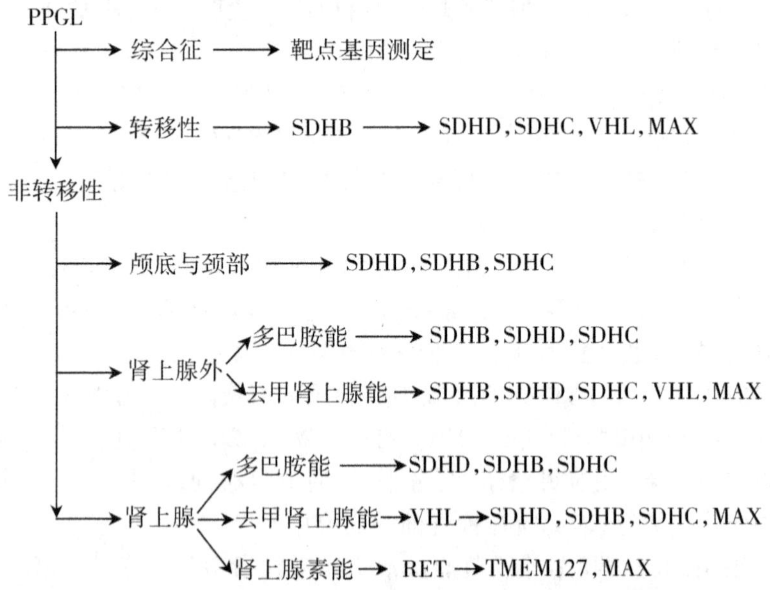

六、诊断

2014年6月7日，美国内分泌学会（The Endocrine Society）发布“嗜铬细胞瘤和副神经节瘤诊治临床实践指南”，提出认识本病的可能性认识本病的体征，临床表现，从而进一步进行生物学检测（表16-6）。

表 16-6

提示 PPGL 可能性的特征
PPGL 的症状和体征，特别是发作性的
一些药物的副作用诱发 PPGL 症状（见表 16-7）
肾上腺意外瘤，伴或不伴高血压
遗传倾向或有综合征特征考虑遗传性 PPGL
既往有 PPGL 病史

表 16-7

药品种类	举例
多巴胺 DA-2 受体阻滞剂（包括止吐剂和抗精神病药物）	甲氧氯普胺，舒必利，氨磺必利，硫必利，氯丙嗪，丙氯拉嗪，氟哌利多
β-受体阻滞剂	普萘洛尔，索他洛尔，噻吗洛尔，纳多洛尔，拉贝洛尔
肾上腺素激动药	麻黄碱，盐酸伪麻黄碱，芬氟拉明，哌甲酯，右苯丙胺
阿片类药物	吗啡，哌替啶，曲马朵
去甲肾上腺素再摄取抑制剂（包括三环类抗抑郁剂）	阿米替林，丙咪嗪
5-羟色胺再摄取抑制剂	帕罗西汀，氟西汀
单胺氧化酶抑制剂	反苯环丙胺，吗氯贝胺，苯乙肼
糖皮质激素	地塞米松，泼尼松，氢化可的松，倍他米松
肽类	ACTH，胰高血糖素
神经肌肉阻滞剂	琥珀酸胆碱，筒箭毒碱，阿曲康安

尽管大多数报道显示 β 受体阻滞剂指非选择性的，但是较大剂量选择性 β 受体阻滞剂会失去其 β-1 选择性而诱发症状出现。

（1）实验室定性诊断阳性结果的患者，应立即通过影像学检查定位肿瘤。肾上腺外肿瘤的寻找和定位是比较困难的。应注意嗜铬细胞瘤有可能是多发或有转移病灶的，应注意肿瘤发生的非典型部位和骨骼、肝脏等易发生转移病灶的部位。首选 CT、MRI 扫描，可以识别肾上腺或腺外肿瘤、转移病灶及明确瘤体与周围组织的关系。B 超易于发现膀胱、心脏等特殊部位的肿瘤。在肾上腺区未发现病灶时，应注意腹膜后腹主动脉旁、膀胱、后纵隔、颅底等部位的扫描。131I- MIBG 扫描能对嗜铬细胞瘤同时进行定性和定位诊断,对于腺外肿瘤和腺外转移病灶的诊断有较高的价值。CT、MRI 扫描与 131I- MIBG 扫描相结合,可以大大提高嗜铬细胞瘤定位诊断的成功率。部分定性诊断阳性或高度怀疑嗜铬细胞瘤的患者,可先行 131I- MIBG 扫描,在此基础上有目的地进行 CT 或 MRI 检查。

不同影像学检查在肾上腺外嗜铬细胞瘤定位诊断中的优势、意义不同,应该根据病情相互结合、取长补短,这样才能进一步提高诊断的成功率,避免漏诊、误诊。对于一些高度疑诊的患者,不能因为一次或某项影像学检查阴性,就放弃诊断和努力。

(2)基因检测:建议所有的 PPGL 患者进行基因检测。

(3)术后随访:嗜铬细胞瘤有复发、转移的可能,早期诊断和治疗可明显改善预后。所有患者术后或治疗期间都应定期复查。一般 6 ~ 12 月查血 MN、NMN 一次。若出现阳性结果,应再次积极寻找病灶。131I- MIBG 扫描也可以用于监测肿瘤的复发或转移。儿童、青年及有家族史的患者更应加强随访。随访还应包括判断有无多发性内分泌腺瘤病的存在。

七、鉴别诊断

(1)原发性高血压。

高交感神经兴奋性的原发性高血压患者,常伴有心悸、多汗、心输出量增加等表现。部分患者血压波动很大,类似嗜铬细胞瘤的发作性高血压,血尿儿茶酚胺可稍升高,临床上容易与嗜铬细胞瘤混淆。这类病人往往伴有明显的焦虑,对血压过度关心,对于血压升高的后果过度忧虑。白大衣效应发生率高。对于高血压患者,特别是血压波动大、对降压药物反应异常或焦虑情绪明显者,应尽可能常规进行 24 小时动态血压监测,有助于判断患者真实的血压状态,避免过度降压。同时具有上述表现的患者应进行血 MN、NMN 的检查,以除外嗜铬细胞瘤。可让患者正确认识自身疾病状态,消除不必要的担心,同时加强心理辅导,部分患者可能需要抗焦虑药物治疗。通过上述措施患者血压大多可以得到良好的控制。

(2)惊恐发作。

惊恐发作表现为以躯体症状为主的焦虑反应突然发作,由于症状出现突然且较重,致使患者担心出现灾难性后果。临床表现多样,并会导致患者原有躯体疾病加重,或增加躯体疾病患病危险。反复多次体格检查和治疗增加了不必要的医药开支,同时也加重了患者的心理负担,引发更多心理问题。

具体表现为:① 病人在日常活动中,突然出现难以忍受的强烈恐惧,好像即将死去(濒死感)或即将失去理智(失控感),伴有心悸、胸闷、胸痛、气急、喉头堵塞窒息感,惊叫、呼救或跑出室外。伴有显著自主神经症状,如过度换气、头晕、多汗、面部潮红或苍白、震颤、手脚麻木、胃肠道不适等,也可有人格解体、现实解体等痛苦体验。② 发作在没有客观危险的环境下出现,或发作无明显而固定的诱因,以致发作不可预测。③ 两次发作的间歇期,除害怕再发作外,没有其他明显症状。④ 发作突然,10 分钟内达到高峰,一般不超过 2 小时。发作时意识清晰,事后能回忆发作的经过,可自行缓解。⑤ 发作频繁,1 个月内至少有 3 次,或者首次典型发作后继之以害怕再发作的焦虑常持续 1 个月以上。⑥

发作并不局限于任何特定的情况或某一类环境(不可预测性),大多数病人在间歇期因担心再次发病而紧张不安,并可出现一些自主神经活动亢进症状,称为预期性焦虑。在发作间歇期,多数病人因担心发作时得不到帮助,因此主动回避一些活动,如不愿单独出门、不愿到人多的场所、不愿乘车旅行等,出门时要他人陪同。

惊恐发作时血压常突然上升,可达 180 ~ 200/100 ~ 120 mmHg 或以上,镇静药物或暗示治疗有效。随着发作缓解,血压亦随之下降。患者发作间期血压可正常或升高。平常血压波动较大,白大衣效应明显,可能与合并焦虑、抑郁有关。动态血压可协助病情判断。部分惊恐发作的患者临床表现酷似嗜铬细胞瘤。根据国外的一项报道,在阵发性血压高的患者中进行嗜铬细胞瘤的筛查,经过血、尿儿茶酚胺及影像学的检查后,大部分的阵发性高血压并不是嗜铬细胞瘤,而是惊恐发作。早期诊断、积极心理辅导并应用抗焦虑药物治疗,大多数患者可以获得满意的疗效,症状可得到基本控制,生活质量改善,社会功能恢复。

除嗜铬细胞瘤外,惊恐发作的诊断还应注意排除因心律失常、甲亢、肺栓塞、短暂性脑缺血发作、低血糖、药物戒断反应和癫痫所致的类似发作。

(3)肾上腺髓质增生。

肾上腺髓质增生临床表现与嗜铬细胞瘤相似,主要症状为高血压,发作突然,精神刺激、劳累可诱发,伴有剧烈头痛、心悸、皮肤苍白、出汗、呕吐、胸闷、焦虑等。在高血压发作时测定其血、尿儿茶酚胺及其代谢产物均明显升高,激发试验和酚妥拉明试验多为阳性。

肾上腺分为头部、体部及尾部,不同部位髓质及皮质的比例不同。正常情况下头部和体部髓质及皮质的比例分别为 4 : 1 ~ 5 : 1 及 8 : 1 ~ 15 : 1,尾部无髓质。肾上腺髓质增生时病理可见髓质比例增大,重量增加,并可延伸到肾上腺的尾部及两翼,髓质伸展入皮质内,将皮质细胞分割成岛状,髓质细胞及其细胞核也较同年龄的正常肾上腺者为大,很多细胞内有空泡,显示其功能活跃。肾上腺髓质增生可以是结节状,也可以呈弥漫性。

肾上腺髓质增生可有两种不同的表现形式:单纯性肾上腺髓质增生也称原发性肾上腺髓质增生;合并 MEN-2 的肾上腺髓质增生。前者 80% 为双侧肾上腺增生,患者均有高血压。后者只有 1/3 ~ 1/2 患者有血压升高,40% 为双侧增生,部分合并有嗜铬细胞瘤。以前认为单纯性肾上腺髓质增生只是嗜铬细胞瘤的发展过程,但部分病例观察 15 ~ 20 年未见发展为嗜铬细胞瘤,故目前更多的学者认为肾上腺髓质增生为一种独立的疾病。

如果一个高血压患者的临床表现及化验检查与嗜铬细胞瘤相同,而定位检查于肾上腺部位却未能发现肿瘤,除考虑肾上腺外的嗜铬细胞瘤外,还应考虑肾上腺髓质增生的可能,如双侧肾上腺增大,更支持肾上腺髓质增生的诊断,131I- MIBG 扫描对于诊断有很大帮助。但肾上腺髓质增生的最后诊断仍需经病理检查证实。可手术切除增生更显著的一侧肾上腺,另一侧大部切除。术前也应服用 α 受体阻滞剂进行药物准备,但其手术一般较嗜铬细胞瘤平稳,血压波动较小。

(4)原发性醛固酮增多症。

原发性醛固酮增多症是由于肾上腺皮质增生或腺瘤导致的以高血压、高醛固酮、低肾素、低血钾为特征的一种继发性高血压。患者血压呈中重度升高,对一般降压药物反应差,部分患者血压的波动也相当大,类似嗜铬细胞瘤的表现。原发性醛固酮增多症肾上腺腺瘤患者的瘤体一般较小，多个临床研究发现 20% ~85% 的腺瘤直径不足 1 cm。嗜铬细胞瘤瘤体一般较大，同时进行血 MN、NMN 测定可以鉴别。嗜铬细胞瘤患者血浆肾素水平往往是比较高的，可能与高儿茶酚胺和低血容量的刺激有关。嗜铬细胞瘤也可异常分泌肾素，同时患者血浆立位、卧位醛固酮浓度升高。由于儿茶酚胺可促使钾离子进入细胞内及肾素、醛固酮增高，可发生低血钾。

(5) Cushing 综合征。

Cushing 综合征也是继发性高血压的常见病因之一，同时具有肾上腺影像学的异常，诊断嗜铬细胞瘤应注意与之鉴别。Cushing 综合征临床表现复杂多样，主要临床表现有高血压、向心性肥胖、皮肤紫纹及性功能改变等。血尿皮质醇增高，不能被小剂量地塞米松抑制。

(6) 肾上腺意外瘤。

很多肾上腺肿瘤是在患者因其他原因做腹部 CT 或 MRI 时发现的，患者并没有明显的肾上腺功能异常的临床表现，这种意外发现的肿瘤称为肾上腺意外瘤。随着影像技术的进步和应用的普及，近年来肾上腺意外瘤的发现率不断提高。肾上腺意外瘤中，约 85% 无激素分泌功能，约 10% 为亚临床 Cushing 综合征，约 4% 为嗜铬细胞瘤，约 1% 为原发性醛固酮增多症。亚临床嗜铬细胞瘤和原发性醛固酮增多症应该手术治疗，大多数亚临床 Cushing 综合征可以保守治疗。所有的肾上腺意外瘤均必须考虑嗜铬细胞瘤的可能，并完善相关检查明确诊断，特别在进行有创检查或手术前。

(7) 肾动脉狭窄。

肾动脉狭窄引起顽固性高血压，伴继发性高肾素、高醛固酮、低血钾，肾动脉造影可以确诊。应注意部分嗜铬细胞瘤患者也会合并肾动脉狭窄。

(8) 心绞痛。

心绞痛发作时血压可急剧上升。心电图检查、对硝酸酯类药物治疗的反应有助于心绞痛的诊断。而在无冠状动脉疾病的嗜铬细胞瘤患者中也可发生心绞痛、心肌缺血、非特异性的心电图改变如室性、室上性心动过速等。

(9) 糖尿病。

糖尿病患者伴高血压、自主神经病变时，血压波动往往较大，体位性低血压发生率高。同时，嗜铬细胞瘤患者易伴发糖代谢异常或糖尿病，故需进行鉴别。

(10) 甲状腺功能亢进症。

甲亢患者可有高血压及高代谢表现，血压大多为轻中度升高，且以收缩压升高为主，甲状腺激素测定异常。少数嗜铬细胞瘤患者在高血压发作时可因甲状腺充血而致甲状腺肿大，会被误诊为甲亢。

(11) 绝经期综合征。

更年期妇女在绝经前后常有发热、多汗、焦虑、血压波动大等表现。可进行性激素、血 MN、NMN 测定明确诊断。

(12) 颅内病变。

偏头痛、脑卒中、后颅窝肿瘤、蛛网膜下腔出血、间脑性癫痫等也可有发作性高血压及儿茶酚胺水平增多。注意有无颅内病变的其他神经系统体征，有助于诊断。

(13)药物作用。

有些药物或药物间的相互作用可引起类似嗜铬细胞瘤的症状反应,认真询问服药史,必要时停药观察,同时做血、尿儿茶酚胺测定、血药浓度测定以及药物试验等予以鉴别。

①单胺氧化酶抑制剂与某些药物及富含酪胺的食物相互作用可以引起血压骤然升高,出现高血压危象伴心动过速、呼吸困难、高热、精神错乱等,甚至危及生命。

除红细胞之外,人体其他组织、细胞均有单胺氧化酶分布。在胃肠道和肝脏内单胺氧化酶选择性代谢单胺类物质,包括多巴胺、5-羟色胺等药物,某些食物亦富含单胺。单胺氧化酶抑制剂可以抑制单胺氧化酶的活性,发挥多种药理作用。常用的单胺氧化酶抑制剂有:治疗高血压的帕吉林;治疗抑郁症的苯乙肼、苯环丙胺;治疗帕金森病的司来吉兰;抗菌药物呋喃唑酮、异烟肼、利福平;抗肿瘤药物丙卡巴肼;某些中药,如靛红、鹿茸、山楂、何首乌等。

某些药物的代谢需要单胺氧化酶参与,这些药物是不能和单胺氧化酶抑制剂合用的。一般情况下,应在停药单胺氧化酶抑制剂两周以上才可以开始服用。这些药物包括:丙米嗪、阿米替林等三环类抗抑郁药;米氮平、米安色林等四环类抗抑郁药;氟西汀、氟伏沙明、帕罗西汀等5-羟色胺再摄取抑制剂;可乐定、胍乙啶、利舍平等降压药物;苯二氮卓类等药物;哌替啶、芬太尼等镇痛药。另外还有右美沙芬、麻黄碱、左旋多巴、苯噻啶、都可喜-萝巴新及其他单胺氧化酶抑制剂等。

服用单胺氧化酶抑制剂期间,应避免食用富含酪胺的食物。单胺氧化酶抑制剂本身是没有升压作用的。酪胺的化学结构类似肾上腺素和去甲肾上腺素,当其不能被单胺氧化酶破坏而大量积蓄时就会出现明显升压作用。富含酪胺的食物有红葡萄酒、啤酒、干乳酪、酸奶、动物肝脏、干鱼、香肠、腊肉、蚕豆、扁豆、巧克力、酵母、腐乳、柑橘、菠萝、香蕉等。

②突然停用可乐定时会出现“停药综合征”,血压异常升高,甚至超过治疗前水平,并伴有头痛、恶心、呕吐、失眠、面红、手颤、紧张等。症状多于12~48小时出现,可持续数天。剂量较大超过1.2 mg/日或与β受体阻滞剂合用,突然停药时症状更明显。停用可乐定时必须逐渐减量,通常1~2周减去药量的一半。

③过量使用异丙基肾上腺素、间羟胺、甲基多巴、麻黄碱、可卡因等拟交感神经药物,可引起类似嗜铬细胞瘤的发作性血压升高。在这些情况下,交感神经系统活性增加,血压升高,血、尿儿茶酚胺可能增高。必要时可做可乐定抑制试验鉴别。

八、治疗与预后

大多数良性嗜铬细胞瘤患者,可通过手术切除肿瘤得到根治。而未被诊断者有巨大的潜在危险,可在药物、麻醉、分娩、手术等情况下诱发高血压危象或休克。此外,有一部分嗜铬细胞瘤为恶性,早期诊断、切除肿瘤可减少转移的发生。

嗜铬细胞瘤定性及定位诊断明确后,应及早手术治疗。不需要急诊手术的患者应做充分的术前准备,最好是病情被良好控制后再行手术治疗,避免术中出现高血压危象而危及生命。对于不能手术的患者和部分手术后患者,需要长期药物治疗,使病情达到满意控制。病情达到满意控制的标准是阵发性高血压的发作频率明显减少,发作程度大大减轻,或无高血压发作;持续性高血压的患者血压控制到正常或大致正常;患者的高代谢症状改善，体重增加，出汗减少，血容量恢复。对于发生高血压危象的患者，不论是在术前，还是在术中，均应在控制血压、严密监测各项生命体征的同时，积极处理出现的各脏器功能障碍，尽早控制病情，改善预后。

（一）药物治疗

1. α 肾上腺素能受体阻滞剂

①酚妥拉明（phentolamine，regitine）：是短效、非选择性的 α 受体阻滞剂，作用迅速，半衰期短，需反复多次静脉注射或持续静脉滴注，目前常用于高血压危象的治疗。高血压危象发生时，应立即静脉缓慢推注酚妥拉明，每 5 分钟 1 ~ 5 mg；同时密切观察血压，当血压下降至 160/100 mmHg 左右时，停止推注，继之以 10 ~ 15 mg 溶于 5% 葡萄糖生理盐水 500 mL 中静脉缓慢滴注。酚妥拉明还可用于手术中控制血压。

②酚卞明（phenoxibenzaming，dibenzyline）：为非选择性的 α 受体阻滞剂，半衰期为 12 小时，作用时间长且较缓和，控制血压较平稳。初始剂量一般为每日 10 mg，视血压控制情况逐渐加量，直至病情达到满意控制。可每 3 天增加 10 ~ 20 mg，剂量较大时，可分 2 次口服。大多数患者需服用 40 ~ 100 mg/d，少数患者甚至服用到 200 mg/d 或更大剂量。酚卞明的主要副作用有体位性低血压、鼻黏膜充血。有时由于 α 受体被阻滞后 β 受体活性增强而出现心动过速，此时需要应用 β 受体阻滞剂。睡前服药，服药过程中应注意监测体位血压和心率的变化，并嘱患者避免大幅度的体位变动。

③选择性 α-1 受体阻滞剂：哌唑嗪（prazosin，minipress）、特拉唑嗪（terazosin hytrin）、多沙唑嗪（doxazosin，cardura）均为选择性突触后 α-1 受体阻滞剂，不影响 α-2 受体，因而可避免全部 α 受体阻滞剂的不良后果。哌唑嗪的作用时间较酚卞明短，半衰期约 3 ~ 4 小时，可灵活调节用量。首次剂量为 0.5 ~ 1 mg，每天用量 6 ~ 10 mg，有用到 16 mg 者。心动过速较少，部分患者可出现首剂低血压，血压下降明显，伴头晕、胸闷等不适症状。采用 GITS 控释技术的多沙唑嗪控释片药物释放速率近似恒定，可持续 24 小时，药物达峰时间 14 ~ 16 小时，且药物的释放不受胃肠道 pH 值、胃肠道蠕动、排空和进食与否的影响，可避免普通选择性 α-1 受体阻滞剂的首剂效应、体位性低血压等不良反应，且无须根据年龄和性别调整剂量。

④乌拉地尔（urapidil，ebrantil）：阻滞突触后 α-1 受体及外周 α-2 受体，但以前者为主，使外周阻力下降，血管扩张；它还有激活中枢 5-羟色胺-1A 受体的作用，降低延髓心血管调节中枢的交感反馈作用，对心率无明显影响。

2. β 肾上腺素能受体阻滞剂

如合并心动过速，可考虑加用 β 受体阻滞剂，但只能在充分应用 α 受体阻滞剂后才能使用。绝不能在未使用 α 受体阻滞剂的情况下单独或先用 β 受体阻滞剂，否则会由于抑制了肾上腺素的血管扩张作用而使血压明显升高，甚至导致肺水肿或诱发高血压危象。常用的 β 受体阻滞剂有普萘洛尔（propranolol）、阿替洛尔（atenolol）、美托洛尔（metoprolol）及艾司洛尔（esmolol，brebibloc）等。其中阿替洛尔、美托洛尔为选择性 β-1 肾上腺素能受体阻滞剂，应用更为安全。艾司洛尔是一种短效的 β-1 肾上腺素能受体阻滞剂，作用快而短暂，半衰期为 9 分钟，可用于静脉滴注，迅速减慢心率。

3. CCB 和 ACEI

CCB 通过阻断钙离子内流减少嗜铬细胞及交感神经去甲肾上腺素的释放，减低儿茶酚胺及体内其他血管收缩物质的升压作用，扩张外周小动脉及冠状动脉，降低外周血管阻力，降低血压，增加冠状动脉血流量，预防冠状动脉痉挛。有报道，CCB 还可使血浆儿茶酚胺浓度下降，预防儿茶酚胺引起的心肌损伤。患者由于高儿茶酚胺和低血容量，刺激肾素分泌增加，同时部分嗜铬细胞瘤本身也可分泌肾素，而 ACEI 可通过抑制肾素-血管紧张素系统活性降低血压。CCB 和 ACEI 可用于术前联合治疗及需要长期治疗的患者。

4. 血管扩张剂

硝普钠(sodium nitroprusside)作用迅速，可直接作用于血管平滑肌，扩张周围血管，降低血压。可用于嗜铬细胞瘤高血压危象发作或手术中血压持续升高者。一般从小剂量开始，逐渐增加至 50 ~ 200 μg/min。严密监测血压，根据血压调整药物剂量。可用输液泵控制速度，注意避光使用。

5. 儿茶酚胺合成抑制剂

α-甲基酪氨酸(α-methyl paratyrosine，metyrosine)是酪氨酸羟化酶的竞争性抑制剂，该药能通过血脑屏障，通过减少外周及大脑中儿茶酚胺的合成，降低血压。从每日 500 mg 开始，可逐步增加剂量至 3 ~ 4 g。副作用为嗜睡、焦虑、抑郁、口干、溢乳，少数老年患者可有椎体外系症状如帕金森综合征等，减量或停药后，上述症状可很快消失。此药应和 α 受体阻滞剂联合应用。持续用药数月后疗效渐差。

(二)术前准备

嗜铬细胞瘤患者本身就具有高儿茶酚胺、高血压、低血容量的特点，同时无论是在手术的麻醉诱导期，还是在术中进行肿瘤剥离、血管结扎和切除肿瘤时，都易造成血压剧烈的波动，诱发高血压危象或休克。所以术前准备的目的就是对大量儿茶酚胺的作用进行有效消除。术前准备的核心是稳定降压、扩充血容量，同时应密切监测各项生命体征及生化指标的变化，积极纠正电解质紊乱等异常发现。必要时加用镇静药物，因为精神紧张会使儿茶酚胺分泌增加。阿托品可增加儿茶酚胺的分泌、加快心率，应避免使用。

一般认为术前准备充分的标准为：① 头痛、心悸、多汗等症状基本消失；② 术前 24 小时血压不超过 160/90 mmHg；③ 有体位性低血压，但直立性低血压不低于 80/45 mmHg；④ 术前 1 周心电图无 ST-T 改变；⑤ 每 5 分钟不超过 1 个室性早搏。

1. 稳定血压

患者需服用足够剂量的 α 受体阻滞剂或合用 β 受体阻滞剂，阻断儿茶酚胺的作用，使得循环功能紊乱得以恢复，病情达到满意控制。酚苄明易诱发心律失常，在肿瘤切除术后由于血管扩张可引起顽固性低血压，所以应注意用量不宜过大，用药时间也不宜过长，一般在 2 周左右即可考虑手术。哌唑嗪作用缓和，对心律影响小，对术中引起的血压骤升控制不满意。有报道，多沙唑嗪控释片用于术前准备效果好，其作用时间长，药效稳定，副作用少。手术前 α 受体阻滞剂的应用不得少于 2 周，药物应用到手术前一日为止。合并心动过速或心律失常的患者，可加用 β 受体阻滞剂。手术前 3 天应常规停用 β 受体阻滞剂，以防发生麻醉意外。对单用 α 受体阻滞剂效果不理想的患者，可加用 CCB 或 ACEI，如硝苯地平、维拉帕米、卡托普利等。

2. 补充血容量

积极扩容是术前准备的一项十分重要的措施。嗜铬细胞瘤患者术前普遍存在严重的血容量不足。术中肿瘤血管结扎或瘤体切除后儿茶酚胺骤然减少,血管床开放,有效循环容量不足的矛盾更为突出。术前控制血压的同时积极扩容,使得患者血容量不足的情况得以充分改善。这有利于术中维持血压相对平稳,减少术中因低血压大量快速扩容可能发生的心衰、肺水肿等并发症。

当血压基本控制后,患者可进食正常或高钠饮食,必要时可在手术前静脉输注血浆或胶体溶液,使血容量恢复正常。

2014 年 6 月 7 日,美国内分泌学会(The Endocrine Society)发布“嗜铬细胞瘤和副神经节瘤诊治临床实践指南”。

① 建议所有有内分泌功能的 PPGL 患者应该进行术前受体阻滞,以防止围手术期心血管并发症,建议肾上腺素能受体阻滞剂作为第一选择。

② 建议术前治疗 7～14 天,足够的时间使血压和心率达到正常。治疗还应该包括高钠饮食和大量液体摄入,扭转儿茶酚胺诱导的血容量不足,预防肿瘤切除后产生严重低血压。

③ 推荐监测血压、心率、血糖水平,以方便术后调整方案。

④ 建议术后每年测量血浆或尿液的 MN 类物质,以追踪是否复发或转移。

(三)手术治疗

手术切除肿瘤是治疗嗜铬细胞瘤的首选方法。大多数良性肿瘤患者可以通过切除瘤体而痊愈,恶性患者也可最大限度地限制肿瘤的转移扩散。既往手术死亡率高达 50%,近年来,随着外科技术、麻醉技术和围手术期管理的不断改进,手术的死亡率已降至 1% 左右。但手术的难度仍相对较大,必须在富有经验的外科医师和麻醉师主持下进行。有下列情况者手术风险更大:合并儿茶酚胺心肌病,心脏、肝脏嗜铬细胞瘤,肿瘤巨大,瘤体与大血管关系密切,多发性内分泌腺瘤等。

手术切口根据具体情况而定。术前定位不明确需要手术探查者,或双侧肾上腺多发性肿瘤或肾上腺外肿瘤,多采用上腹部横向长切口,以充分暴露双侧肾上腺、主动脉周围交感神经干。术前定位明确的单侧肾上腺肿瘤采用 11 肋间切口。对于特殊部位的肿瘤则选择适当的相应切口。手术操作时力求平稳轻柔,尽量减少对肿瘤的挤压和牵拉,避免导致儿茶酚胺的爆发性分泌,引起血压剧烈的波动。

虽然经过充足的术前准备和完善的麻醉管理,手术期间仍容易出现多种血流动力学紊乱,包括血压过高、低血压甚至休克以及心律失常等。必须及时正确地处理术中出现的上述问题,以保证手术的顺利进行。

在切除肿瘤的前后,患者的变化最为迅速和复杂。在探查和分离肿瘤时常出现血压骤然上升,收缩压可达 200～280 mmHg。结扎肿瘤血管后常发生血压骤降。为了更积极主动地处理可能出现的上述情况,要求:① 麻醉前开放三条静脉通路,其一用以补充血容量,其二用以输注降压药物,其三用以输注升压药物。② 准备血浆、降压药物、升压药物、强心药物、氢化可的松备用。③ 术中严密监测各项生理和生化指标,包括血压、心电图、中心静脉压、SpO_2、$PetCO_2$、尿量及血儿茶酚胺浓度等。④ 麻醉者必须与手术者保持密切联系，随时了解手术进度，力求紧密配合手术过程，以取得降压和升压的最佳效果。

围手术期还有一些需要注意的问题：避免发生缺氧和二氧化碳蓄积，因两者均促使肿瘤的儿茶酚胺分泌增加；处理各种心律失常，可以应用利多卡因、艾司洛尔等；如果手术切除两侧肾上腺，或术后出现持续性低血压，应考虑使用肾上腺皮质激素治疗；术后应加强血糖监测，由于儿茶酚胺水平突然下降，胰岛素分泌增加、糖原和脂肪生成偏葡萄糖减少，术后患者可能立即出现低血糖，甚至导致昏迷。

2014 年 6 月 7 日，美国内分泌学会（The Endocrine Society）发布"嗜铬细胞瘤和副神经节瘤诊治临床实践指南"：

建议微创肾上腺切除术（如腹腔镜）对于大多数肾上腺嗜铬细胞瘤患者。

建议开放切除体积较大（例如 6 cm）或侵袭性嗜铬细胞瘤，以确保完整的肿瘤切除，防止肿瘤破裂，避免局部复发。

建议对副神经节瘤行开放手术，但对于体积较小、非侵袭性、位置合适的副神经节瘤可考虑腹腔镜切除。

建议对于一些患者，例如遗传性嗜铬细胞瘤，已经经历了一次对侧肾上腺完全切除的肾上腺小肿瘤，可遗留肾上腺皮质以防止永久性低皮质醇症。

（四）恶性嗜铬细胞瘤的治疗

手术是根治的唯一途径。应切除肿瘤组织、周围软组织及局部恶性嗜铬细胞瘤，治疗很困难，预后不良。早期手术切除病灶淋巴结，并进行临近组织探查以去除所有可能存在的残留病灶。对于无法切除、切除不全或广泛转移者，除了应用酚苄明或 α-甲基酪氨酸缓解症状，目前可选的治疗方法还有以下几种。

1. 131I-MIBG 治疗

此方法是手术切除肿瘤以外最有价值的治疗方法。其疗效有赖于肿瘤组织对 MIBG 的摄取。多项研究表明，在接受 131I -MIBG 治疗后，75% 的患者症状改善，50% 的患者激素水平下降。不良反应主要是骨髓抑制，发生率在 40% ~80%，剂量越大，发生率越高。不良反应通常是短暂的，均能通过对症处理控制。

2. 化疗

临床常用的化疗方案为环磷酰胺、长春新碱、达卡巴嗪（CVD）联合化疗方案，根据患者情况调整用药周期。恶性嗜铬细胞瘤对化疗多不敏感。化疗时因肿瘤细胞坏死，可释放大量儿茶酚胺。化疗、α-甲基酪氨、链佐星应用可以使肿瘤体积缩小。

3. 放射治疗

有学者对恶性、复发性膀胱嗜铬细胞瘤的放射治疗进行了大样本观察，认为放射治疗有效并有较大的临床应用价值。

4. 经导管动脉栓塞术

对于肝脏转移的恶性嗜铬细胞瘤患者，可以选择导管动脉栓塞术治疗。

5. 其他

生长抑素、药物靶向治疗等的疗效尚有争议。

（五）术后随访

嗜铬细胞瘤患者术后一周内血压及血、尿儿茶酚胺仍可能偏高，其原因可能与应激状态、原有体内储存较多量的儿茶酚胺有关。约70%的患者于术后1个月内血压恢复正常，部分病程较长的患者血压可能仍高于正常，但其血压水平也较术前有明显降低，并且用一般的降压药物可获得满意的疗效。可能与合并原发性高血压、长期血压升高造成动脉硬化、肾功能损害等继发性改变有关。若术后血压及、血尿儿茶酚胺下降不明显，应考虑是否有尚未发现的肿瘤。

由于嗜铬细胞瘤有复发和恶性倾向，术后应进行密切随访观察。对复发或转移病灶，也应争取彻底手术切除。

（六）个体化管理

指南推荐为了识别遗传性 PPGL 的不同基因型、表型，推荐病人进行个体化管理（包括生物化学检测、影像学、手术、随访）。建议 PPGL 患者应由多学科团队评估和治疗，以恰当的专业知识，取得良好的效果。

第十七章　肾脏疾病与高血压

一、概述

肾脏疾病与高血压关系极为密切，各种原发或继发性肾脏疾病在不同时期、不同条件下均可能发生高血压。由各种肾实质性疾病引起的高血压称为肾实质性高血压，肾实质性高血压是引起继发性高血压最常见的原因，在继发性高血压的病因中占第一位，约占5% ~10%。与同等水平的原发性高血压比较，肾实质性高血压的靶器官损害更严重，更易进展为恶性高血压。反过来，肾实质性高血压又进一步危害肾脏，加速肾脏疾病的恶化与进展。肾脏参与调节水与电解质平衡并具有多种内分泌功能，体内的多种内分泌激素、血管活性物质和交感神经系统均可通过对肾脏调节而影响水和钠盐的代谢，亦可通过调节肾内血流动力学而间接影响水钠的代谢，从而影响血压的调节。

导致肾实质性高血压的疾病很多，约 20 余种，临床诊断上除临床表现与实验室检查外，肾脏组织活检在病因鉴别上具有重要意义。

二、病因

1. 急性肾小球疾病

急性肾小球疾病主要包括急性链球菌感染后肾小球肾炎和急进性肾小球肾炎两大类，以前者最为常见。两类疾病均为急性起病，临床上常以急性肾炎综合征即蛋白尿、血尿、高血压、水肿、少尿及氮质血症为主要表现。多发于儿童，高血压的发生率约 80%，随着水肿的消退，血压逐渐恢复正常。急性肾小球肾炎患者大多预后良好，而急进性肾小球肾炎患者的病情常进展迅速，可在短期内出现少尿或无尿型急性肾功能衰竭，预后较差。

2. 慢性肾小球疾病

慢性肾小球疾病是由不同病因、多种病理类型组成的一组疾病，临床上可表现为肾炎综合征或肾病综合征，如不同程度的蛋白尿、血尿、高血压和肾功能不全。单纯血尿者，高血压发生率低。具有肾病综合征患者，则高血压的发生率明显增高，同时伴有肾小球滤过率的降低。对慢性肾实质疾病引起的肾萎缩与原发性高血压晚期导致的肾萎缩，二者往往难以鉴别，应结合病史、尿蛋白定量及肾活检的结果加以鉴别。

3. 糖尿病肾病

糖尿病肾病是糖尿病的主要并发症之一，是糖尿病特有的肾小球硬化症，高血压的发生大都与糖尿病肾病的发生相平行。Ⅰ型糖尿病患者中约 50% 合并有糖尿病肾病，Ⅱ型糖尿病患者中仅约 20% 合并有糖尿病肾病，糖尿病肾病时常有肾实质性高血压的表现。

4. 多囊肾

多囊肾为常染色体显性遗传性疾病，亦是人类发病率最高的遗传病之一。患者常有明确的家族史，60% ~75% 患者可发生肾实质性高血压。影像学检查发现双肾呈多发性囊肿，可同时合并多囊肝、胰腺囊肿等。其肾脏受累的特点为肾脏囊肿扩大，逐渐替代正常肾组织而导致肾功能的进行性下降。

5. 间质性肾炎

肾间质为肾小球、肾小管之间含有细胞、淋巴管、血管和神经的纤维结缔组织。间质性肾炎是以肾间质为主要病变的临床综合征，肾间质病变常伴有肾小管功能或结构异常，且病变并非均为炎症所致，故又称小管-间质性肾病。临床分为急性和慢性间质性肾炎两种，其高血压的发生率约 35%。急性间质性肾炎的病因多为药物过敏、细菌或病毒感染、肾移植后排异等。慢性间质性肾炎病因甚多，可与细菌、病毒感染、尿路梗阻、代谢异常、恶性肿瘤等有关，通过肾活检可以明确诊断。成人慢性肾盂肾炎中约半数可合并高血压，且随着肾功能的恶化，血压的水平亦不断增加。

6. 肾盂积水

引起肾梗阻性疾病的原因很多，常见的原因有结石、肿瘤、炎症、结核等，这些病变使尿液排出不畅，随着梗阻的加重最终导致肾盂积水，肾盂积水是肾梗阻性疾病发展的结果，随着肾盂积水的加重，最终引起肾功能受损，从而导致高血压。高血压发病率约 20% ~30%。

7. 慢性肾功能衰竭

随着肾功能不全程度的逐渐加重，高血压的发病率也逐渐增高，终末期肾病时 90% 的患者合并顽固性高血压。

8. 肾脏占位性病变

肾脏肿瘤、肾癌和肾母细胞瘤等肾脏占位性疾病亦常伴有高血压。

三、发病机制

急性肾实质性疾病导致高血压的主要机制为水钠潴留，如急性肾小球疾病时高血压的发生主要与体内血容量的变化有关。肾实质的急性弥漫性炎症导致肾小球滤过率迅速下降，使体内钠的滤过骤然减少，而此时由于肾小管重吸收钠的功能仍然正常，因此导致球-管平衡失调，体内水钠潴留、血容量明显增多。血容量的增多使回心血量增加、心排出量增加，故患者主要表现为“容量依赖性”高血压。此时血管活性物质对血压的影响尚不明确，多数研究认为，有关的变化是由于容量扩张导致的继发性改变，可能并非高血压发生的直接原因，但它们可能不同程度地参与了高血压状态的维持。而慢性肾实质性疾病导致高血压的原因则更为复杂，可能与以下多种因素有关。

1. 水钠平衡失调

肾是维持机体内环境相对稳定的最重要的器官之一，通过尿的生成与排出，调节细胞外液量和渗透压，保留体液中重要的电解质，排出机体大部分最终代谢产物。肾脏的血液供应很丰富，正常成人安静时每分钟约有 1 200 mL 血液流过两肾。正常情况下，肾脏通过影响肾小球滤过率和肾小管对水钠的重吸收，维持机体水钠的平衡。当肾功能正常时，肾脏排钠正常，血压可通过压力利钠机制进行调节，故此时水钠引起的容量变化并不引起高血压。然而,当慢性肾小球疾病造成功能性肾单位减少时,肾排钠功能减低,此时体内总可交换钠增加,伴随钠潴留可出现水潴留,细胞外液容量扩张而引起高血压。因此,钠平衡失调是肾实质性高血压的主要启动因素。

钠平衡失调机制已经得到了大量临床研究的证实,这些证据包括:① 在轻中度肾功能不全伴高血压的患者中,其体内可交换钠水平明显高于同等肾功能不全的非高血压患者、原发性高血压患者和正常健康人;② 轻中度肾功能不全患者的血压与其容量和可交换钠变化直接相关;③ 早期肾脏疾病患者的血容量和细胞外液容量多为正常,但在终末期肾脏病伴高血压的患者中,尽管血压与血容量变化并非完全相关,但患者的血容量或细胞外液容量往往是增加的;④ 增加钠盐摄入可使慢性肾小球疾病患者的细胞外液容量扩张、血压增高,肾功能不全患者血压增高更为明显;⑤ 慢性肾功能不全高血压患者经限盐及利尿治疗后,其可交换钠、血容量,细胞外液容量和血压均可明显降低;⑥ 随着肾功能的减退,动脉血压对钠平衡的微小变化更为敏感,因而终末期肾脏疾病患者的钠排出减少不仅可增加其血浆容量和心排出量,同时也使血管对 Ang Ⅱ等血管收缩物质的反应性增加,可进一步加重高血压。

因此,尽管在慢性肾小球疾病时血流动力学改变、肾脏交感神经活性等诸多因素均参与血压的调节,但钠平衡失调所致的容量扩张在肾实质性高血压的发生与维持机制中是最为重要的因素。

2. 血管活性物质平衡失调致血压升高

(1)收缩血管的物质。

① 肾素-血管紧张素-醛固酮系统(RAS)。

正常动脉血压的稳定和体液平衡的维持与肾素-血管紧张素-醛固酮系统的调节密切相关。当肾灌注压或 NaCl 负荷降低时,刺激肾脏分泌肾素。肾素催化血浆中的血管紧张素原转化为 Ang Ⅰ,在 ACE 的作用下转化为 Ang Ⅱ,Ang Ⅱ既能强烈收缩血管,又进一步刺激肾上腺醛固酮的分泌,引起水钠潴留,从而升高血压。当血压以及流经肾脏的 Na^+ 浓度恢复正常时,肾素停止分泌。

正常情况下,钠负荷过重可产生肾素释放的负反馈。但在慢性肾小球疾病的患者中,由于肾实质损伤较重导致肾脏出现缺血性改变,容量与 RAS 之间的平衡失调,患者的 RAS 活性常有不同程度的增高或相对值(相对血容量扩张和钠潴留而言)的异常增高,尤其是肾脏局部产生的肾素和 Ang Ⅱ增加,可参与肾性高血压的发生与维持。有研究发现,轻中度肾功能不全伴高血压的慢性肾小球疾病患者的血浆肾素活性(PRA)水平差别很大,可表现为增高、正常甚至降低。临床表现以 PRA 增高、外周血管收缩为主的"肾素依赖性"高血压患者大约仅占肾性高血压的 10%,大多数慢性肾小球疾病高血压患者的 RAS 水平增高常与血容量改变并存,或仅存在于疾病的某一阶段,或在排钠利尿治疗后表现突出。在部分研究中,慢性肾小球疾病高血压和非高血压患者的 PRA 水平并无明显差异。国内学者也曾对慢性肾小球肾炎患者的 Ang Ⅱ和血容量改变进行研究,结果也证实无论肾功能正常与否,血容量增加是慢性肾炎高血压的主要发展因素,而尿毒症高血压可有 Ang Ⅱ水平的相对增高。这些研究提示,RAS 并非单纯通过收缩血管和影响外周血管阻力而引起高血压。

近年来的研究进一步证实，Ang Ⅱ可通过对肾小管的直接作用、刺激醛固酮合成以及血管加压素的释放，导致钠的重吸收增加以及水钠潴留；Ang Ⅱ还可通过增强交感神经系统的活性使心肌收缩力增强、心排出量增加。这些作用均参与了肾性高血压的发生与维持的调控过程。此外，Ang Ⅱ可通过增加血管平滑肌细胞内的 Ca^{2+} 浓度、增加去甲肾上腺素的释放和增加血管对缩血管物质的反应性等机制引起血管收缩，对肾小球出球小球动脉的收缩作用大于对入球小动脉的作用，因此，除使外周血管阻力增加以外，它还提高肾小球毛细血管内压和滤过压，并可使肾小球系膜细胞收缩、减少肾小球毛细血管袢的滤过面积，这些作用的异常增高和持续存在，均可能促进肾功能恶化，因而间接影响血压变化。因而，RAS 系统活化既能参与阻力性，又能参与容量性高血压的发生。目前，将 ACEI 用于治疗慢性肾小球疾病的大规模临床试验均获得了降低血压、减少尿蛋白、延缓肾功能恶化的良好效果，而其中部分研究显示，ACEI 减少蛋白尿、延缓肾功能恶化的疗效与降压程度并不完全相关，这为上述 RAS 参与肾性高血压调控的理论提供了更为可靠的证据。

② 内皮素(ET)。

内皮素是一类具有强烈收缩血管作用的物质，对大部分血管具有收缩作用，其收缩血管的作用强、范围广、选择性低。ET 与受体结合后不用解离，故其作用强大而持久。异丙肾上腺素、心钠素和硝酸甘油仅能对其部分抑制。在体内通过内分泌、自分泌和旁分泌途径发挥作用。ET 能刺激血管收缩、增加平均动脉压及外周血管阻力；内皮素亦可使肾血管收缩、肾血流量及 GFR 减少，从而激活 RAS 系统，使 Ang Ⅱ及醛固酮产生增多，进一步加重高血压。因此，ET 可能通过阻力和容量两方面因素参与肾实质性高血压的发病。应用 ET 受体拮抗剂可以降低血压、减少蛋白尿、延缓肾脏病变的进展。国内曾有人报道，慢性肾小球疾病患者血浆 ET 与尿 ET 水平均增高，且与患者的平均动脉压和尿 β2-微球蛋白水平呈正相关，与肌酐清除率呈负相关。Goddard 等给 8 例慢性肾功能不全患者和 8 名健康人单独使用 ET 受体拮抗剂 BQ-123 或联合使用 ET 受体拮抗剂 BQ-788，均能降低血压，尤其单用 BQ-123，能降低血压 13%±2%，增加肾血流量 38.8%±23.9%，降低肾血管阻力 44.5%±11.3%。以上结果提示 ET 参与了肾实质性高血压的发病过程。

内源性洋地黄类物质(EDLS)(又称：内源性哇巴因)。由下丘脑和心脏等组织分泌的能与洋地黄抗体起交叉反应的内源性洋地黄物质(endogenous digitialislike substance, EDLS)，主要可以抑制细胞 Na^+-K^+-ATP 酶的活性，促进钠排泄，具有强心、利尿和缩血管的作用。当肾实质疾病导致细胞外容量扩张时，可反射刺激下丘脑释放 EDLS，抑制近端肾小管上皮细胞内 Na^+-K^+-ATP 酶活性，减少肾小管对钠的重吸收，使尿钠排出增多。此外，血管平滑肌细胞 Na^+-K^+-ATP 酶活性的抑制使 Na^+-Ca^{2+} 泵活性相对增强，细胞内 Ca^{2+} 增多，增强了血管对缩血管物质的反应性，促进外周血管阻力的增高。在肾实质高血压和肾功能不全的患者中，均已证实 EDLS 水平增高，其增高程度与肾功能有关，但与血压变化的相关性尚不肯定。

血管加压素(AVP)。AVP 对正常机体及原发性高血压患者血压影响不大，对慢性肾小球疾病高血压的作用尚未得到完全证实。一般认为，在肾功能正常时，AVP 对慢性肾小球疾病高血压的产生并无明显作用。在肾功能受损时，动物实验结果提示，AVP 可能通过其 V_1 受体增加血管收缩，或通过其 V_2 受体增加集合管对水的重吸收而参与高血压的发生。但是已有临床试验表明，给慢性肾衰竭患者应用加压素拮抗剂能使高血压有效下降，提示加压素能通过缩血管效应参与肾衰竭患者高血压的发生。

(2)舒张血管的物质。

① 前列腺素类物质。

肾脏髓质乳头部的间质细胞和部分肾小球细胞均可产生舒血管活性物质，例如，前列腺素类物质中的 PGE_2 和 PGI_2 均为扩血管活性物质，肾脏可通过抑制血管平滑肌张力和间接调节肾素分泌、交感神经张力以及调节尿钠排出等方式而调节肾脏局部血压。由于慢性肾小球疾病高血压患者尿内的 PGE_2 和 PGI_2 增减程度不一，在肾功能不全患者中，即使其尿内排出增多也与高血压无肯定相关，应用环氧化酶抑制剂吲哚美辛抑制肾小球疾病高血压患者肾内前列腺素的合成，反而可使血压增高，故此类降压物质在肾性高血压发病中的作用尚不明确。

② 激肽。

激肽是由肾脏远曲肾小管上皮细胞合成的激肽释放酶作用于血浆中的激肽原产生的，是具有降压作用的血管活性物质，此外，它还可通过一氧化氮(NO)和 PGI_2 的介导由血管内皮释放。肾脏局部产生的激肽对血压调节的作用比循环激肽更为重要，可能通过扩张肾内小动脉、抑制肾素分泌、促进 PGE_2 分泌和抑制肾小管对钠的重吸收等途径而降低血压。研究发现，肾实质性高血压患者的尿内激肽释放酶分泌减少、酶活性与其肾血流量相关，但这种异常在血压被控制到正常水平后并不能恢复，提示激肽的变化可能参与高血压的发生，但可能仅起一定的调控作用。

③ 一氧化氮(NO)。

NO 是强烈的血管扩张剂，同时通过抑制肾小管上皮细胞钠的吸收而具有排钠作用。NO 通过在调节肾血管和体循环血流动力学及水钠的平衡而参与肾性高血压的发病。目前研究发现，在各种肾脏疾病中包括急、慢性肾炎，IgA 肾病，肾病综合征，肾功能衰竭等都有 NO 水平的下降，而且伴有肾性高血压的患者比无高血压的患者下降更明显。而随着给予口服左旋精氨酸后，使内皮细胞合成和释放 NO 增加，可使肾脏组织病变减轻，血压降低。关于 NO 在肾性高血压发病机制中的作用，2002 年 Ni 等研究发现，在肾脏组织中 NO 含量降低，一氧化氮合酶表达减少，这样会使肾脏的排钠及尿量明显下降，水钠潴留导致血压升高。

④ 心房利钠肽(atrial natriuretic peptide, ANP)。

心房利钠肽主要是由心房肌细胞产生的一种利钠利尿因子，亦称心房利钠因子。ANP 通过与靶细胞上高度选择性和特异性的膜受体结合发挥其生物学效应。ANP 及其前体肽均具有舒张血管、降低血压的作用。ANP 是目前已知的最强的利钠利尿剂，其利钠利尿效应与其影响肾脏血流动力学和直接的肾小管作用有关。通过刺激肾入球小动脉扩张和出球小动脉收缩，增加肾小球的滤过，增加尿钠排出；ANP 扩张肾血管，抑制肾素分泌，亦可直接作用于肾上腺抑制醛固酮的分泌。这些作用理论上均有降压效应。研究表明，在肾功能受损时，血浆 ANP 水平并未降低，反而增高，在高血压患者中更为明显，提示 ANP 可能是机体对高血压引起的血流动力学改变进行反应性调节的机制之一。

(3)交感神经活性增加。

交感神经兴奋在血压调节中具有十分重要的作用,它可直接增加心排出量和外周血管阻力,并可通过β-肾上腺素能受体介导对RAS的刺激增加血管阻力。肾脏传出交感神经兴奋性的增加,还可直接增加肾小管对钠的重吸收,减少GFR和肾血流量,从而促进肾素分泌。此外,Ang Ⅱ也对中枢和外周交感神经兴奋性具有增强作用。临床研究证实,在慢性肾小球疾病伴有轻中度肾功能不全时,其循环去甲肾上腺素的水平及血管对外源性去甲肾上腺素的反应性都是增高的。由于交感神经兴奋与钠平衡失调及RAS之间存在着相互调控的关系,因此,它对肾性高血压的发生与维持起着重要作用。

(4)遗传因素与肾性高血压。

在原发性高血压的研究中,发现约1/2的高血压患者及1/4的血压正常人群为盐敏感者,在盐负荷后其平均动脉压较基础血压明显增高,提示存在着高血压的易感人群。动物实验已经证实,在盐敏感高血压的发生中,钠泵基因突变导致的钠泵活性降低、细胞膜离子转运障碍及肾脏排钠缺陷可能起着极为重要的作用。近年来国内外学者分别对正常人群和慢性肾小球疾病患者ACE基因多态性进行了研究,发现人群中存在着三种ACE的基因型,其中DD型可能对ACEI治疗的反应较差,尽管目前研究结果尚存在差异,但提示遗传因素可能也对肾性高血压的发生和持续存在具有一定影响。

四、临床表现

除具有高血压的各种症状之外,肾实质性高血压根据其不同的病因又有其肾脏疾病的相关症状,在此不予赘述。但是,与同等血压水平的原发性高血压相比,肾实质性高血压更容易进展为恶性高血压,预后更差。肾实质性高血压的眼底病变常较重,心脑血管并发症更易发生。这是因为肾实质性疾病除高血压之外,还常常存在其他多重的危险因素,如肾病综合征的脂代谢紊乱,糖尿病肾病时的糖代谢紊乱,肾功能不全时的高尿酸血症、贫血、代谢性酸中毒等,这些复合因素使心脑血管并发症的发生率明显增加。另外肾实质性高血压时通过肾小球内的三高(高压、高灌注、高滤过)状态,加速了残存肾小球的硬化;同时高血压又加速了肾脏小动脉的硬化,使小动脉管壁增厚管腔狭窄,加速了肾脏缺血和肾功能的恶化。如果肾实质性高血压的同时合并大量蛋白尿,则二者作用叠加,更促进了肾脏基础疾病的进展,因此控制血压是肾实质性高血压患者治疗中的重中之重。

五、治疗

肾实质性高血压的治疗原则及方法与原发性高血压相似,包括非药物治疗与药物治疗两部分,治疗的目的是有效降低血压,保护肾功能,延缓肾损害的进展。

1. 限制盐的摄入

非药物治疗中最重要的是控制水盐摄入,钠平衡失调所致的容量扩张是肾实质性高血压的主要机制。而且部分肾脏疾病患者对钠潴留引起血容量扩张、血压升高后的保护性利钠利尿反应明显下降,更加重了钠潴留。故对慢性肾脏疾病患者常需控制钠盐摄入,一般认为应将饮食钠摄入量控制在每日80~100 mmol/L。然而,在临床上需特别注意限盐治疗的个体化,因为当患者肾功能减退时,其对水钠调节的能力明显减低,如果过量限制钠盐摄入,则不能维持足够的钠浓度,从而导致容量耗竭;如果有轻度的盐负荷,则不能排泄足够的钠盐,从而引发容量的扩张和高血压。尤其是老年人,如限盐不适当极易造成水和电解质的平衡失调,反而可能加重患者的肾功能损害。

2. 选择合适药物,有效控制血压

对肾实质性高血压患者来说,控制血压至目标水平是有效保护靶器官、延缓肾损害的关键。因此,选择合适的降压药显得尤为重要。

至于肾实质性高血压患者血压降低到什么程度适宜,传统的观点是将血压降到140/90 mmHg 左右即可,认为血压降得过低会减少心、脑、肾等重要脏器的血液灌注,影响这些脏器的功能。但是,近年来许多大型的循证医学证据表明,在患者可以耐受的情况下,有效降低血压可以延缓肾脏疾病的进展。

目前包括 JNC7,2005 年中国高血压防治指南和 2007 年 ESC/ESH 在内的多个指南中,公认慢性肾脏病患者血压应控制在 130/80 mmHg 以下。如果患者尿蛋白>1 g/d,血压应控制在 125/75 mmHg 以下,并尽可能减少尿蛋白到最低水平。2005 年英国慢性肾脏病诊疗指南中建议,要将无蛋白尿患者的血压控制在 140/90 mmHg,将 Alb/cr>100 mg/mmol 患者血压控制在 130/80 mmHg 或 125/75 mmHg 以下。

最优的降压药是既能使血压得到良好控制,同时对心、脑、肾等靶器官又有较好的保护作用,其中有效降压是最重要的。在所有降压药中,ACEI 及 ARB 类制剂是目前证据最多的保护肾脏最有效的药物,对具有大量蛋白尿的肾脏病(包括糖尿病肾病)患者疗效尤为显著,临床中已将它们作为肾实质性高血压的首选药物。应用 ACEI 治疗肾实质性高血压的降低血压及肾脏保护作用已被许多循证医学试验(如应用贝那普利的 AIPRI 试验,应用雷米普利的 REIN 试验及应用福辛普利的 ESPIRAL 试验等)所证实。

(1)血管紧张素转换酶抑制剂(ACEI)。

① ACEI 保护肾脏的机制。

ACEI 能通过血流动力学效应及非血流动力学效应两方面来延缓肾损害的进展。

血流动力学效应是指改善肾小球内的“三高”(高压、高灌注、高滤过)状态而发挥效应:ACEI 能从血管阻力及血容量两方面有效降低系统高血压,系统高血压降低则能间接改善肾小球内“三高”;ACEI 能扩张肾小球出、入球小动脉,且扩张出球小动脉的作用强于扩张入球小动脉,故能直接降低肾小球内“三高”。肾小球内的“三高”状态能加速残存肾单位的肾小球硬化,所有降低肾小球“三高”状态的因素均能有效延缓肾损害的发展。

非血流动力学效应包括改善肾小球滤过膜选择性通透性及减少肾小球及肾间质细胞外基质(extracellular matrix,ECM)的蓄积。Ang Ⅱ能使肾小球滤过膜上的小孔变大,导致滤过膜选择性通透性变差,ACEI 阻断了 Ang Ⅱ的产生,故能改善滤过膜通透性,减少尿蛋白的排出;Ang Ⅱ还能刺激肾小球细胞及肾间质细胞增加细胞外基质(ECM)合成及减少 ECM 的降解,ACEI 阻断了 Ang Ⅱ的生成,故能减少 ECM 的蓄积,减慢肾小球硬化的进展。近年来又发现 ACEI 对肾小球脏层上皮细胞(又称足细胞)的保护作用,ACEI 能改善肾病使该细胞足突的肿胀及裂孔隔膜上 nephrin 的减少(nephrin 使位于足突裂孔膜上的一个跨膜蛋白,对肾小球滤过屏障起重要作用),减轻蛋白尿,并能减少足细胞从基底膜上脱离,延缓肾小球硬化的进展。

有学者把降低系统高血压进而改善肾小球内“三高”延缓肾损害进展的机制称为“血压依赖性效应”,而把与降低系统高血压无关的其他作用机制(如扩张出球小动脉、改善肾小球滤过膜通透性及减少 ECM 蓄积的作用)统称为“非血压依赖性效应”。虽然所有降压药均具有血压依赖性肾脏保护效应,但是,除 ACEI 及 ARB 外,均无非血压依赖性效应,因此,ACEI 及 ARB 类与其他降压药比较,肾脏保护作用最强,也是肾实质性高血压的首选降压药。此外,ACEI 也可用于慢性肾实质性疾病防止病变进展的治疗。

② 应用 ACEI 治疗肾实质性高血压时的注意事项。

第一,用药要从小剂量开始,血压控制不满意时再逐渐加量,避免降压过度。老年患者尤应如此。

第二,肾功能不全患者服药时应注意监测血清肌酐水平,前 2 个月每 1 ~ 2 周监测 1 次。肾功能不全时残存的肾单位已经很少,这时必须依靠 Ang Ⅱ 刺激出球小动脉高度收缩,维持肾小球内“三高”才能代偿排泄废物,如果应用 ACEI,阻断了 Ang Ⅱ 的生成,出球小动脉扩张,GFR 下降,血清肌酐就会升高。只要肌酐增高幅度不超过 30%,都为正常反应,不用停药。但是,如果肌酐增幅超过 30%,甚至达 50%,则为异常反应,这往往由肾脏供血不足引起,应该及时停用 ACEI,并纠正肾脏的缺血状态。

第三,肾功能不全时使用 ACEI 还需密切监测血钾,以防高钾血症发生。肾功能不全时肾脏排钾已出现障碍,用 ACEI 后醛固酮合成减少,肾脏排钾更少,故易发生高钾血症。

第四,选用 ACEI 的原则。ACEI 种类很多,选用哪种药物最合适,下列原则可以参考:一,选用对肾组织渗透力高的药物,如贝那普利及雷米普利,对肾组织渗透力高的 ACEI,能对肾脏局部的 RAS 起更强的抑制作用,从而发挥更大的治疗效益。二,选择肾脏及肾外双通道排泄的药物:肾实质性高血压患者常有肾功能不全,此时药物若仅能肾脏排泄则易蓄积而增加不良反应,而双通道排泄(如肾脏及肝胆)的药物则可减少这一顾虑。符合上述要求的 ACEI 有贝那普利、雷米普利及福辛普利,前二者对肾组织渗透力强,药物也能部分从胆汁排泄,GFR<30 mL/min 时才需减量;而后者是所有 ACEI 药物中从胆汁排泄比例最大的,有文献记载,此药在尿毒症(GFR<10 mL/min)时才需减量。

(2)血管紧张素受体拮抗剂(ARB)。

① 作用机制。

Ang Ⅱ具有多个受体,已知的受体有 AT1R、AT2R、AT3R、AT4R 等。AT1R 与 AT2R 的功能现已经比较了解,总之,二者的作用互相拮抗,Ang Ⅱ 的致病作用(如收缩血管,促进醛固酮分泌,促细胞增殖及纤维化加重肾脏病)是通过与 AT1R 结合而实现的,若 Ang Ⅱ与 AT2R 结合,则作用刚好相反。由于 ARB 能阻断 Ang Ⅱ与 AT1R 的结合,故能阻断 Ang Ⅱ的升高血压及肾损害作用。

② ACEI 与 ARB 的不同。

ACEI 能抑制 Ang Ⅱ的生成,ARB 能阻断 Ang Ⅱ与 AT1R 的结合,所以,两者都能减轻 Ang Ⅱ的致病作用,发挥降压与保护肾脏的效应。二者都常被首选作为治疗肾实质高血压的药物。但是,在某些方面两者又存在不同。

ACEI 与 ARB 两者主要的区别如下:第一,ACEI 作用于 ACE 水平,抑制 Ang Ⅱ的生成,仅阻断 Ang Ⅱ的经典合成途径,不能阻断非经典途径,而组织中有 30% ~40% 的 Ang

Ⅱ来自非经典途径；且当阻断经典途径后，非经典途径代偿性增加，因此，长期使用会产生 Ang Ⅱ"逃逸现象"。第二，ACEI 减少缓激肽（BK）降解，BK 促 NO 释放，扩血管，降低血压，产生 ARB 所不具有的心血管的益处；但 BK 引起咳嗽、血管性水肿等不良反应。第三，ACE 基因存在多态性，致使不同个体使用 ACEI 的疗效不同，而 ARB 却不受影响。第四，出球小动脉上 AT1 受体的密度普遍高于入球小动脉，故 ARB 与 ACEI 都使出球小动脉的扩张大于入球小动脉，但是，ACEI 同时具有缓激肽相关的效应，致使 ACEI 扩张出球小动脉的作用大于 ARB，因此，肾功能不全的患者用药后出现血肌酐升高的现象 ACEI 强于 ARB。第五，ARB 作用在 Ang Ⅱ受体水平，同时阻断经典和非经典途径的 Ang Ⅱ的作用，因此作用更全面，无"逃逸现象"。第六，ARB 阻断 ATl 受体，增加 Ang Ⅱ与 AT2 受体作用，可能具有降压、抗增殖作用；但也有学者认为，长期刺激 AT2 受体，受益比原来认为的要小，甚至有害；ARB 由于不影响 BK 系统，不良反应少，耐受性好。

2007K/DOQI 指南关于 ACEI/ARB 在慢性肾脏疾病的应用推荐指出：对于 DN，尿 Alb/cr30～300 mg/g 都应使用 ACEI/ARB，不管是否存在高血压。尿 Alb/cr>30～300 mg/g 的 1 型 DN 首选 ACEI，尿 Alb/cr>30～300 mg/g 的 2 型 DN 首选 ARB。对于非糖尿病的慢性肾脏疾病，尿 Alb/cr≥200 mg/g 都应使用 ACEI 或 ARB，不管是否存在高血压。尿 Alb/cr≥200 mg/g 且血压≥130/80 mmHg 患者首选 ACEI，不耐受 ACEI 患者可选 ARB 替代。指南同时提出 ACEI 和 ARB 联合使用效果更佳，这也是被循证医学证实了的。COOPERATE 研究证实联合应用降尿蛋白和终点发生风险明显优于单用 ACEI 或 ARB。

有关 ACEI/ARB 在慢性肾脏病的应用剂量目前认为应使用中到大剂量，可从中等剂量开始，每 4～8 周增加一次。多数试验中显示的最大剂量均大于降压剂量。新近的 ROAD 研究也发现使用最佳剂量的贝那普利和氯沙坦，结合相应的血压控制可以显著降低尿蛋白和改善肾功能恶化。与常规剂量相比，通过逐渐增加剂量所达到的抗蛋白尿最佳疗效的贝那普利和氯沙坦可，以降低终点事件的发生率达 51% 和 53%。所以，除非有副作用，建议采用更高剂量的 ACEI/ARB。

（3）钙通道拮抗剂（CCB）。

CCB 具有良好的降压疗效，但对肾脏血流动力学及肾功能保护方面的研究却较欠缺，近些年才逐渐引起重视。研究结果表明长效 CCB 对肾脏的保护作用包括：改善肾血流动力学；减轻由肾小球肥大所致的损伤；抑制系膜细胞对大分子物质的捕获；抑制促有丝分裂细胞因子的作用；清除氧自由基。

1995 年 Furberg 等根据病例对照和荟萃分析的结果，认为钙拮抗剂会增加心肌梗死、肿瘤和消化道出血，引起了钙拮抗剂安全性的争论。但而后的一系列大规模临床试验，如 ALLHAT、HOT、FEVER、ASCOT 等，均证明长效钙拮抗剂是安全的，而且还不同程度地降低一些终点事件，长期应用也未见增加肿瘤和消化道出血的危险性。

理论上讲，二氢吡啶类钙拮抗剂（DHP-CCB）对肾小球血流动力学可能具有双向作用：能有效降低系统高血压，从而间接降低肾小球内"三高"（高压、高灌注及高滤过），保护肾脏（即血压依赖性肾脏保护作用）。但是，它又能直接扩张肾小球入、出球小动脉，且扩张前者作用强于后者，故而增加肾小球内"三高"，对肾病不利，但降低系统高压的益处可抵消这种不利作用。而且，近年许多临床循证医学试验均已证实，降压最重要，只要能充分降压,就能降低心血管的危险性。HOT 试验的肾脏分课题研究以血肌酐 1.5 mg/dL 为界划分为两组,高 Scr 水平组目标 DBP 降至 71.9 mmHg,低 Scr 水平组目标 DBP 降至 80.9 mmHg,均能明显延缓肾衰进程及降低心血管事件。ALLHAT 试验肾脏亚组结果再次证实无论从到达 ESRD 的病例数、GFR 变化及 Scr 倒数斜率变化上看,DHP-CCB 的肾脏保护效应十分肯定。

尽管二氢吡啶类 CCB 的肾脏保护作用不如 ACEI 或 ARB 类,但是它有诸多优点,如拥有良好的降压疗效;不受肾脏血流动力学的影响,肾功能衰竭时亦无须调整用量;副作用轻,不会出现高钾血症、肌酐增高等。因此,临床上仍被广泛用于 ACEI 或 ARB 类治疗后不能达标的肾实质性高血压的联合治疗。2007 ESC/ESH 指南后 CCB 类成为高血压联合治疗的最佳配伍搭档,可以和各类的降压药联合。

(4)β 受体阻滞剂。

近 30 年来,β 受体阻滞剂一直作为抗高血压的一线药物使用。LIFE 研究证明氯沙坦在降低 CVD 事件方面优于传统一线降压药物阿替洛尔。ASCOT-BPLA 试验结果显示 β 受体阻滞剂组发生脑卒中的相对危险性较其他组高 16%,β 受体阻滞剂的一线地位受到挑战。

2007 ESC/ESH 指南仍把其列为一线用药,但应避免 β 受体阻滞剂与噻嗪类利尿剂在高危人群(糖耐量异常、代谢综合征)的应用。至于 β 受体阻滞剂是否具有肾脏保护作用目前尚不清楚。β 受体阻滞剂能降低血压,但对 GRF、RPF 并无影响,亦无降低蛋白尿的作用。

(5)利尿剂。

除螺内酯外,所有的利尿剂必须到达肾小管液中并且进入肾单位的内侧才能发挥作用,它们通过分泌有机酸或基础的分泌途径到达小管液中。因此,慢性肾脏病患者对产酸利尿剂有拮抗,如噻嗪类利尿剂和袢利尿剂。因为这些利尿剂不但能减少肾血流量,而且其代谢终产物有机酸的聚集能够竞争分泌泵。要发挥利尿作用,必须给予足够多的利尿剂以释放充分的药物成分到达小管腔中,这就是说"连续成倍递增单药剂量直到达到最大剂量"。一旦达到最大剂量,就应该把它作为维持量维持用药。Brater 指出,只要给予足够的剂量,噻嗪类利尿剂对许多慢性肾脏疾病是有效的。但是,与袢利尿剂相比,噻嗪类利尿剂在体内发挥的作用较低。而且如果患者血肌酐超过 2.0 mg/dL,则不主张应用噻嗪类利尿剂。此外,对于严重耐药的患者,当任何一种利尿剂单独应用无效的时候,联合应用袢利尿剂或噻嗪类利尿剂都可能有效。

利尿剂多与 ACEI、ARB 或 CCB 联用,起协同降压的作用,如长期单独使用会激活 RAS,应避免单独使用。ALLHAT 试验揭示利尿剂降血压疗效肯定,并具有血压依赖性肾脏保护作用。氯噻酮单药降压,尤其降 SBP 疗效显著优于赖诺普利单药治疗,故从到达 ESRD 病例数及 Scr 倒数斜率变化两个肾脏指标看,其疗效并不亚于赖诺普利,保护肾脏疗效肯定。使用利尿剂时应根据 GFR 不同水平,血肌酐<159 μmol/L 时可以用噻嗪类利尿剂。而当肌酐>159 μmol/L 时,噻嗪类利尿剂已经无利尿效果,只能使用袢利尿剂如小剂量呋塞米等。

第十八章　肾血管性高血压

一、概述

肾动脉狭窄是临床上导致继发性高血压的常见原因之一，由于一侧或双侧肾动脉主干或分支狭窄所造成的高血压称为肾血管性高血压。在疾病的初期，如果肾动脉狭窄或阻塞能及时解除，则高血压状态可以逆转。它与原发性高血压合并肾动脉阻塞不同，后者系长期高血压所导致的后果，即使解除阻塞也不能使血压复原。但是，需注意并非所有的肾动脉狭窄都会引起肾血管性高血压。

二、流行病学

肾动脉狭窄的流行病学研究不多。肾动脉狭窄的发病在动脉粥样硬化人群中非常多见。关于肾血管性高血压的发病率各家报道并不一致，国内报告约占高血压人群的0.2%～10%。据2007年欧洲高血压指南显示，肾血管性高血压约占高血压发病人群的2%左右。国外资料显示：普通人群中肾血管性高血压的发病率小于1%；在进行诊断性试验的高血压病人中，肾血管性高血压的发生率为10%；在对两种抗高血压药都具有抵抗性的高血压人群中，肾血管性高血压的发生率也为10%。总结河南省人民医院高血压病科近10年的住院患者，由肾动脉狭窄所致的肾血管性高血压占高血压发病人群的35%左右，而其中大多数患者表现为难治性高血压，对三种以上的降压药（其中一种为利尿剂）效果不佳。

三、病因和病理生理

1.病因

导致肾动脉狭窄的病因包括肾动脉粥样硬化斑块形成，肾动脉纤维肌性发育不良以及多发性大动脉炎等。其中西方国家如美国以肾动脉粥样硬化最多见，其次为肾动脉纤维肌性发育不良。而在日本及我国年轻人中，多发性大动脉炎相对多见。此外，肾动脉狭窄可能还由其他病因引起，如肾动脉血栓或栓塞、动脉瘤、神经纤维瘤及创伤等。

随着我国经济的高速发展，老龄人口的逐渐增多，动脉粥样硬化性肾动脉狭窄的发病率呈明显增多的趋势。一组随访研究提示，造影诊断肾动脉狭窄后5年，表现为肾动脉进行性狭窄患者占51%，出现肾动脉闭塞的患者为3%～16%。5年前造影提示肾动脉狭窄超过60%的患者，5年后有21%的患者进展为缺血性肾病。因此，动脉粥样硬化性肾动脉狭窄为进展性疾病，发现后应予以积极的治疗，以避免病情的发展。

2. 病理生理

1934 年,Goldblatt 及其同事用钳夹肾动脉的方法制成了狗的肾动脉狭窄动物模型,形成了肾血管性高血压狗。这个发现为人类研究肾血管性高血压的发病机制做出了重大贡献。通过动物实验可将肾动脉狭窄的病理生理过程分为三期:第一期,肾动脉被钳夹数分钟后血压即升高,与循环中肾素及血管紧张素Ⅱ(Ang Ⅱ)升高相平行,系血浆 Ang Ⅱ增高所致。解除钳夹后,血中肾素、Ang Ⅱ及血压很快恢复正常。若钳夹肾动脉持续数日或数周则进入第二期,此期血压升高,但循环中的肾素和 Ang Ⅱ则无明显升高,至少高血压与肾素-血管紧张素系统的刺激呈部分分离。但 Ang Ⅱ可能仍是重要的发病机制,此期若纠正肾动脉狭窄或肾切除后,高血压仍可缓解。从少数患者及动物实验发现,重度单侧肾动脉狭窄引起的肾素、Ang Ⅱ、醛固酮及血压明显增高,钠及钾丢失,称为"低血钠性高血压综合征"。如第二期未进展到严重低血钠综合征,将经数月或数年逐渐发展到第三期。此期血压最高,但肾素或 Ang Ⅱ不再增高,即使外科纠正肾动脉狭窄或肾切除,血压也无改变,说明其发病机制与肾素系统无关,由高血压引起健侧肾脏受累所致。肾动脉狭窄侧肾脏的肾素分泌率增高或肾血浆流量降低,可引起肾素活性浓度的增高。

(1)肾动脉病变。

大动脉炎主要累及弹力动脉,如主动脉及其主要分支,本病亦常累及肌性动脉。病变常侵犯 2 ~3 支动脉,肾动脉是最常见的受累部位之一。病变从动脉中层及外膜开始波及内膜的动脉壁全层,表现为弥漫性内膜纤维组织增生,呈广泛而不规则的增生和变硬,管腔有不同程度的狭窄或闭塞,常合并血栓形成本病常呈多发性,在两个受累区之间常可见到正常组织,呈跳跃性病变。肾动脉各段均可累及,但开口处往往更重。

纤维肌性发育不良最常侵犯血管壁中层,但也可侵犯内膜层、外膜层或多层同时受累,主要病理改变为纤维组织异常增生。中层纤维肌性发育不全常使动脉呈"串珠样"外观。该病变常发生在肾动脉的中至远端,并可延伸到分支。与动脉粥样硬化相比,中膜纤维增生的发展过程较缓慢。肾动脉内膜和外膜的纤维增生性病变虽然少见,但局部纤维增生更加迅速,疾病进展较快,常出现严重的动脉狭窄和高血压。

肾动脉粥样硬化时常伴有全身动脉粥样硬化性疾病,如冠心病、脑卒中、外周动脉闭塞性粥样硬化或眼底动脉硬化等,粥样硬化斑块常位于肾动脉开口处或近 1/3 段。与原发性高血压相比,动脉粥样硬化所致的肾血管性高血压患者年龄偏大,收缩压较高,肾脏损害更严重,周围血管病发生率高,缺血性心脏病和肾功能不全发生率高。

纤维肌性发育不良常仅侵犯单侧肾动脉,尤其右侧肾动脉;大动脉炎常常是双侧肾动脉同时受累;动脉粥样硬化往往侵犯一侧肾动脉,但也可能双侧肾动脉粥样硬化而导致管腔严重狭窄。

(2)缺血性肾脏病。

肾动脉狭窄导致的缺血性肾实质病变与高血压肾硬化症相似,表现为肾小球毛细血管基底膜皱缩,直至缺血性肾小球硬化,毛细血管丛全部塌陷,管腔闭塞,细胞消失,肾小球囊内血液成分沉积,肾小管萎缩及基底膜增厚,肾间质灶状炎症细胞浸润及纤维化。

四、临床表现

1. 肾血管性高血压

肾动脉狭窄所致高血压的特点是:病程短,病情进展较快;血压变化以舒张压升高最为明显。因血压较高,患者可伴有头晕、头痛、烦躁、易激动、失眠等症状。与原发性高血压相比,高血压家族史阳性率较低。

对于家族史阴性、新近起病、无明显高血压易患因素的年轻高血压患者,要高度怀疑大动脉炎或纤维肌性发育不良的可能。对于中老年起病的患者,尤其是合并有其他器官动脉粥样硬化病变者,应怀疑肾动脉粥样硬化导致的肾动脉狭窄所致。肾动脉狭窄所致的肾血管性高血压,使用一般降压药疗效往往不佳,查体时可有以下体征:

(1)高血压:患者平时血压较高,多数患者收缩压大于 200 mmHg 和(或)舒张压大于 120 mmHg,以舒张压增高明显。肾动脉狭窄越严重,舒张压越高。患者多表现为难治性高血压,常常需要 3 ~5 种降压药联合,血压才能达标。部分患者即使使用多种降压药,且每种药物用到最大剂量,血压也难以达标。但也有少数肾动脉重度狭窄,近乎闭塞的患者血压并不太高。

(2)血管杂音:文献报道约 35% ~60% 的患者于脐上可闻及高调的收缩期杂音,收缩及舒张双期血管性杂音则罕见。总结河南省人民医院高血压科近 10 年的肾动脉狭窄患者,脐周能听到血管杂音的占 35% ~40%。无论单侧或双侧肾动脉狭窄,半数以上的腹部血管杂音仅Ⅰ~Ⅱ级,杂音位于脐上 2 ~7 cm 及脐两侧 2.5 cm 范围内。

(3)上下肢收缩压差增大:正常人经动脉内直接测压时,上肢与下肢血压相等。当采用固定宽度袖带(成人为 12 cm)血压计测压时,则下肢动脉收缩压水平较上肢高 20 ~40 mmHg,乃因收缩压与肢体粗细呈正比,与袖带宽度呈反比所致。大动脉炎患者下肢的收缩压低于上肢收缩压 20 mmHg 以上,则反映主动脉系统有狭窄存在。对就诊的高血压患者,通过测量四肢血压,如果发现下肢血压明显低于上肢血压,应高度怀疑有肾动脉狭窄,主动脉缩窄或大动脉炎存在。

2. 缺血性肾脏病

缺血性肾脏病是指由于肾脏缺血而造成的肾功能损害,通常是指由于双侧肾动脉狭窄造成的。单侧肾动脉粥样硬化的病人 2 年内有 18% 的患者发展为双侧肾动脉狭窄,在一项协作研究中高达 28%。而 38% 的老年终末期肾病患者是由于双侧肾动脉狭窄造成的。由于单侧肾血管性高血压通常不会导致血清肌酐水平升高,若患者血清肌酐大于 2 mg/dL 则提示病变累及双侧肾动脉。缺血性肾病很难与原发性高血压或原发性肾实质疾病引起的肾功能衰竭相区别,但这种鉴别是必要的,因为外科手术或血管成形术可以治愈由肾血管病变而导致的高血压或肾功能衰竭。下列人群应考虑患有双侧肾血管疾病的可能性:老年患者伴广泛动脉粥样硬化性疾病而突然发生肾功能衰竭;高血压患者发展为快速进行性肾功能衰竭,同时缺乏尿路梗阻的证据;应用 ACEI 或其他抗高血压药物治疗后,肾功能反而迅速恶化。对这些可疑肾血管病变的患者应进一步行彩超、肾动脉 CTA 或造影等检查,以便迅速明确诊断,及时制定下一步的治疗。

老年高血压患者常合并进行性肾功能损害,并伴有轻度的尿检查异常,如蛋白<1 g/d、

少量红细胞及管型，尤其是有周围血管病变时，要高度重视本病的可能。有学者发现，有上述表现者，半数以上病人有明显的肾动脉狭窄，且抗高血压治疗尤其是使用ACEI类药物会进一步加重肾功能损害。据西方国家尸体解剖资料统计，在64～75岁老人中缺血性肾脏病的发病率为18%，而75岁以上老人中为42%，它们主要由肾动脉粥样硬化引起。缺血性肾脏病多伴有肾血管性高血压，少数患者也可以无高血压的表现。肾脏病变主要表现为肾功能缓慢进行性减退，由于肾小管对缺血敏感，故其功能减退常在前，出现夜尿增多，尿比重及渗透压减低等远端肾小管浓缩功能障碍的表现，而后肾小球功能才受损，患者肾小球滤过率下降，血清肌酐增高，可出现浮肿。辅助检查时病人尿的改变较轻微，可表现为轻度蛋白尿，24小时尿蛋白定量常小于1 g/d，尿常规中有蛋白，少量红细胞及管型，肾功能不全时贫血出现较晚且程度较轻。

五、辅助检查

肾动脉狭窄的实验室检查内容包括总体肾功能评价、病理生理学研究测定肾素水平、灌注实验判断肾血流水平及影像学明确肾动脉狭窄等。

1. 周围血浆肾素活性测定

由于肾动脉狭窄造成肾脏低灌注缺血，使肾脏近球细胞分泌大量的肾素，故部分患者可以测到血浆肾素活性增高，增高的程度轻重不等。但此方法诊断肾动脉狭窄的阳性率较低，对肾动脉狭窄是否影响肾脏血流灌注而导致高血压有临床诊断意义。

2. 分侧肾静脉肾素活性测定

由于周围血浆肾素活性测定阳性率较低，对高度怀疑肾血管性高血压的患者或肾动脉造影已发现肾动脉狭窄的患者可行分侧肾静脉肾素活性测定。正常人两侧肾静脉肾素水平较肾动脉血高25%，若患侧肾素活性较健侧增高50%，则可诊断为肾动脉狭窄。目前多数学者以双侧肾静脉肾素比值（RVRR）>1.5以及健侧肾静脉与远端下腔静脉血浆肾素活性（PRA）相等作为单侧肾动脉狭窄的特征。由于患侧肾素活性明显增高，通过反馈机制抑制健侧肾脏分泌肾素，故与远端下腔静脉的PRA相等，实际上大多数并非绝对相等，只要健侧肾静脉与远端下腔静脉PRA比值<1.3，就说明健侧无血管病变或无意义的病变。但本方法仍有50%的假阴性。

3. 超声检查

应常规列为肾动脉狭窄的筛选方法，可观察到腹主动脉与双侧肾动脉远端的狭窄程度与肾脏形态。结合B型超声及多普勒，可对肾血管进行形态学及血流动力学两方面的观察。超声检查的优点是简单易行、可重复、无创伤，不需检查前停用降压药物，对单侧及双侧肾动脉主干病变均可进行良好的观察等。在探测到血管的条件下行多普勒扫描检查血流动力学，可明显增加本法的准确性。其主要缺点是选用参数及检查者技术水平可影响检查结果，对副肾动脉及肾动脉分支观察效果欠佳，不能明确肾动脉狭窄的解剖情况及侧支循环。此外，肥胖、肠胀气及不会憋气的病人肾动脉显像差，会影响检查结果，肾动脉狭窄探查成功率仅60%～70%。

有学者利用多普勒超声谱型观察肾动脉狭窄患者，发现肾动脉狭窄达50%时才有轻度改变，大于75%出现加速度延迟或收缩期流速降低，若肾动脉几乎阻塞，则不能检出多普勒血流频谱。超声多普勒可见狭窄段狭细血流束，呈花色湍流色彩。脉冲多普勒有以下特点：① 高速喷射性湍流，频带明显增宽；② 肾动脉收缩峰速度>1 m/s 属可疑狭窄，>1.8 m/s 诊断为狭窄；③ 肾动脉频谱加速度明显降低，加速时间大于 1 秒；④ 舒张期无血流信号。从主肾动脉分支、肾段动脉、叶间动脉、弓形动脉，依次出现高速低阻频谱，阻力指数逐渐降低，分别为 0.5～0.6，0.45～0.55，0.4～0.5。

近年，有学者应用含微泡的半乳糖悬液造影剂做超声检查，增加了血流信号清晰度，能在一定程度上提高检查的准确性。另外，近年还有学者应用多普勒微探头进行血管内多普勒超声检查，该探头能插入肾动脉不同分支，更准确地测定肾内血流变化，如阻力指数等。

B 超能准确测定双肾大小，肾动脉狭窄患者肾脏体积常渐进性缩小，单侧狭窄或双侧狭窄程度不一致时，两肾体积常不对称。彩色多普勒超声检查还能观察到肾动脉主干及肾内血流变化，前者包括收缩期血流峰速率、肾动脉/腹主动脉血流峰流速比值，后者包括血流加速时间、阻力指数等，可以提供肾动脉狭窄的间接证据。

4. 放射性核素检查

（1）肾图及肾扫描：均属无创性。以肾扫描的诊断符合率为高。

（2）肾脏 γ 照相及卡托普利激发试验：当肾动脉发生狭窄时，由于肾缺血引起肾素-血管紧张素-醛固酮系统活性增强，血管紧张素Ⅱ增高，通过肾脏自身调节机制，使出球小动脉收缩，肾小球滤过压增高，代偿性来维持肾小球的滤过率。服用卡托普利 25 mg 前及服药后 60 分钟，以 99mTC-DTPA 行肾 γ 照相，若有功能意义狭窄存在，由于卡托普利消除了血管紧张素Ⅱ对出球小动脉的收缩作用，故肾小球滤过率较服药前降低 10% 以上，属阳性，以此来判断肾动脉有无功能意义的狭窄。本法诊断阳性率为 96.3%，特异性 82.7%，较单纯肾 γ 照相的敏感性（58.1%）明显增高；特异性则无明显差别，本法亦有少数假阳性及假阴性。

5. 螺旋 CT 或磁共振血管成像术

这两项检查均能清楚显示肾动脉及肾实质影像，并可三维成像，对诊断肾动脉狭窄敏感性及特异性均高，可高达 95% 以上，螺旋 CT 血管造影似更佳，不过它们显示的肾动脉狭窄程度均有夸张，且磁共振血管造影对远端肾动脉及分支狭窄显示较差。由于螺旋 CT 血管造影需用较大剂量碘造影剂，对肾脏可能造成一定损害，故血肌酐大于 221 mmol/L（2.5 mg/dL）的肾功能不全患者或碘过敏病人均不宜使用。此类病人可采用磁共振管造影（其使用含钆的造影剂，对肾功能无不良影响）。但是，磁共振检查不适用于体内有金属物质的患者，如已安装金属冠状动脉支架或心脏起搏器患者，则禁忌使用磁共振血管造影。

6. 经皮经脉腔插管肾动脉造影

用经皮经动脉腔插管做主动脉-肾动脉造影（若不做此造影，肾动脉开口处病变将可能遗漏）及选择性肾动脉造影，能准确显示肾动脉狭窄部位、范围、程度及侧支循环形成情况，是目前诊断肾动脉狭窄的“金标准”。但是，该检查属于有创性检查，并需用碘造影剂，故对碘过敏、高龄，合并多种并发症或有出血倾向的患者应用时有局限性。插管检查可能造成假性动脉瘤、血肿、胆固醇结晶栓塞等并发症，发生率虽不高，但后果严重，故操作必须规范。另外,为避免造影剂肾病发生,宜选用非离子型低渗造影剂,尽量减少造影剂用量,并在造影前后做水化处理,输注氯化钠或碳酸氢钠溶液等。造影剂肾病较易发生在高龄、糖尿病及肾功能不全病人,对这些病人行该项检查时,应权衡利弊,全面考虑,造影的同时避免使用有肾功能损害的药物如二甲双胍等,以减少肾损害的发生。

六、诊断及鉴别诊断

1. 诊断及分类

根据本病的临床表现及实验室检查,一般可确诊为肾动脉狭窄,但必须强调指出,仅动脉造影见肾动脉狭窄,尚不能肯定是高血压的病因,还必须看肾动脉狭窄是否引起肾脏缺血而导致肾素血管紧张素系统活性增高。Genest 等对 149 例因周围血管病变患者行肾动脉造影,发现单侧或双侧肾动脉狭窄≥50% 者 60 例,其中血压正常者占 65%。有人在 256 例血压正常者的尸检中发现,肾动脉呈中至重度狭窄者占 49%。因此仅根据形态学上的改变还不够,必须结合功能诊断。分侧肾静脉肾素活性测定及肾 γ 照相与卡托普利试验对肾血管性高血压的诊断及手术预后的估计很有价值。

目前国内外均采用 1990 年心血管介入放射会议提出的肾动脉狭窄的分类方法。

Ⅰ型:包括:①肾动脉纤维肌性结构不良所致;②肾动脉移植后狭窄;③动脉粥样硬化性肾动脉狭窄,单侧,狭窄长度<3 cm,不累及肾动脉开口处。

Ⅱ型:包括:①动脉粥样硬化性肾动脉狭窄,双侧,但不累及肾动脉开口处;②外科血管重建术后吻合口及非吻合口处狭窄;③肾动脉狭窄伴肾功能进行性减退或肾脏进行性缩小,但血肌酐<625.2 μmol/L。

Ⅲ型:①动脉粥样硬化性肾动脉狭窄,累及肾动脉开口处;②非动脉粥样硬化性肾动脉狭窄,累及肾动脉近端,包括纤维肌性结构不良、Takayasu 动脉炎、腹主动脉缩窄;③一侧肾动脉狭窄伴肾功能进行性减退,血肌酐>625.2 μmol/L,需透析;④肾动脉闭塞。

Ⅳ型:起源于严重的主动脉节段性病变或动脉瘤或伴有肾动脉瘤。

2. 鉴别诊断

(1)大动脉炎。大动脉炎是主动脉及其主要分支与肺动脉或冠状动脉的慢性进行性非特异性炎症,引起不同部位的狭窄或闭塞,少数患者亦可发生动脉扩张形成动脉瘤。好发于 40 岁以下的年轻女性,表现为单侧或双侧肢体或脑部出现缺血症状,伴有脉搏减弱或消失,肢体血压减低或测不出,颈部或上腹部可闻及血管杂音,急性期可出现发热,局部动脉疼痛等,实验室检查可发现血沉快,抗"O"及 C 反应蛋白阳性,抗主动脉抗体阳性等。由于受累部位不同,其临床表现亦不同。通过彩超检查可发现异常的大动脉,螺旋 CT 或 MRI 血管成像对诊断有定位价值,必要时需行 DSA 或选择性动脉造影进一步明确诊断。

(2)肾动脉纤维肌性结构不良(FMD)。本病好发于年轻女性,病变大多累及肾动脉远端及其分支,约 30% 患者可呈串珠样改变,以右肾动脉受累较多见,很少累及主动脉,约 1/4 患者上腹部可闻及血管杂音,缺少大动脉炎的临床表现。

(3)动脉粥样硬化。发病年龄大多超过 50 岁,以男性多见,病史较短,可有血脂高,吸烟、酗酒史,或合并高血压、糖尿病等多种危险因素。常合并髂动脉、股动脉及腹主动脉的动脉粥样硬化改变,但很少累及腹主动脉的主要分支,其他头臂动脉受累也相当少见。

(4)先天性主动脉缩窄。本病与大动脉炎累及胸降主动脉狭窄所致的高血压有时易混淆。前者多见于男性，血管杂音位置较高，限于心前区及肩背部，腹部听不到杂音，全身也无炎症活动的表现，胸主动脉造影可发现特定部位的缩窄。婴儿型位于主动脉峡部，成人型在动脉导管相接处形成局限性狭窄。

(5)良性小动脉性肾硬化。良性小动脉性肾硬化是由于长期患高血压未能得到良好控制或由于年老，血管逐渐老化而来的。其结果是肾脏供血不足，导致缺血性肾病。病理见肾脏中、小动脉如入球小动脉、叶间动脉、弓状动脉内膜增厚，管腔狭窄，肾脏供血减少，继而发生缺血性肾脏病变，肾小球硬化、肾小管萎缩和间质纤维化。本病多见于50岁以上的中老年人，有长期缓慢进展的高血压病史。随着病程进展，肾功能逐渐减退，早期出现夜尿增多，多尿等，晚期出现浮肿，化验血肌酐升高，尿常规检查有轻度尿异常，部分病人有少量蛋白尿，以小分子蛋白为主。

(6)恶性小动脉性肾硬化。本病是由于急进性高血压或恶性高血压引起肾小动脉弥漫性病变，肾功能急剧恶化发展而来。原发病中40%为高血压，15%为慢性肾小球肾炎。本病除有良性小动脉性肾硬化(缺血性肾病)的改变以外，其特征性病理改变为入球小动脉、小叶间动脉和弓状动脉发生纤维素样坏死；此外，小叶间动脉和弓状动脉内膜或表层平滑肌细胞增生，呈“洋葱皮”样改变，小动脉管腔高度狭窄，甚至闭塞。肾损害的表现是恶性高血压的一部分，除恶性高血压的临床表现外，患者出现蛋白尿或原来的蛋白尿迅速加重，肉眼血尿或镜下血尿，可有红细胞管型、颗粒管型。肾功能急剧恶化，血肌酐、尿素氮迅速升高，很快进入终末期肾衰竭。

(7)肾动脉栓塞和血栓形成。肾动脉栓塞的栓子主要来源于心脏，如房颤或感染性心内膜炎的附壁血栓。临床症状取决于肾动脉阻塞的程度、部位及范围。局部细小的血管栓塞常无症状；肾动脉或较大的分支阻塞，常导致肾梗死，患者有突发的剧烈腹痛或腰痛，可伴有恶心、呕吐。部分病人出现轻度蛋白尿、血尿、发热和寒战。广泛双侧肾动脉栓塞或孤立肾栓塞常导致急性肾功能衰竭。静脉肾盂造影或核素肾显像发现肾脏低灌注区或肾脏无灌注，常提示本病的可能。增强CT或MRI检查显示增强减低的梗死区。肾动脉栓塞的确诊有赖于选择性肾动脉造影。

七、治疗

肾动脉狭窄的治疗方法主要包括药物治疗、经皮球囊肾动脉成形术(PTRA)和(或)支架术治疗及外科治疗。

首先，在选用任何一种治疗方法时应结合不同个体的具体情况，从多方面考虑，权衡利弊。对于年轻患者的肾动脉狭窄，其病因多为大动脉炎或纤维肌性发育不良所致，应考虑长期服药的不良反应及成本效益比，更适宜采用血管重建术；对于老年肾动脉狭窄的患者，其病因多为粥样硬化，既要注意动脉粥样硬化性病变的全身性，也要考虑长期高血压所致的肾损害是否能够纠正，还应充分评估血管介入治疗成功的可能性。

此外，对于肾动脉狭窄的治疗，首先应明确以下几个概念：并不是所有肾动脉狭窄都合并高血压；长期高血压及各种动脉硬化可引起肾动脉狭窄；原发性高血压可和肾血管性高血压并存；缺血性肾病是一种进展性疾病；对肾动脉狭窄的治疗既要考虑到血压的控制，也要重视对肾功能的保护。

1. 药物治疗

(1)降压治疗。

药物治疗并不是肾血管性高血压首选的治疗方法，但对于肾动脉成形术或外科手术禁忌或拒绝接受上述治疗者，可采用药物治疗降压，但是对大多数患者来说，降压药的治疗效果欠佳。近年来，由于抗 RAS 药物（包括 β 受体阻滞剂、血管紧张素转换酶抑制剂、血管紧张素受体拮抗剂类药物）的大量出现，控制肾血管性高血压的效果已明显改善。肾血管性高血压治疗常用的药物有 β 受体阻滞剂、钙通道拮抗剂、血管紧张素转换酶抑制剂（ACEI）、血管紧张素受体拮抗剂（ARB）、α 受体拮抗剂以及利尿剂等。

目前讨论最多的是 ACEI 或 ARB 类是否能够应用于肾血管性高血压的治疗。一般认为，对单侧肾动脉狭窄所致的肾素依赖型高血压，在应用其他降压药无效时，可服用 ACEI 或 ARB 类，以便有效地控制血压，减少并发症，但此类药物可降低患侧肾血流量，故服用时应监测肾功能改变，以防肾功能衰竭的发生。实际上，临床工作中发现，肾动脉狭窄病人在 RAS 被阻断后，发生急性肾功能衰竭的不超过 5%，而且一旦停药，立即可以逆转。因此对单侧肾动脉狭窄病人，降压首选 ARB 类，如降压效果不好或不能耐受，可改用 ACEI，或加用氢氯噻嗪。对双侧肾动脉狭窄或孤立肾的肾动脉狭窄所致的容量依赖型高血压，ACEI 或 ARB 类降压药是绝对禁忌的，以防使用后肾脏血流量进一步减少，造成肾功能的恶化。

钙通道拮抗剂，α、β 受体阻滞剂及噻嗪类利尿剂亦是控制肾血管性高血压常用的药物，临床上根据病情联合使用，可有效控制血压，减轻不良反应的发生。

β 受体拮抗剂和利尿剂的联合：利尿剂促进 Na^+ 排泄，血容量减少，肾素分泌增加，利尿剂升高血浆肾素活性的作用可被 β 受体拮抗剂拮抗。利尿剂降低血容量后，又可加强 β 受体拮抗剂的降压效果，这两类药联合应用后，降压作用比单用明显增加，但对生物利用度或其他药物代谢动力学无明显影响。利尿剂可降低 β 受体拮抗剂引起心力衰竭的危险性，β 受体拮抗剂能抑制醛固酮释放，可减轻由噻嗪类利尿剂引起的低血钾。β 受体拮抗剂与利尿剂固定剂量的降压效力虽可达到 75% 以上，但不宜长期应用。因这两类药对脂质和糖代谢都有一定的不良影响，可引起血浆甘油三酯、血糖和尿酸水平增加，二药均可引起性功能障碍，加之 β 受体拮抗剂在引起血压下降时，外周血管阻力轻度增加，利尿剂减少血容量，二者合用时，外周血管的血液供应减少，间歇性跛行患者病情可能恶化。为了减少联合应用的不良反应，选择适当低剂量的联合十分必要。

钙通道阻滞剂与利尿剂联合：二者联合使用可使降压效应叠加，尤其对老年患者及容量依赖型的肾血管性高血压患者效果更佳。

α-1 与 β 受体阻滞剂联合：二者通过各自的降压机制而引起血压下降，因此两药合并使用可增加降压效果。健康受试者，单独使用哌唑嗪或哌唑嗪合并使用 β 受体拮抗剂的比较结果显示，与普萘洛尔合并用药后则体位性低血压明显增加。而对 α-1 受体阻滞剂引起轻度反射性心动过速可为 β 受体拮抗剂所抑制，同样对无内在拟交感活性、非选择性 β 受体拮抗剂引起血脂代谢的不良影响亦可为 α-1 受体阻滞剂所改善。

α-1 受体阻滞剂与利尿剂联合：α-1 受体阻滞剂与利尿剂合用，可对抗 α-1 受体阻滞剂所产生的钠和水的潴留，而 α-1 受体阻滞剂也可对抗由利尿剂产生的对血脂代谢的不良影响。又因利尿剂降低细胞外钠离子，可减弱内源性去甲肾上腺素的缩血管作用，而使 α-1 受体阻滞剂阻断去甲肾上腺素的缩血管作用加强。临床研究证明，α-1 受体阻滞剂与 β 受体阻滞剂合用，也可与利尿剂三者合用，可增加药效，而减少不良反应。

血管紧张素转换酶抑制剂(ACEI)与利尿剂联合：ACEI 与利尿剂联合应用最为常见，二者固定剂量组成的复方亦较多，高血压患者不论其血浆肾素水平高低，两类药合用后，血压下降都起到协同作用，甚至加用低剂量的氢氯噻嗪也加强 ACEI 的降压效力。利尿剂和 ACEI 的药理作用机制不同，利尿剂激活肾素-血管紧张素-醛固酮系统，引起血浆血管紧张素Ⅱ(Ang Ⅱ)增加，血钾水平下降，ACEI 则抑制血管紧张素转换酶，血浆 Ang Ⅱ生成减少，血钾轻度增高。ACEI 对高肾素水平患者的降压反应较强，利尿剂则相反。ACEI 能逆转心室壁及血管壁肥厚，对心、肾有保护作用，利尿剂对心肌肥厚的作用不明显，它降低心脏重量是由于心内血容量减少。这两类药合并使用后心脏重量减轻的程度增加，利尿剂的不良反应(低血钾、高尿酸和高脂血症)减轻，特别适用于左室肥厚和伴有糖尿病的患者。

血管紧张素转换酶抑制剂(ACEI)与钙通道阻滞剂(CCB)联合：ACEI 和 CCB 是两类常用治疗高血压的药物，其特点是除降低血压外，对心、脑、肾等靶器官有保护作用，能逆转心血管的重构，对糖代谢和脂质代谢无不良影响，多数制剂的半衰期长，作用维持 24 小时以上，只需日服用一次，对昼夜血压均有较好的控制作用，谷/峰比大于 0.5，两类药联合应用，可互为补充，有效性和安全性增加。

(2)调脂治疗。NECP-ATPⅢ认为肾动脉粥样狭窄与冠心病具有同等的危险性，诊断明确的冠心病，LDL 应当降到<2.6 mmol/L。最近研究认为积极降脂，LDL<2.1 mmol/L，可防止动脉粥样硬化发展。学者认为也适用于肾动脉粥样硬化。

(3)非药物治疗。包括肥胖者减轻体重，戒烟限酒，清淡饮食等，通过综合治疗，减少肾动脉粥样硬化的进展。

2. 介入治疗

(1)经皮肾动脉血管成形术(PTRA)。

自 1978 年世界上首次 PTRA 治疗肾动脉狭窄获得成功后，PTRA 技术迅速在全世界得以推广。随着改良技术的不断成熟，其成功率可达 90% ~100%。但其最大的不足是有较高的术后再狭窄发生率(20% ~40%)。

本法虽简便，患者较安全，但仍属有创性治疗，并有一定并发症，因此，在临床上应严格选择适应证，以便提高疗效，减少并发症。其适用指征有以下几种。

① 高血压：右上肢舒张压大于或等于 95 mmHg，若双上肢血压测不出，则参考下肢血压水平；

② 数字减影血管造影(DSA)或选择性肾动脉造影示单侧或双侧肾动脉主干或其主要分支管腔狭窄大于 50%，不伴有明显肾萎缩；

③ 肾动脉狭窄远端、近端收缩压差大于 30 mmHg 患者；

④ 单侧肾动脉狭窄患者，双侧肾静脉血浆肾素比值(RVRR)≥1.5 和(或)健侧肾静脉血浆肾素活性(PRA)/远端下腔静脉血 PRA<1.3，则扩张术的预测成功率可达 94% ~

100%，但有50%假阴性；

⑤ 肾动脉无钙化患者；

⑥ 不能耐受或拒绝外科手术患者。

对上述各项指标应从造影形态与功能两方面综合分析，方能正确地选择有扩张术适应证的患者。肾动脉开口处完全阻塞、远端分支多发狭窄或缺血侧肾脏重度萎缩者，则不宜做PTRA。

PTRA治疗的目的在于纠正肾血管性高血压，保护肾功能，防治肾衰竭。临床上，应将造影形态与血流动力学相结合，以血流动力学为主来判定疗效。若狭窄远、近端收缩压差小于30 mmHg则为扩张术成功的指标。一般扩张成功后最早在2小时内血压降至正常，大多数患者于6小时内血压恢复正常，个别患者于扩张成功后32小时血压才开始下降。

双侧肾动脉狭窄是外科治疗的一个难题，采用双侧肾动脉成形术或PTRA与手术相结合，为双侧肾动脉狭窄患者的治疗开辟了一条新的途径，获得较好的疗效。若一侧肾动脉狭窄伴另一侧肾动脉阻塞者，可行狭窄侧肾动脉成形术，阻塞侧施行肾脏自身移植术或肾切除术，目前常采用肾脏自身移植术，即可保存肾脏，且疗效也较满意。

对肾动脉开口处狭窄，PTRA后再狭窄或伴肾动脉夹层者应当于扩张成功后置放支架，可明显降低再狭窄发生率，防止长期药物治疗的副作用及药品的昂贵代价。

PTRA并发症的发生率为5% ~10%，一般不严重，尚未见死亡报道。对108例行PTRA的病例分析，发生肾动脉夹层4例，肾动脉血栓形成3例，股动脉假性动脉瘤3例。

PTRA的疗效与肾动脉狭窄的病理类型和解剖部位密切相关。纤维肌性发育不良引起的肾动脉狭窄以往主要由外科手术治疗，自1980年后，对肾动脉主干型多采用PTRA治疗，现已成为公认的首选方法。Tegtmeyer等报告，66例85处肾动脉狭窄行PTRA治疗后，首次手术成功率100%；对肾功能而言，临床有效率达98%和100%；10年随访，累积肾动脉通畅率87.7%，再狭窄率8%。纤维肌性发育不良累及肾动脉分支者，其PTRA疗效因技术难度大、并发症多而不如肾动脉主干型，治疗仍以外科手术为主。但新近Cluzel等采用PTRA治疗了25例此型肾动脉狭窄，首次技术成功率84%。术后即刻、6个月及平均19个月时高血压的治愈率分别达70%、76%、68%，改善率分别为25%、24%、16%，长期随访再狭窄率9%，且再狭窄者经再次PTRA治疗又获治愈。为此，笔者认为PTRA也可作为纤维肌性发育不良致肾动脉分支狭窄引起的高血压的一线治疗方法。

然而，纤维肌性发育不良并非导致肾血管性高血压的常见原因，有研究者指出其在高血压人群中发生率仅为0.14% ~2%，而绝大多数肾血管性高血压由动脉粥样硬化性肾动脉狭窄引发。后者可以累及肾动脉各个部位，包括肾动脉开口处、肾动脉主干及肾动脉分支。PTRA对于动脉粥样硬化性肾动脉狭窄的疗效总的不如纤维肌性发育不良所致的肾动脉狭窄好。

Cicuto等曾提出功能性肾动脉狭窄的问题，其观察发现，它系大的肾动脉粥样硬化斑块悬垂于肾动脉开口处所致，76%的患者对PTRA治疗反应差或无反应。此现象应引起临床注意。

多发性大动脉炎是临床上肾血管性高血压的另一种病因，主要累及主动脉及其大分支(包括肾动脉)。因其对血管的损害多种多样,临床上单纯报告由该病所致的肾动脉狭窄行 PTRA 治疗文献报道较少。Sharma 等报告采用 PTRA 治疗 20 例 33 处此种肾动脉狭窄,首次技术成功率 85.5%,临床有效率为 82%,4 ~ 12 月内再狭窄率 21%,似与动脉粥样硬化性肾动脉狭窄疗效相似。作者指出此型肾动脉狭窄行 PTRA 治疗时须考虑其特点:由于动脉壁全层的炎症破坏、结缔组织增生致血管壁顺应性差、僵硬,常规 PTRA 方法常不能奏效,在放入球囊导管前需用 Twflon 导管进行预扩张。

PTRA 术后再狭窄的主要原因之一是动脉壁的弹性回缩,这种现象于肾动脉开口处狭窄尤甚。目前,再狭窄问题尚未得到满意解决。关于冠状动脉经皮球囊成形术后再狭窄的药物预防的初步研究已取得了令人鼓舞的效果,但尚未应用于肾动脉狭窄的防治。Isner 等经血管内超声发现 PTRA 时,球囊扩张伴有粥样硬化斑块的撕裂才会产生狭窄部位的形态学和血流动力学改善,未能出现斑块撕裂者易产生血管的弹性回缩和再狭窄。但目前尚未就多大的球囊进行狭窄部位的扩张才能达到理想效果,并且不出现肾动脉破裂等不良反应而达成共识。有人主张球囊扩张程度要达到肾动脉的 15%,有人则认为扩张达到肾动脉原来的水平即可。

(2)肾动脉支架术。

肾动脉支架术的技术方法与冠状动脉十分相似,支架的长度多在 10 ~ 20 mm,需用扩张直径比参考直径略大(10% ~ 15%)的球囊导管传送支架,记录手术前后的变化,结果通过造影图像进行对比,使支架充分覆盖斑块。

文献报道的肾动脉内支架成形术主要涉及 PTRA 后即刻失败和迟发型再狭窄。一般认为 PTRA 后残余狭窄≥30%、跨狭窄段压力梯度≥10 mmHg 是 PTRA 后即刻失败的标准或放置肾动脉内支架的指证。对于迟发型再狭窄(狭窄≥50%),有人认为尽管第二次 PTRA 可使部分迟发型再狭窄患者重新获得疗效,尤其对纤维肌性发育不良引发的肾动脉狭窄,但疗效不会好过第一次 PTRA,这些患者应当放置肾动脉内支架,以防止第三次狭窄。

目前,用于肾动脉狭窄的肾动脉内支架主要由 Palmaz、Wallstent、Strecder 及 Nitinol 等几种。各种支架的疗效因入选患者的不同、肾动脉狭窄的类型及疗效判定标准不一致,故缺乏可比性,但都令人鼓舞。其中以 Palmaz 支架应用最多,首次技术成功率也较高。Wallsent 支架因其放置后易自行回缩而使首次技术成功率较低,支架放置错位、移位较多。另两种支架临床应用不及前两种多,但首次技术成功率较满意。

肾动脉内支架的中长期效果以再狭窄率衡量。多组中期随访结果显示各种支架的再狭窄率如下:Palmsz 支架 6% ~38%;Wallstent 支架 20% ~30%;Strecker 支架 18%。Rees 等的高狭窄率(38%)可能与其报告病例均为肾动脉开口处狭窄有关,但也可能与术者技术和支架本身有关,因为 Blum 等治疗同样的开口处肾动脉狭窄,中期再狭窄率仅为 11%。技术的进步和支架的改进无疑有助于疗效的提高。

植入支架后再狭窄的形成被认为和动脉内膜增生及血栓形成有关。有人认为支架内轻度内膜增生是一种正常现象,并不引起再狭窄,且可防止支架内形成血栓,这种增生为一薄层内皮覆盖于支架表面,呈平滑的同心圆现象。当病变未能被支架覆盖而弹性回缩,阻挠了肾动脉血流时,则刺激血管壁内膜和平滑肌的过度生长;或支架放置后未能充分膨胀嵌入血管壁，影响内皮的多中心生长，内皮长到完全覆盖支架的时间延长，引起血栓形成致再狭窄，其形态不光滑，呈非同心圆现象。

有研究者认识到选择支架的大小和放置位置至关重要。支架的大小要比实际肾动脉内径大10% ~15%或大0.5 ~1 mm，以防止支架在肾动脉内移位，并为以后内皮生长留有余地。支架的长短要覆盖病灶并于两端超出1 mm。特别要注意肾动脉开口处支架的位置，支架头端最好伸入主动脉内1 mm，以避免主动脉壁粥样硬化斑块未能撑开而悬垂于肾动脉开口处。Blum等将放置支架后长期随访再狭窄率低的原因主要归功于短支架的应用，认为短支架不干扰肾动脉血流。

还有研究者认为放置支架前有效的PTRA十分重要，尤其对于累及肾动脉开口处的粥样硬化性肾动脉狭窄、节段性狭窄的纤维肌性发育不良及先天性肾动脉狭窄者，这样的病变部位动脉壁顺应性差、弹性回缩力强，易招致支架扩张不充分或扩张后回缩。

放置支架后形成的再狭窄一般通过支架内PTRA可取得满意疗效，有人则报告再狭窄后放置第二个支架比单纯PTRA效果好。

关于支架放置失败后的处理方法文献报告尚不多。Kuhn等报告了2例Strecker支架的取出经验。一例于放置后因动脉壁弹性回缩出现急性闭塞，立即行经主动脉血栓动脉内膜切除术，获得成功，并顺利取出支架。另一例为移植后肾动脉因病变纤维化致1枚支架未能充分扩张，支架由球囊导管取出获得成功。后一例支架的成功取出与Stecker支架递送系统在球囊两端由薄壁硅套固定支架有关，但其他支架并无这种结构。

放置肾动脉支架后多数研究者主张应行抗凝治疗。每位研究者报告的抗凝方法不尽相同，多数以肝素做术中和术后24小时用药，维持凝血酶原时间为抗凝前的1.5倍，术后口服阿司匹林或双嘧达莫3 ~6个月。但抗凝疗法能否解决血栓形成和内膜增生问题，在Wallstent支架应用中存在争论。Palmaz经动物实验发现，抗凝治疗和抑制血小板活性能明显降低支架内血栓形成，而且肝素、阿司匹林、双嘧达莫和葡聚糖等药物联合应用的种类越多，效果越好。

放置肾动脉支架的并发症与PTRA相似，有人认为与PTRA有关。除再狭窄外，还有穿刺部位血肿、感染、急性肾功能恶化、造影剂肾病、胆固醇栓塞等。并发症的发生与否主要取决于患者的基础疾病、术者技术水平和围手术期处理等因素。

3. 外科手术治疗

适用于肾动脉狭窄介入治疗无效、多分支狭窄或狭窄远端有动脉瘤形成等情况。手术的目的在于缓解高血压，防止肾萎缩与肾功能丧失。手术治疗方法包括血管重建、动脉内膜切除、自身肾移植等。如上述治疗无效，可做患肾切除术。

单侧或双侧肾动脉狭窄所致的肾血管性高血压，根据病变的部位、程度及肾功能情况，考虑手术治疗方案。单侧肾动脉狭窄处理较为简单，双侧肾动脉狭窄，或合并腹主动脉明显狭窄者，则外科手术治疗较为困难，有时需分期进行手术。

血管重建术及自体肾移植各有优缺点，其手术指征不同。前者优点为可保留原有的侧支循环，维持肾功能，避免广泛解剖分离，手术相对简单，其缺点为手术部位较深，解剖与显露有一定困难；后者易于操作，手术成功率较高，但缺点是破坏肾脏侧支循环，移植早期肾脏位置易移动，可造成动静脉扭曲。

若患侧肾脏明显萎缩，肾功能严重受损甚至丧失或肾动脉分支广泛病变，可考虑肾切除术。

近年来，对双侧肾动脉狭窄患者，采用手术与肾动脉成形术相结合的方法进行治疗获得较好的疗效，若仅一侧肾动脉扩张成功，另一侧可采用上述手术治疗方法，较分期两侧肾动脉手术简单，疗效较为满意。利用 RVRR 预测肾动脉狭窄手术疗效报道较少，有人认为如 RVRR≥1.5，RCCRR<1.3 者，仍可将受累重的一侧肾动脉，按单侧肾动脉狭窄的原则处理。

手术可能的并发症有出血、血栓形成、胆固醇结晶栓塞及急性肾功能衰竭等。

第十九章　几种少见的继发高血压

一、肾素分泌瘤

肾素分泌瘤又称原发性肾素增多症，是十分罕见的肿瘤。肾素分泌瘤按生长部位分为肾内与肾外，肾内者多为良性，肾外者多为恶性，但有少数例外。生长在肾内如肾小球旁细胞的球旁细胞瘤，某些肾胚细胞瘤（Wilms 瘤）。肾透明细胞癌及肾外大量肾素恶性肿瘤分泌瘤。由于肾素分泌增多，通过肾素-血管紧张素-醛固酮系统的作用，引起继发性醛固酮增多症，产生低血钾、高血压综合征。

（一）球旁细胞瘤

球旁细胞瘤是极罕见的良性肾素分泌瘤。1967 年 Robertson 等首次报道了一例原疑诊为原发性醛固酮增多症，而手术后证实为球旁细胞瘤的病例。次年，Kihara 报道了同样的病例，故称 Robertson-Kihara 综合征。

1. 临床表现

患者往往表现为严重的顽固性高血压，外周血管紧张素活性及 Ang Ⅱ增高及继发性醛固酮增多，一般均有低钾血症。患者表现为多尿、夜尿、口渴、乏力等症状，但肾功能正常。肿瘤切除后，临床症状、血钾、血压恢复正常。

2. 诊断

凡临床表现为严重而顽固的高血压、低血钾、外周血管肾素活性增高，醛固酮增高，尤以儿童、青少年患者应想到原发性肾素分泌瘤的可能性。

（1）生化诊断。球旁细胞瘤血浆肾素活性明显增高，肾功能正常，这与原发性醛固酮增多症低肾素活性不同，且球旁细胞瘤患者对低钠饮食刺激无正常生理反应。这可能与肿瘤内大量球旁细胞和远曲小管致密斑细胞感受器缺乏正常结构有关。球旁细胞瘤分泌过多的肾素，控制了正常球旁体释放肾素作用。对低钠刺激（低钠饮食和利尿剂）呈阴性反应。但球旁细胞瘤对体位（立位）改变则具有正常生理反应，这可能与肿瘤内含有交感神经末梢，而瘤体释放肾素又受交感神经支配有关。

（2）定位诊断。

① 分侧肾静脉肾素活性测定：以患侧肾静脉肾素活性（健侧肾静脉肾素活性）≥1.5 为增高侧肾脏受累的特征。但有可能因采血过程中，导管冲洗不净，血液的层流现象影响结果，再者因肿瘤比较靠近外膜，其静脉回流不通过肾静脉，而通过周围静脉，从而影响测值。必要时可重复测定，有助确诊。

② CT 诊断：球旁细胞瘤系单发，直径一般不超过 3 cm，CT 阳性率较高，新一代的超高速 CT 更精确，即使肿瘤较小，检出率也很高，但因价格高，未能普及，一般仍以普通 CT

为主。通过增强扫描,阳性率可进一步提高。

③ 其他:如同位素扫描,除可发现肿瘤外,还可了解血流分布情况。但对较小肿瘤诊断效果差,且价格昂贵。B超对身体无伤害,重复性好,但阳性率低,静脉肾盂造影则由于肿瘤多位于肾周缘,有时不易发现。

(3)鉴别诊断。

① 肾血管性高血压:急进型恶性高血压出现往往伴有严重的肾功能损害。因有继发性醛固酮增多,有时也会出现低钾血症。再者大动脉炎或动脉粥样硬化所致的常常可于腹部闻及血管杂音,DSA或选择性肾动脉造影,可见肾动脉及其重要分支的异常改变。

② 原发性醛固酮增多症:与肾素分泌瘤临床表现十分相似,但原发性醛固酮患者其肾分泌受抑制。对低钠刺激,体位(立位)改变均无明显反应是其特点。

③ 巴特综合征系球旁组织增生:常有低血钾、高肾素、高醛固酮症,但血压不高是其特点。

④ 高肾素原发性高血压:血浆肾素活性不如肾素瘤高。

(4)病理诊断。

球旁细胞瘤来自肾小球旁器,后者包括近球细胞、远曲小管致密斑和球旁细胞组织。瘤细胞除有分泌颗粒外,还有肌丝和致密斑平滑肌细胞的微粒结构特点,证明瘤细胞源于球旁组织。光镜下瘤细胞排列成团片或条索状,瘤细胞核大,呈圆形或椭圆形,未见核分裂,Willianwilson染色后见瘤细胞有分泌颗粒,用免抗人肾素抗体经A. B. C染色,进一步证实为肾素颗粒,电镜下见瘤细胞有完整包膜,胞质内线粒体丰富,内质网扩张,可见到典型的菱形或多角形结晶,而菱形结晶为球旁细胞瘤所特有,是其特征。

3. 治疗

球旁细胞瘤病人血压高而顽固,一般降压药物难以取得满意的效果。可用醛固酮拮抗剂,如螺内酯、β阻滞剂、钙拮抗剂、血管紧张素转换酶抑制剂通过其排钠、利尿及扩张血管的效应,从而取得较强的降压作用。但最理想的治疗方法是手术切除肿瘤。球旁细胞瘤单发,并有完整的包膜,手术易于进行,应尽可能保留有功能的肾组织。术后血压、血电解质、肾素均恢复正常。偶有因发生高血压动脉改变,而表现为持续的轻度高血压,而非肿瘤再发或转移。

(二)其他肾素分泌瘤

这类瘤一般均为恶性肿瘤,肾内者有肾胚细胞瘤及肾透明细胞癌,肾外者有肺小细胞癌、胰腺癌、肝上皮错构瘤、腹腔后平滑肌肉瘤、眶下血管外皮细胞瘤及癌、卵巢肿瘤等。这些肿瘤可无正常分泌肾素的血管外皮细胞瘤的特征,但具有恶性肿瘤的形态及临床表现,它们可以分泌肾素,均为大分子性无活性肾素,这种无活性肾素不能转化为有活性肾素,大部分病人临床无高血压表现。所以,测定血浆及肿瘤组织中无活性肾素的含量,有利于做出无活性肾素分泌瘤的诊断。治疗以手术为主,但易转移或复发,预后不良。

二、先天性肾上腺皮质增生

肾上腺皮质分为球状带、束状带、网状带,这三带分别以胆固醇为原料,在多种酶的参与下,合成类固醇激素醛固酮、皮质醇及性激素(图19-1)。由于某种酶的先天性缺乏,就会造成类固醇激素合成过程异常，使有的激素增多，有的减少，并使肾上腺代偿性增生，称为先天性肾上腺皮质增生症。其中最常见的是类固醇21-羟化酶缺乏（>90%的病例），其次为11β-羟化酶缺乏，17α-羟化酶缺乏和3β-羟基类固醇脱氢酶缺乏则更为罕见。其中能引起高血压的只有11β-羟化酶缺乏症和17α-羟化酶缺乏症。17α-羟化酶与17-20碳链裂解酶是位于同一蛋白酶上的复合物，二者缺乏常同时存在，它们不仅存在于肾上腺皮质中，也存在于性腺中，对睾酮的形成起重要作用。二酶的缺乏使睾丸形成的睾酮减少，是造成性分化异常的关键所在。11β-羟化酶只存在于肾上腺中，不存在于性腺之中。先天性肾上腺皮质增生症性高血压，除高血压外，同时具有性征变化。

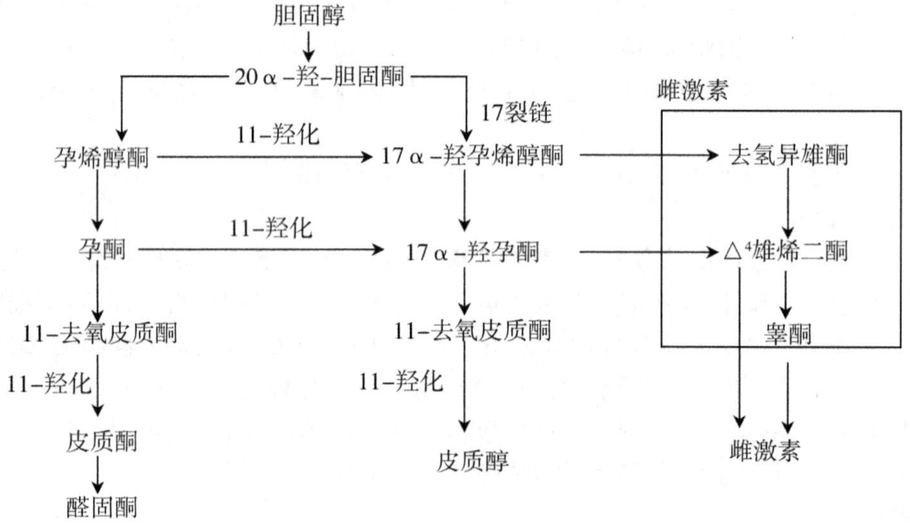

图19-1 肾上腺皮质各类激素合成示意图

（一）17α-羟化酶缺乏症（17-alpha-hydroxylase deficiency）

人类P450c17α基因（CYPl7）系单拷贝基因，位于10号染色体上，由8个外显子和7个内含子组成，由于该基因突变导致这种酶缺乏，遗传特征为常染色体隐性遗传。

1. 病理生理特点

参见图19-1。由于17α-羟化酶缺乏，孕烯醇酮转化为17α-羟孕烯醇酮减少，黄体酮转化为17-羟孕酮减少，致使孕烯醇酮及黄体酮增加。但皮质酮合成路径通畅，结果11-去氧皮质酮皮质酮合成过度增加，两者具有潴钠排钾作用。17α-羟孕酮减少，导致皮质醇合成不足，ACTH增加，睾酮及雌激素皆减少，而促性腺激素增加。

2. 临床表现

高血压、低血钾、性变化的表现（女性表现为性幼稚和原发闭经，男性则表现为假两性畸形）。皮质醇降低可出现慢性肾上腺皮质功能低下的表现：乏力、消瘦、食欲缺乏、抵抗力低下等。

3. 诊断

① 年幼、年轻的高血压患者，伴有低血钾；② 有性分化异常或女性性幼稚，原发闭经的表现，必要时行性染色体检查，以明确染色体性别；③ 皮质醇、睾酮或雌激素降低，而11-去氧皮质酮、皮质酮增生，即可成立诊断。

4. 鉴别诊断

与高血压伴低血钾的其他原因相鉴别，如原发性醛固酮增多症、11β-羟化酶缺乏症等。鉴别的关键之一是病史的询问和体检，如儿童期开始就有高血压的女性患者（男性假两性畸形者社会性别多为女性），原发无月经，乳房不发育，则必须进一步检查确定诊断。

5. 治疗

糖皮质激素多选用地塞米松 0.75 ~ 1.5 mg/d，治疗早期阶段皮质酮、去氧皮质酮等具潴钠作用的激素分泌迅速下降，可引起过度的利尿、排钠，出现低血压、低钠血症，而肾素-血管紧张素-醛固酮系统长期被抑制尚未恢复对低血钠及低血容量的反应能力，故此时可改为氢化可的松或醋酸可的松。若血压下降不满意，加用螺内酯多有效。

性发育异常的治疗。对 46XY 患者，应尽量寻找并切除发育不良睾丸，以防恶变。不论 46XY 或 46XX 患者，皆可补充适量女性激素，以促进第二性征发育保持较好的女性形象，对 46XX 患者可用人工周期治疗，能定期行经。

（二）11β-羟化酶缺乏症（11β-Hydroxylase Deficiency）

该症在先天性肾上腺皮质增生中约占 5% 左右，系染色体 8q22 上 CYPBl 基因突变所致。以高血压、低血钾以及女性男性化、男性性早熟为主要临床特征。

1. 病理生理特点

由于 11β-羟化酶的缺乏，11-去氧皮质酮不能进一步被羟化成皮质酮，以及 11-去氧皮质醇不能被羟化成皮质醇，致使 11-去氧皮质酮和 11-去氧皮质醇堆积，而皮质酮和皮质醇生成减少。由于性激素合成旁路通畅，17α-羟孕酮增加，雄激素合成过度，由此引起一系列临床表现。

2. 临床表现

11-去氧皮质酮和 11-去氧皮质醇均具有潴钠排钾作用，导致高血压、高钠、低血钾。特点是年幼即有高血压出现，血压多为中等度增高，少数也可更高，血钾多为 2 ~ 3 mmol/L，也可<2 mmol/L，从而出现发作性瘫痪；皮质醇减少似 17α-羟化酶缺乏症；睾酮增多，女性患者男性化，但性腺仍为卵巢。男性患者则表现为性早熟，儿童时期可呈巨大阴茎。

如儿童患者有高血压、低钾血症、女性男性化或男性性早熟的表现，即要考虑 11β-羟化酶缺乏症，进一步检测 11-去氧皮质酮、11-去氧皮质醇增高，皮质醇、皮质酮下降，即可确定诊断。

3. 鉴别诊断

① 醛固酮增多症。② 肾素瘤等，本症以性征异常变化为特征，不难鉴别，故病史询问及体检很重要。③ 性征变化需与 17α-羟化酶缺乏症相鉴别，后者以雄激素、雌激素减少为特征，男性表现为两性畸形；女性为性幼稚、原发闭经等症。④ 先天或获得性 11β-羟化类固醇脱氢酶缺乏症，这种酶缺乏使皮质醇和皮质酮不能灭活，导致血压升高，鉴别要点是皮质醇和皮质酮上升，无性征异常变化。

4. 治疗

① 补充糖皮质激素，目的是加强对 ACTH 的负反馈调节，ACTH 下降后，肾上腺皮质增生减轻，11-去氧皮质酮及 11-去氧皮质醇减少，使高血压、低钾血症得以缓解，同时睾酮分泌减少，减轻雄激素亢奋的症状群；此外也补充皮质醇不足，以改善慢性肾上腺皮质

功能低下的综合征。多选用地塞米松，该药无明显潴钠排钾作用，每日 0.75 ~ 1.5 mg 即可。② 外生殖器矫形术：阴蒂肥大经激素治疗疗效不满意者可做阴蒂切除术。

（三）Liddle 综合征（遗传性假性醛固酮增多症）

Liddle 等于 1963 年首次报道一个 16 岁女孩患低血钾性高血压，伴代谢性碱中毒，临床症状酷似原发性醛固酮增多症，但实验室检查发现血浆醛固酮含量不升高而减少，故又称假性醛固酮增多症，同时发现家族中其他几个同胞也有类似异常，检查为常染色体显性遗传。

1. 病因及发病机制

氨氯吡咪（amiloride）敏感的上皮钠通道（epithelial sodium channel ENaC）突变是 Liddle 综合征的基本病因。该突变同样也引起阿米洛利敏感的 ENaC 活性增加，导致远端肾小管钠重吸些增加，细胞 Na^+增加，Na^+进入细胞增加，导致小动脉平滑肌细胞水肿，管壁增厚，外周阻力增大，同时容量膨胀，产生高血压容量，抑制肾小球旁器合成及释放肾素，使肾素-血管紧张素-醛固酮体系受抑；此外，压力变化亦促使细胞内 K^+排入管腔增多，导致低钾血症。钾分泌增多可直接促使 H^+分泌增多，加之 Na^+重吸收也刺激 H^+分泌，产生代谢性碱中毒（图 19-2）。

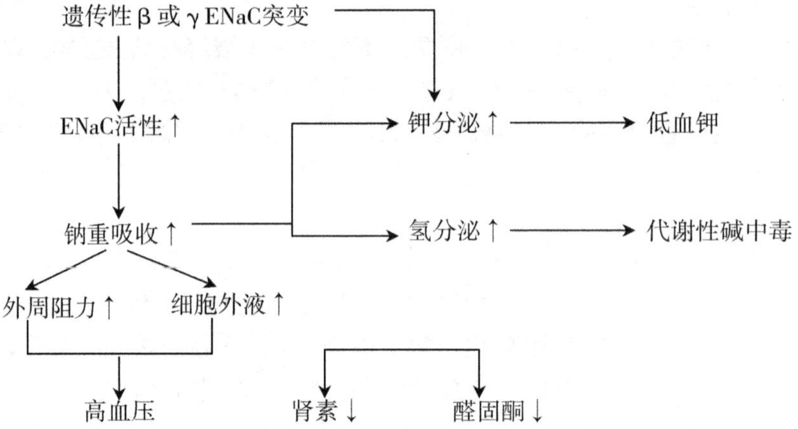

图 19-2 Liddle 综合征的发病机制

2. 临床表现

患者多自幼发病，一家系中男女均可遗传。高血压为首发症状，严重时可并发脑出血。患者同时伴有低钾血症，表现为肌肉麻痹，甚至下肢软瘫；低血钾可诱发心律失常，如室性早搏、室性心动过速，严重时促发阿-斯综合征，长期低血钾可引起肾小管细胞空泡变性，导致多尿、烦渴、多饮。但也有报道血钾正常的 Liddle 综合征，这主要取决于盐皮质激素及饮食 Na^+水平。大多数患者因代谢性碱中毒、游离 Ca^{2+}减少，出现肢端麻木，手足抽搐。

3. 诊断及鉴别诊断

Liddle 综合征主要诊断依据：① 上述高血压、低血钾及代谢性碱中毒的临床表现；② 实验室检查示血醛固酮水平降低，血浆肾素活性受抑制，唾液及汗液 Na^+/K^+比值增高，CO_2 结合力升高，血 pH 及气体分析呈代谢性碱中毒，红细胞跨膜钠转运异常；③ 服用盐皮质受体阻断剂如螺内酯（抑制肾小管对醛固酮的反应性）不能改变生化及电解质变化。但口服氨苯蝶啶（直接抑制收集管顶膜 Na^+通道，不依赖醛固酮的离子交换机制）可产生明显的排钠潴钾反应，纠正低血钾和高血压。

Liddle 综合征酷似原发性醛固酮增多症，但后者血、尿醛固酮升高，且肾上腺 B 超、CT 及同位素扫描有助于诊断定位；另一鉴别要点是原醛患者的高血压及低血钾可被螺旋内酯所纠正。本征还需与先天性肾上腺增生，如 11β-羟化酶、17α-羟化酶缺陷鉴别。此类患者产生大量盐皮质激素，也可表现为低血钾性高血压、碱中毒、低肾素及低醛固酮，用可的松治疗可纠正高血压、低血钾及碱中毒。

4. 治疗

氨苯蝶啶每日 100～300 mg，或阿米洛利每日 5～20 mg，限钠。噻嗪与大量氯化钾（KCl，每日 70～144 mmol/L）使用，也可结合氨苯蝶啶或阿米洛利治疗。

（四）Gordon 综合征

本病很少见。1964 年 Paver 和 Pauline 首先报道了一例澳大利亚的 15 岁 Gordon 综合征患者，认为该患者患有一种先天性肾小管异常疾病，使之产生高血钾，从而刺激醛固酮分泌，使钠潴留而引起高血压。

1. 定义

Gordon 综合征是低肾素性高血压的一种特殊形式，属容量依赖性，常呈家族性发病，对噻嗪类利尿剂敏感。特点为高血钾和正常肾小球功能。严重者可有肌肉软弱乏力，身材矮小和智力障碍。

2. 临床表现

本病病情轻重不等，一般说症状不多。可见高血压、身材矮小、智力障碍等。高血压的发生受年龄、性别和盐摄入量的影响。Gordon 认为女性可能不易产生高血压。一般来说，慢性高血钾较易耐受，而急性高血钾则易产生症状。有智力障碍者往往合并严重的高血钾(7.4～8.5 mmol/L)、酸中毒和身材矮小。治疗后身材能长高，牙齿异常偶可见到，可能与代谢紊乱有关。有此异常者存在严重的代谢紊乱，由于发生率很低，故不一定与本病有关，可能为偶然巧合。

3. 实验室检查

高血钾和正常肾小球滤过率是发现本病的线索和诊断本病的必备条件。往往同时存在高血氯性酸中毒，肾素水平明显降低，醛固酮水多正常或升高（与正常血钾时的标准比较）。如果用阳离子交换树脂使血钾降至正常水平后，醛固酮可降至很低的水平。故 Gordon 等认为本病的醛固酮是低的。有的患者的醛固酮的水平正常或高于正常，这是与正常血钾时的标准相对比而言的，对高血钾时的标准来说仍是低的。故本病不应该属于假性醛固酮过低症。应用低钠饮食或噻嗪类利尿剂后，肾素和醛固酮可增至正常范围或更高，停用利尿剂后，逐渐恢复到治疗前水平。

对限钠饮食的反应：限钠饮食后血压可下降。某些患者在几天或几周内血压可降至正常，其他生化异常也能改善。Gordon 主张在其他治疗前应先进行限钠饮食治疗。限钠的良好效果支持本病是由于过度钠负荷引起的机制。限钠使 PRA 和醛固酮增加而使远曲小管钾排泄增加。

对利尿剂的反应:噻嗪类利尿剂能很快使血压下降至正常水平,并纠正所有生化异常。肾素和醛固酮可升至高水平,同时血钾降至低于正常的水平。某些患者长达20年仍显示良好疗效。停药后生化异常可较快再出现,但程度较治疗前为轻。高血压的再现较晚。Lee等比较了呋塞米和噻嗪类利尿剂的疗效,认为后者效果优于前者。

4. 发病机制

本病的发病机制尚不清楚。Gordon认为本病有两大类型:①大部分病例的高血钾对盐皮质激素和限盐摄入有反应,缺陷可能与醛固酮作用无关,而在近端肾小管;②小部分患者的高血钾对理盐皮质激素或限盐摄入无反应,缺陷可能在远端肾小管,那里醛固酮起作用。共同点为高血压与高血钾用噻嗪类或袢利尿剂治疗有效(图19-3)。

还有细胞膜功能缺陷、心房肽或前列腺素缺乏以及对心房肽或前列腺素产生抵抗等学说,尚需进一步研究。

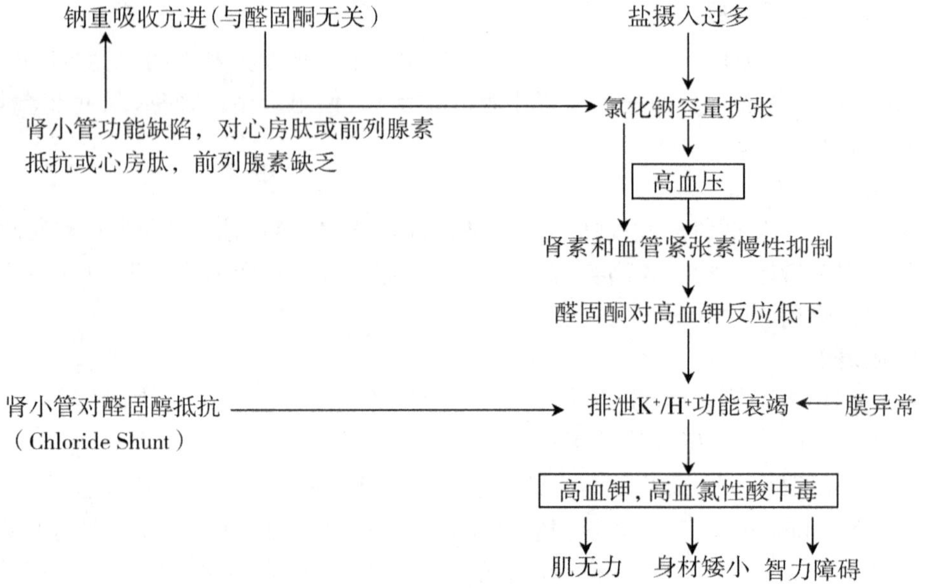

图19-3 Gordon综合征的发病机制

5. 诊断及鉴别诊断

有慢性稳定的高血钾,且症状往往不明显。高血钾和正常的肾小球滤过率是确诊的必备条件。某些情况如溶血、外伤或高血钾性周期性麻痹等引起的急性暂时性高血钾必须排除。

6. 治疗

噻嗪类利尿剂有效,有的可少于常规剂量。有时会出现纠正过度,出现低血钾、低血氯性碱中毒。长期治疗可产生高尿酸血症、高血糖和高血钙。严格限盐较难实行,中度限盐结合小剂量噻嗪类利尿剂合用较为可取。

第二十章 高血压相关介入技术

高血压影响着全球将近25%的成人,其流行率预计到2025年可达15亿人次。血压水平和心血管危险具有线性关系,据全球性分析,760万非预期性死亡(约占13.5%总死亡率)人群中,54%的脑卒中、47%的缺血性心脏病都与高血压有关。很大一部分患者尽管经过降压药物治疗,仍未达到目标血压。降压药物也有一定的局限性,比如全国每年高血压医药费达400亿元;降压药有一些副作用,比如头痛、心悸、水肿、牙龈出血、尿频、电解质紊乱、尿酸升高、咳嗽等;有些患者服药次数较多,服药种类多,依从性较差。因此高血压相关介入技术应运而生。

一、肾动脉血运重建

肾动脉血运重建理论上是治疗肾血管病(RVD)的根本方法,主要目标是改善高血压,保护肾功能或治疗严重肾动脉狭窄的病理生理效应,包括充血性心力衰竭、反复的急性肺水肿及心绞痛,甚至有可能免于透析的需要。次要目的包括减少降压药,慢性心力衰竭患者或心肌病患者可更安全使用血管紧张素转换酶抑制剂。由于经皮介入治疗技术的巨大进展,近年来RVD患者中接受经皮介入治疗的数量迅速增加,已基本取代了外科治疗。目前对临床上关注的经皮介入治疗RVD的一些焦点问题已经达成一致。

1. 纤维肌性结构不良及大动脉炎所致的肾动脉狭窄

20世纪80年代以前,开放直视血运重建治疗纤维肌性结构不良(FMD)及大动脉炎所致严重肾动脉狭窄是外科医师的专利,随后外科治疗该病的作用逐渐下降,因为经皮腔内血管成形术(PTA)同样很有效。对位于肾动脉主干或主要分支的局限病变,多数研究报告PTA技术成功率超过90%,早期临床成功率(6个月随访血压正常或显著降低)达85%~90%,远期临床获益80%~90%,因此FMD及大动脉炎患者行PTA的指征相对宽松。患者,尤其是年轻患者,血压如果持续升高甚至轻度升高,依赖降压药,则应接受治疗,以免高血压的长期不良影响。如病因系大动脉炎所致,炎症活动期不宜手术,一般要用糖皮质激素治疗使血沉降至正常范围后3~6个月,方可考虑行PTA。一般不提倡FMD及大动脉炎患者使用血管内支架,有两个原因:① 单纯PTA治疗FMD及大动脉炎的临床结果较好,优于动脉粥样硬化性病变;② 这类病变放置支架的生物学效果及远期结果不清楚。不过,已有对单纯PTA不够满意的FMD及大动脉炎病变选择性放置支架,取得更好临床结果的经验性报告。

2. 粥样硬化性肾血管病

由于目前对粥样硬化性肾动脉狭窄(ARAS)的治疗尚无公认的最优策略,因此在临床上应特别注意掌握介入治疗的指征和并发症的防范,做好介入治疗的每个环节。

(1)适应证。

在做经皮肾动脉介入重建血运之前,最重要的步骤是评估肾动脉狭窄与临床症状之间是否存在因果关系。目前对于肾动脉狭窄到何种程度是进行血运重建的强制指征尚无统一意见,如果直径狭窄≥70%,跨狭窄收缩压差≥20 mmHg,系严重狭窄,一般认为有血运重建指征,其中双侧或单功能肾动脉狭窄达到这种程度系强力指征。如果直径狭窄50%~70%,即所谓的临界狭窄,需做进一步严格的功能评估,如测量跨狭窄的压差、患肾血流储备分数、分肾血流量和肾小球滤过率等,结果阳性提示狭窄有功能意义;如果直径狭窄≤50%,一般认为无血运重建指征。总之要有功能意义的狭窄才适合做血运重建,但仅有功能意义的狭窄还不够,需要伴有明确的临床情况,目前已基本认可的临床标准包括:① 高血压Ⅲ级。② 挽救肾功能——突发/进行性的肾功能恶化,无法用其他原因解释;患侧肾萎缩;使用降压药,尤其是血管紧张素转换酶抑制剂(ACEI)或血管紧张素Ⅱ受体拮抗剂(ARB)后肾功能恶化。③ 伴随的心脏问题——不稳定型心绞痛、反复发作的急性肺水肿与左室收缩功能不匹配。

(2)禁忌证。

如果患者的肾动脉狭窄虽然有经皮介入重建血运的适应证,但有以下情况时,患者一般难从血管介入治疗中获益,考虑为禁忌证。① 患侧肾脏已明显萎缩,长径<7.0 cm 和(或)肾内段动脉阻力指数>0.8;② 严重的慢性缺血性肾病,血清肌酐>265 mmol/L(3.0 mg/dL)或患侧肾小球滤过率<10 mL/min,接近需要长期透析,这类患者需要肾内科专家会诊,如必要时有即刻透析条件方可考虑行介入手术;③ 患者已有明确的对比剂严重过敏或胆固醇栓塞病史;④ 伴随的严重疾病预期寿命有限或无法耐受经皮介入治疗;⑤ 病变肾动脉的解剖不适合经皮介入治疗;⑥ 病变肾动脉的解剖虽然适合经皮介入治疗,但支架置入后可能严重影响其他重要的后续治疗。

(3)肾动脉介入治疗方法的选择。

经皮肾动脉成形术(PTRA)和经皮肾动脉支架置入术(PTRAS)是目前最常用的肾动脉血运重建方法。随机临床试验和荟萃分析显示,ARAS 要获得满意的血运重建和减少再狭窄率应常规使用支架,但仍保留 PTRA 用于不适合支架的病变。目前我国专家达成的共识:① 肾动脉开口部病变,PTRA 效果不理想,直接行血管内支架;② 对于参考管腔直径≥5.0 mm 的病变选用金属裸支架,对于管腔直径<5.0 mm 患者可考虑选用药物洗脱支架,可能有助于降低术后再狭窄的发生率;③ 对于病变部位粥样硬化斑块负荷大而且肾动脉解剖条件适合的肾功能不全的高危患者可考虑采用远端栓塞防护装置,可能有助于防止肾动脉栓塞。

(4)肾动脉介入治疗常规用药。

① 预防对比剂肾病:对比剂诱发的肾病是介入手术后肾功能损害加重的常见原因,在肾功能正常者发生率只有 0~5%,而在已有肾功能不全的高危患者中发生率可高达12%~27%,虽然多数患者在2周内肾功能可恢复,但少数患者可能发生永久性肾功能损害,因此,预防这种肾病的发生至关重要。造影前应认真检测肾功能,充分了解患者有无危险因素。目前认为主要危险因素有肾功能不全、糖尿病肾病、充血性心力衰竭、有效血容量不足、应用大剂量对比剂等,而高血压、高龄、蛋白尿被视为次要危险因素,其中原有

肾功能不全合并糖尿病是最主要的危险因素。对有危险因素的患者,应严格掌握使用对比剂的适应证,并在造影前积极纠正诱因。目前比较公认的能预防对比剂肾病发生的措施是水化治疗和应用低渗或等渗非离子型对比剂,并尽量减少对比剂的用量,其他药物(如N-乙酰半胱氨酸、碳酸氢钠、非诺多泮、前列腺素E等)或血液净化方法的有效性仍需更大规模的随机对照试验来验证。

② 抗血小板治疗及抗凝治疗:抗血小板治疗及抗凝治疗对经皮肾动脉介入影响目前尚无对照研究或可比较的资料,主要来自经皮冠状动脉介入的经验,临床上常规服用阿司匹林100 mg/d和氯吡格雷75 mg/d,术前2~3天开始,术后维持1~3个月,术中经动脉用普通肝素50~75 mg。接受肾动脉介入术的患者是否获益于抗血小板治疗及抗凝治疗尚无定论,故需进一步开展随机临床试验客观判断这些药物用于肾动脉介入是否有益。

③ 抗高血压药物的调整:肾动脉血运重建成功后要停用或减用降压药物,密切观测血压变化,根据血压对介入治疗的反应调整降压药物,达标血压<140/90 mmHg。因肾动脉狭窄已解除,对于有ARB或ACEI类药物适应证的患者可放心使用。

(5)肾动脉介入主要并发症及防治措施。

肾动脉介入除导管介入的一般风险外,本身具有一定的肾脏危险,操作相关的严重并发症有:① 肾动脉栓塞;② 肾动脉破裂;③ 肾动脉穿孔;④ 肾动脉夹层。在肾动脉介入病例流量大且有经验的医学中心,与肾动脉PTA(支架)相关的总的并发症发生率<10%,严重并发症发生率<3%。肾动脉血运重建成功后肾功能损害加重的主要原因有:对比剂诱发的肾毒性、操作过程中发生的胆固醇栓塞及血容量不足等因素,这些潜在的并发症,尤其对于已存在肾功能不全的患者明显有害,常常是临床医师做出肾动脉血运重建决定的主要顾虑,也是介入术者面临的重大挑战。因此,在严格把握肾动脉介入的适应证后,防范介入对肾脏的直接损害,提高手术成功率,是保证肾动脉支架术疗效的核心。通过严格规范肾动脉介入术者的准入制度,提高团队的围手术期治疗经验,有可能克服这些不利因素,进一步提高经皮介入的疗效。

(6)肾动脉介入术后再狭窄的问题。

肾动脉介入术后再狭窄是影响介入疗效的重要问题,肾动脉介入术后再狭窄判定标准:① 术后血压显著下降,但逐步回升,舒张压上升>15 mmHg,或至术前水平。② 肾动脉彩色多普勒或CT血管造影提示介入部位管腔直径狭窄>50%。③ 肾动脉造影证实介入部位管腔直径狭窄程度>50%。达到①和②标准可临床判定,达到①和③标准可确诊。

两个综合分析表明,肾动脉支架后1年平均再狭窄率为16%和17%,一些有经验的中心再狭窄率<15%。支架术后再狭窄主要与植入部位所能获得最大直径及晚期管腔丢失有关,支架后最小腔径越大,则再狭窄可能性越小,短支架的再狭窄率明显低于长支架。支架的结构与材质对再狭窄率也可能有一定影响。药物涂层肾动脉支架目前的研究未能证明有助于预防再狭窄。对于支架内再狭窄的优化治疗,目前尚无统一的意见,临床上多采用再次球囊成形或再植入支架处理,也有报道用切割球囊或放射治疗,但未见明显益处。

(7)肾动脉介入对血压和肾功能的影响。

需要注意的是,多数粥样硬化性肾血管病(ARVD)患者(尤其是老年患者)往往长期有原发性高血压合并动脉粥样硬化，随后逐步发展为肾动脉狭窄，因此肾动脉血运重建虽然纠正了肾动脉狭窄，消除了肾血管性高血压，但治愈高血压少见。多数文献结果表明，血运重建成功后血压易控制，所需降压药明显减少，但治愈率<15%，部分患者甚至无效。这可能是长期高血压已经导致了肾实质损害或狭窄没有功能意义。如果介入的入选标准定在肾动脉直径狭窄≥50%，可能包括部分无血流动力学意义的狭窄（50%～70%），肾动脉支架术不但无效，而且要承担介入治疗本身的风险。目前已认识到，以控制高血压为目的的肾动脉支架术，入选患者要满足两个关键点：① 肾动脉狭窄≥70%，且能证明狭窄与高血压存在因果关系；② 顽固性高血压或不用降压药高血压达 III 级水平。

已发表的许多文献表明，对于 ARVD 人群，如以肾功能变化作为主要终点事件进行药物治疗或血运重建的随机临床研究，其结果往往是中性的。ARVD 患者有多种原因可引起肾功能损害加重，如长期高血压、患肾低灌注、胆固醇栓塞、糖尿病、造影剂肾毒性等。因此，期望通过肾动脉血运重建来彻底改善肾功能不现实。已有一些研究表明：严重肾动脉狭窄，尤其双侧或单功能肾的肾动脉严重狭窄所致的缺血性肾病患者，如果肾功能进行性恶化，则肾动脉血运重建可能获益最大；而肾功能正常或稳定的患者血运重建后的肾功能是否获益不确定。因为除血运重建改善缺血的益处外，肾动脉介入本身具有一定的肾脏损害危险，主要是对比剂肾毒性及操作过程中发生胆固醇栓塞，因此有些病例虽然血运重建成功，但肾功能无改善甚至恶化，这种并发症虽不多见，但不像肾动脉狭窄的自发进展，它在血运重建术后立即发生。因此，我们可以推测，以改善肾功能不全为目的的肾动脉支架术，需要满足两个关键点：① 病例入选要严格，即双侧或单功能肾的肾动脉严重狭窄（≥70%）所致的缺血性肾病，残余足够多的有功能的肾小球。② 从事肾动脉介入的治疗团队富有经验，能有效防范介入对肾脏的直接损害。

3. 结语

严格把握肾动脉介入的适应证，防范介入对肾脏的直接损害，提高手术成功率，是保证肾动脉支架术疗效的核心。通过严格规范肾动脉介入术者的准入制度，提高团队的围手术期治疗经验，有可能明显降低肾动脉介入的并发症，进一步提高疗效。需要强调的是，RVD 首先要明确病因，对于非动脉粥样硬化性肾动脉狭窄，PTA 是首选，肾动脉支架是补救手段；而对于动脉粥样硬化性肾动脉狭窄，肾动脉支架术成功并不意味着动脉粥样硬化进程的终止，积极控制危险因素，如降脂治疗、降糖治疗、降压治疗及阿司匹林等对防止全身动脉粥样硬化发展有深远的影响，对预防心血管并发症有重大意义，应予高度重视。

二、分侧肾上腺静脉取血（AVS）

原发性醛固酮增多症（primary aldosteronism, PA）是由于肾上腺皮质病变引起醛固酮分泌增多，导致潴钠排钾、体液容量扩张而抑制了肾素血管紧张素系统，以高血压和低血钾为主要临床表现的盐皮质激素过多症。近年研究显示，5%～13%的高血压患者为 PA，在难治性高血压中 PA 可高达 20%。CT 常常作为 PA 分型的主要检查手段，而分侧肾上腺静脉取血（adrenal venous sampling，AVS）是一种更为直接的 PA 鉴别诊断的方法，其敏感度为 95%，特异度为 100%。

1. AVS 的意义

PA 最常见的亚型是醛固酮腺瘤(aldosterone producing adenoma, APA)和双侧肾上腺皮质增生(bilateral adrenal hyperplasia,BAH),两者占 PA 的 95% ~96%,另有异位的分泌醛固酮的肿瘤、糖皮质激素可治性醛固酮增多症、醛固酮癌等少见亚型。不同的亚型治疗方案不同:APA 患者行单侧肾上腺切除术可以纠正低血钾、降低血压,30% ~60% 的患者术后血压可以控制在正常范围;对于 BAH 患者,肾上腺切除术往往不能纠正高血压,因此需要服用盐皮质激素受体拮抗剂治疗。由此可见,APA 和 BAH 的鉴别诊断对于 PA 患者选择正确的治疗方案有重要意义。对于确诊的 PA 患者,鉴别这两个亚型目前主要依靠影像学检查结果。

CT 作为基本检查手段来鉴别肾上腺单侧或双侧病变,在 PA 的定位诊断中有着非常重要的价值,是目前 PA 患者术前鉴别诊断的主要手段。对于低于 40 岁的 PA 患者,若 CT 回报为一侧单发大腺瘤(直径>1 cm),对侧形态学未见异常,即可行单侧肾上腺切除术。但对于直径<1 cm 的肿瘤,在影像学上与特发性醛固酮增多症难以鉴别。

根据指南,所有确诊 PA 患者均应进行肾上腺 CT 扫描以排除巨大肿瘤。如患者要求手术,同时肾上腺 CT 提示有单侧或双侧肾上腺形态异常(包括增生或腺瘤),则应进行 AVS。AVS 检查对于诊断单侧肾上腺分泌过度的敏感度和特异度分别为 95% 和 100%,而 CT 的敏感度和特异度仅为 78% 和 75%。

对于部分患者来说,影像学的结果并不完全可靠,如 CT 回报为单侧肾上腺形态学异常,而增多的醛固酮实际上是由对侧肾上腺或双侧肾上腺引起的;CT 回报为双侧形态学异常或双侧均无异常时,增多的醛固酮实际上来源于单侧的肾上腺。Kempers 等对鉴别 PA 患者是单侧还是双侧肾上腺病变进行了系统性综述,通过 38 项囊括 950 例患者的回顾性研究发现,肾上腺的影像学表现不能准确地鉴别增多的醛固酮来源;CT 结果和 AVS 结果不一致的比例非常高,假设在诊断单侧醛固酮分泌增多时 AVS 的准确率是 100%,仅仅根据 CT 结果而制定治疗方案,14.6% 的患者进行了无必要的手术,19.1% 的患者本该进行手术却没有做,3.9% 的患者手术位置不当。在 Kempers 等研究中,超过半数的人 CT 和 AVS 都回报为单侧肾上腺异常(分别是 56.0% 和 60.5%),但是两项检查诊断病变在同侧仅仅占 37.4%。AVS 和 CT 结果的差异通常归咎于 CT 的假阳性或假阴性,因为肾上腺的形态学改变可能是无功能性的腺瘤或结节造成的,同时 CT 可能漏诊小腺瘤,另外,临床医师和影像医师的读片水平也会影响 CT 图像报告的正确性。

2. AVS 的操作过程

(1)术前准备。

AVS 检查应于晨起空腹,平卧位至少 1 小时进行。药物会对醛固酮的分泌产生影响,术前 4 周应停用如下药物:盐皮质受体阻滞剂(螺内酯、依普利酮),高剂量的阿米洛利(>5 mg/d),排钾利尿剂;术前两周应停用如下药物:β 受体阻滞剂,非甾体抗炎药,血管紧张素转换酶抑制剂,血管紧张素受体拮抗剂,肾素抑制剂,二氢吡啶类钙拮抗剂。由于停药后血压未得到控制会给患者带来极大的风险,因此大多数患者在进行检查时均使用了抗高血压药物,可以选择对肾素-血管紧张素-醛固酮系统影响较小的药物如维拉帕米缓释剂、外周 α 受体阻滞剂(多沙唑嗪、特拉唑嗪、哌唑嗪)。低血钾会抑制醛固酮分泌,故术前应纠正低血钾至正常水平。

（2）手术器械的选择。

吴志远等对拟诊 PA 的 112 例患者进行了 AVS 检查，总结发现：左侧肾上腺静脉插管选择 5F 带侧孔 SimmonsIII 型导管，右侧肾上腺静脉插管采用 5F 带侧孔 SimmonsI 型导管或 Cobra 导管。

（3）操作过程。

从右股静脉或双侧股静脉穿刺插管，寻找肾上腺静脉的开口，将导管直接插至双侧肾上腺静脉内，注射小剂量造影剂（≤3 mL）确定位置，放平导管，低垂导管尾端待血液自然流出，弃去 1 mL 左右导管内残留液体后分别抽取血样（最少 5 mL，最好 6 mL）进行激素浓度测定。在测定肾上腺静脉血样激素浓度的同时，需要抽取外周血测定醛固酮和皮质醇浓度，以此判定双侧肾上腺醛固酮分泌的差别。

（4）肾上腺静脉造影形态。

左侧肾上腺静脉可以分为 4 种形态（图 20-1），分别为腺体型、线样型、蜘蛛型和不规则型。上海瑞金医院放射科对 2010 年 1 月 10 日前完成的 112 例 AVS 检查进行了统计，左侧肾上腺静脉 4 种形态的比例分别为 67%、29.5%、0.9% 和 2.7%。右侧肾上腺表现为 5 种形态（图 20-2），分别为腺体型：有一个明显的主干和数支分支，分支和主干之间的角度往往<90°；"Δ"型：浅静脉与腹膜后静脉及肋间静脉形成吻合；三角形：肾上腺静脉呈三角形，与浅静脉相吻合；蜘蛛型：有一个主干，周围有不同角度发出的分支；不规则形：不易辨认肾上腺静脉形态但主干位置清晰，可以和肾上腺增强 CT 相对照。

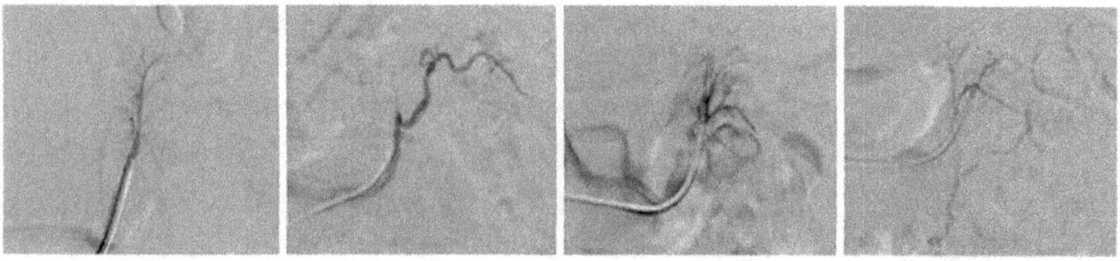

腺体型　　线样型　　蜘蛛型　　不规则型

图 20-1　左侧肾上腺静脉造影形态

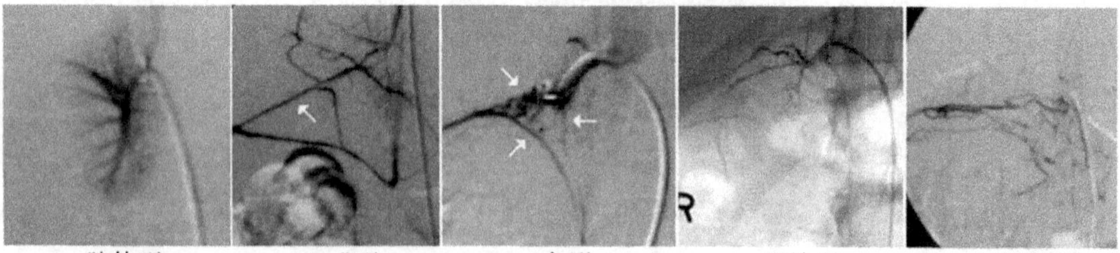

腺体型　　"Δ"型　　三角形　　蜘蛛型　　不规则型

注："Δ"型：箭头所指为肋间静脉；三角形：箭头所指为肾上腺静脉组成的三角形。

图 20-2　右侧肾上腺静脉造影形态

（5）成功率。

提高成功率的关键在于合理地选择患者、充分的术前准备、技术精湛的操作者、确定的方案和准确的结果判读。右肾上腺静脉插管是 AVS 成功的关键，Young 等总结了包含 384 例患者的共 47 份研究报告，发现进行 AVS 检查时右侧肾上腺静脉插管成功率为 74%。4 名介入医生为 60 例患者进行了 AVS 检查，双侧肾上腺静脉插管的成功率仅为 42%，由此认为 AVS 应该由固定的医生进行从而增加经验，提高成功率。有研究指出，右侧肾上腺静脉插管的成功率会随着操作者经验的不断增多而提高至 90% ~96%。

3. 结果判读

（1）判断插管成功。

单侧肾上腺血样皮质醇/外周血样皮质醇是用来衡量插管是否成功的标准。肾上腺静脉取血国际研究（adrenal vein sampling international study，AVIS）共收集了来自 20 个不同地区研究中心的 2604 例 AVS 的数据，结果显示，不同研究中心对于结果的判读存在很大差异，大多数研究中心采用 2 作为采样的切点。

（2）判断分泌过度。

两侧标化的肾上腺静脉醛固酮（肾上腺静脉醛固酮/相应侧外周血样皮质醇）比值，是用来衡量单侧肾上腺是否过度分泌的标准。大多数研究中心采用 2 ~4 作为采样的切点。

4. AVS 并发症

AVS 是有创操作，并发症有肾上腺静脉破裂出血、肾上腺静脉栓塞和梗死、高血压危象、肾上腺功能不足、腹股沟血肿等。若操作者经验丰富，并发症并不多见。尽管有文献报道 AVS 并发症高达 5% ~10%，大多数研究机构报道的并发症出现率为 1% 或更低。可能出现的最严重的并发症是血栓形成和肾上腺静脉断裂，会导致梗死形成或出血。术中或术后出现的剧烈疼痛是严重并发症的前兆。

5. 总结

AVS 是一种较为直接的 PA 鉴别诊断的方法，在 PA 定位定性方面有不可替代的作用，其敏感性和准确性都非常高，可以作为 PA 标准亚型诊断的“金标准”。AVS 的应用可以使更多的 PA 患者得到正确的治疗。但目前，AVS 还是一个非标准化的检查方法，不同研究所采用的方案及切点不同，故应对 AVS 进行更加深入和系统的研究，以提高其在临床上的应用价值。

三、经导管肾交感神经射频消融术（RDN）

根据欧洲高血压学会/欧洲心脏病学会（ESH/ESC）和美国预防、检测、评价和治疗高血压全国联合委员会第 7 次报告（JNC7）对顽固性高血压的定义：在应用包括利尿剂在内的 3 种或以上的足量降压药后血压仍难以达标，或至少需 4 种降压药血压才能达标，可导致严重的靶器官损伤和心血管风险，治疗十分棘手，该病可能占所有高血压患者的近 30%。

交感神经活性增加是高血压发病机制中非常重要的影响因素，值得注意的是，交感神经系统过度激活涉及肾脏，同样增加高血压重度分级。病理生理机制表明，阻断肾交感神经可以治疗高血压。在 20 世纪早期，外科行内脏神经切除术是众多肾交感神经节切除术方式之一，其治疗高血压病比保守药物治疗更有效。但随着有效降压药的出现，这一侵袭性手术很快淡出了临床应用。而近年兴起的经导管肾交感神经射频消融术(catheter-based renal sympathetic denervation,RDN)治疗顽固性高血压,具有微创、康复时间短、安全系数高等优点,一系列临床试验的结果,如 SYMPLICITY HTN-1、SYMPLICITY HTN-2 已发表。

Krum 等在 SYMPLICITY HTN-1 首次运用 Symplicity 射频消融系统对难治性高血压病患者实施 RDN 治疗。该技术应用改进的电极导管,实现肾脏去交感神经化。研究纳入 45 例难治性高血压患者。患者于 RDN 术后进行 1 年的随访,主要观察终点为血压水平和安全性。结果显示,与基线水平相比,患者在 RDN 治疗后 1 个月血压平均下降 14/10 mmHg,3 个月下降 21/10 mmHg,6 个月下降 22/11 mmHg,9 个月下降 24/11 mmHg,12 个月下降 27/17 mmHg。Esler 等人则通过随机对照研究(The Symplicity HTN-2 Trial)进一步证实 RDN 在欧洲患者中的安全性和相对于单纯药物降压的优越性。研究共纳入 24 个中心 106 例顽固性高血压患者,随机分为试验组和对照组,对照组患者继续进行多药抗高血压治疗。试验组患者基线血压为 178/96 mmHg,经 RDN 治疗后第 6 个月患者血压平均下降 32/12 mmHg,但对照组血压与治疗前无明显变化(1/0 mmHg)。治疗 6 个月后,与对照组比较,试验组平均血压降低 33/11 mmHg。试验组中 48% 的患者收缩压降低超过 10 mmHg,而对照组仅有 35% 的患者收缩压降低超过 10 mmHg。试验组长期随访并未出现手术相关并发症和死亡。其他研究者还通过研究证实,RDN 能减少顽固性高血压患者左心室肥厚程度和改善心功能,以及可改善糖耐量。

尽管 SYMPLICITY HTN-1 和 SYMPLICITY HTN-2 均在治疗顽固性高血压的有效性和安全性方面取得可喜的成果,但 2014 年年初在《新英格兰杂志》发表的 SYMPLICITY HTN-3 研究结果一石激起千层浪。SYMPLICITY HTN-3 是一项多中心、前瞻性、随机对照的研究,该研究纳入来自美国 87 个医疗中心的顽固性高血压患者共 535 例,以随机分组的方法,2/3 的患者接受 RDN 治疗,为手术治疗组;1/3 的患者仅接受肾动脉造影检查,为假手术对照组,所有患者继续服用降压药物。手术治疗组使用美敦力 Symplicity 消融导管系统进行 RDN 治疗。该研究的主要终点是诊室血压从基线至手术治疗 6 个月后的变化,以及主要不良事件发生率。就主要不良事件及肾动脉狭窄发生率而言,该研究达到了主要安全性终点,数据安全监控委员会给出了此研究不存在安全性问题的结论。但治疗组 6 个月平均收缩压变化是 14. 13/23. 93 mmHg,假手术对照组 11. 74/25. 94 mmHg ($P<0.001$),差距仅 2. 39 mmHg,无统计学差异。手术治疗组 24 小时动态收缩压变化 6. 75/15. 11 mmHg,假手术对照组为 4. 79/17. 25 mmHg,差距 1. 96 mmHg。随访 6 个月时,手术治疗组 24 小时动态血压收缩压降低 6. 8 mmHg,假手术对照组降低 4. 8 mmHg,两组无显著差异。两组日间收缩压降低水平无显著差异,夜间收缩压手术组较对照组低 3. 3 mmHg,但亦无统计学差异($P=0.06$)。SYMPLICITY HTN-3 试验的最新数据分析显示,与假手术治疗组相比,接受 RDN 的顽固性高血压患者,术前术后 24 小时动态血压无显著差异,对日间和夜间血压也无影响,试验未达到预期的有效终点。

虽然 RDN 的有效性面临质疑,但 SYMPLICITY HTN-3 设计本身依然存在许多争议之处。首先,稳定的降压药物方案非常必要,但 22% 的入选患者在试验开始前的 2 ~ 6 周出现了用药变化。从开始试验到术后 6 个月的观察期间,又有 39% 的受试者出现用药方案的改变;其次,在6个月的随访中,基线收缩压≥180 mmHg、醛固酮拮抗剂的使用、血管扩张剂的停用,这三个因素对接受RDN者的血压改善有较强的预测作用;再次,术中在肾动脉内四个方向维度的射频消融次数及其释放的能量,不管在术后诊室血压还是动态血压的监测中,都显示出和血压下降水平的明显相关性;最后,接受RDN的非洲裔美国人,其诊室血压的变化程度明显高于对照的假手术治疗组,SYMPLICITY HTN-3入选人群包括了25%的黑人高血压患者(与前期研究人群不同),分组研究发现RDN对黑人高血压的疗效差,表明RDN治疗可能对特定亚组人群是有效的。

SYMPLICITY HTN-3试验中还有不少其他缺陷,如参与的医学中心过多,参与手术的人过多,医生经验可能不足等。在美国,试验前无实际去肾脏神经操作经验的医生也可能参与此次试验,不像早前的SYMPLICITY系列试验,术者一定要有相关经验。此次的介入心脏病学专家及其他所有去肾脏神经手术参与者中,许多是新手。手术的监督人主要为公司职员,而不是有经验的医生或去肾脏神经的工程师,这也与早前的SYMPLICITY试验有所不同。SYMPLICITY HTN-3研究共有美国的90个医学中心参与,入选了535例顽固性高血压患者,也就是说平均每个中心入选6例左右。对一项新技术来说,还没度过学习曲线,操作者的经验会影响手术治疗组患者的效果。因此,应由具有丰富操作经验的中心来进行这种设计更加严格、有假手术治疗组的临床试验,才能避免因手术技巧和技术不同而产生的偏差。

RDN又涉及很多学科,如高血压专科医生负责对顽固性高血压的鉴定、入选和随访,并确保患者的配合和治疗依从性,这些对结果有重大影响;影像学专家负责对肾动脉解剖进行评估,确保入选患者的解剖适合行RDN并指导消融导管的操作;介入医生则负责对导管的操作及并发症的处理,其经验直接影响消融是否成功。RDN作为一项新兴技术,且尚处于探索阶段,需积累一定的临床经验(术前患者的筛查和评估、肾动脉造影和RDN手术操作、围手术期管理及术后随访等)。参加SYMPLICITY HTN-3研究的多数医院并无RDN经验,这是SYMPLICITY HTN-3研究结果遭到质疑的原因之一。因此,进行RDN临床研究的单位应对各个环节加以规范:首先要有评估顽固性高血压的合格专业团队和核心实验室,同时对从事RDN技术操作的介入医生有准入要求。只有在相关临床规范的指导下,保证RDN实施的各个环节都达到标准,才能保证治疗过程规范,从而对RDN疗效进行客观科学的评估。

SYMPLICITY HTN-3研究使用的Symplicity导管系统是目前应用最广泛的RDN专用设备,但该器械存在一些不足。器械因素也是SYMPLICITY HTN-3研究结果受到质疑的一个原因。目前去肾交感神经方法主要有两种:射频消融和超声系统。SYMPLICITY HTN-3采用单电极射频消融能量透过血管壁,从而以热能的形式使交感神经炭化而失去效应。肾交感神经来自腹腔交感神经节,进入肾动脉后呈环状包绕肾动脉。Symplicity单电极导管的消融电极头端直径过小,肾动脉的这种解剖和走向特点,使操作者并不能绝对保证Symplicity单电极导管头端均匀螺旋环状消融肾动脉,而每次只能对一个部位进行消融,手术耗时较长。如肾动脉迂曲,则头端贴壁较难,且很难保证对肾动脉壁进行360°的螺旋形消融。因为射频能量为低功率,虽安全性好,但穿透深度受限,可能难以损伤深部的交感神经,未充分有效阻断肾交感神经,从而大大影响了消融的效果。目前已报道的获得 CE mark 批准的 RDN 器械包括 Vessix V2 系统、Paradise 系统、Oneshot 消融系统和 EnligHTN 系统等，它们均有各自的特点和初步临床验证结果。不同的消融设备可能具有不同的消融效果，将对临床结果发挥不同的影响。SYMPLICITY HTN-3 中一种设备进行临床试验的挫败并不能代表 RDN 技术的全部，反而会使研究者在今后的设计上取长补短，更加规范化、科学化，对 RDN 技术的发展起到更好的推动作用。

随访时间过短，也影响了人们对 RDN 的判断。SYMPLICITY HTN-3 研究随访时间仅仅 6 个月，理论上交感神经导致高血压是一个长期持续发展的过程，去肾交感神经后血压的变化需要较长时间的观察，SYMPLICITY HTN-1 观察结果也表明，随着时间延长，血压下降更加明显。因此有必要对已经得到的相关数据进行进一步观察分析，并加长随访时间，从而得出更科学的结果。

最后，由于肾交感神经通过许多机制引起血压升高，去肾交感神经降低血压有很充分的病理生理基础，这已在前人的研究中得到充分的论证。至于顽固性高血压，其本身的机制就很复杂，交感神经兴奋只是其中一环，通过阻断肾交感神经而达到降压的效果，对某一部分特定人群有效是可预见的。

SYMPLICITY HTN-3 研究结果发表后，欧洲高血压协会建议：① 该研究阴性结果，但不应放弃 RDN 这种方法，而是要进行更科学、更高水准、可提供更多证据的研究，从而进一步评价 RDN 对顽固性高血压的真正影响。② 在所有对 RDN 有潜在适应证的人群必须进行严谨的临床评价。确定 RDN 的降低血压效果是否仅限于某些病人的亚组，如白种人和黄种人（并阐明它们的特点），观察该亚组人群的血压降低与否，以及在何种程度上可带来心血管和肾的保护作用。③ 必须观察新器械对 RDN 的疗效。

四、植入颈动脉窦压力感受器刺激装置治疗顽固性高血压

通过刺激颈动脉压力感受器降低血压，在几十年前已经被视为一项颇具潜力的降压方法。早在 1958 年，就已经证明了用电刺激颈动脉窦可以降低血压，这种刺激作用于颈动脉窦压力感受器。1960～1970 年大量文献提出了通过刺激颈动脉窦降低难治性高血压和心绞痛的发生率。这些文章明确地说明了这种方法在治疗高血压方面的潜力，然而技术上的困难使这种方法难以推广，例如，合适晶体管没有出现，印刷电路还很原始，切削工艺粗糙，电池容量有限。目前这些困难都已被克服，移植技术也已经相当完善，这为该方案的实施提供了必要条件，多种刺激颈动脉窦的设备纷纷出现，由美国的 CVRx 公司生产的 Rheos 是其中较为成熟的产品。

1. 刺激颈动脉窦压力感受器的设备

Rheos 装置包含了一个植入式的电脉冲发生器、穿过皮下的导线和与颈动脉接触的探头。它需要手术植入锁骨附近的皮下，装置植入后将完全由电脑程序控制并可以对刺激参数进行修改。此装置发出电刺激作用于人体自身的血流调节系统来治疗高血压和其他心脏病，它可以治疗药物抵抗性的 2 级高血压，其工作模式类似于起搏器。Rheos 装置产生电刺激并通过导线传输到左或右侧颈动脉窦。该装置的程序系统可以使其适合每一个患者的具体需要，也会根据患者的血压状态自行做出调整。

Rheos 装置通过刺激颈动脉窦压力感受器起作用，颈动脉窦压力感受器是人类自身

的血流调节感受器,该感受器能够调节心血管功能。当被 Rheos 刺激后,压力感受器产生的信号沿神经传导通路传递到大脑,大脑通过调节交感神经活性及其他器官的功能降低血压。主要降压机制有:舒张血管改善血流状态,降低心率使心脏有足够血液充盈时间,减少血管内液体积聚降低心脏负荷。

2. 设备的手术植入

Rheos 装置需要在全麻下手术植入锁骨附近的皮下。电极安放在颈动脉窦上,导线穿行于皮下将电极同电脉冲发生器连在一起。手术过程中最重要的是不要损伤颈动脉窦压力感受器和颈动脉窦细胞,这是能成功对血压进行调节的必要条件。大意的操作可能损伤颈动脉窦,使该装置不能发挥应有的作用。Sanchez 等曾对成功植入该设备的动物颈动脉解剖和组织学的改变进行评估。植入术后 3 ~6 个月颈动脉血管无显著狭窄、侵蚀或炎症,同时出现了一层覆盖在电极上的薄的结缔组织。该实验表明颈动脉的损害主要来自手术过程中。

运用适当的保护措施使颈动脉窦压力感受器在安装和测试过程中保持敏感性是保证装置的成功植入以及随后测试的成功所必需的,七氟烷和异丙酚是已知的可以有效限制颈动脉窦反射的药物。异氟烷对电刺激颈动脉压力感受器的作用为剂量依赖性的。各种降压和升压的药物也可以作用于颈动脉窦压力感受器而不推荐使用。

优秀的血管外科医师可以熟练地对颈动脉分叉处进行操作也是必需的,手术移植技术对最终成功的影响不容小视。

这种治疗方案是通过电刺激颈动脉压力感受器实现的。当血压升高时,该装置产生电信号对血压调节中枢进行干预。大脑通过调节自主神经系统降低血压,初期的研究表明对颈动脉压力感受器的刺激可以产生持续的、剂量依赖性的降压效果。

3. 临床研究结果

目前它的疗效正在一系列的临床研究中被评价,早期的数据表明,该设备可以降低收缩压超过 160 mmHg 的药物抵抗性高血压患者的血压,这类患者服用 3 种以上的降压药物(包括一种利尿剂),服用药物均为符合规定的最大剂量并至少服用各两个月。

一项 13 人的试验的早期结果显示,经过 3 个月的治疗,平均收缩压下降了 29 mmHg(从 189 mmHg 降到 160 mmHg),经过 12 个月的治疗,平均收缩压下降了 39 mmHg(从 189 mmHg 降到 150 mmHg)。

多中心 Rheos 实用性第二阶段的研究结果令人鼓舞,10 名药物抵抗性高血压患者(使用 6 种降压药)进行 Rheos 植入后都获得了成功,而且没有一人出现严重的并发症。平均手术时间为 198 分钟,术中没有出现对设备造成影响的事件,预放电剂量反应实验显示,在峰值灵敏度为 4. 8V 时收缩期血压持续($r=0.88$)降低 41 mmHg,而没有出现明显心动过缓或其他症状。

在另一个多中心关于颈动脉刺激器在药物抵抗性高血压上的应用的可行性研究中,患者平均收缩压 160 mmHg 以上并有多种药物抵抗。实验结果为:收缩压从 170 mmHg 降低到 133 mmHg(6 V 的电刺激),舒张压从 88 mmHg 降低到 64 mmHg,心率从 71 次/min 下降到 63 次/min。但随访期间一名患者出现感染症状,不得不拆除 Rheos 设备。

最近的一个设备依赖性高血压的治疗(DEBuT-HT)研究评价电刺激颈动脉窦的

Rheos 设备长期应用的安全性和有效性。21 名患者加入到试验中来,24 小时心电监护记录心率变异性(HRV)和心率震荡(HRT),当震荡开始(或者期前收缩后的加速)和震荡停止(随后的减速)时记录。血压也在刺激开始和停止后被记录,并且刺激颈动脉窦后血压明显降低,收缩压从(184±31)mmHg 下降到(154±23)mmHg,舒张压从(109±23)mmHg 下降到(95±15)mmHg。以上所有这些都是在交感神经和副交感神经活动的调节下发生的。作者得出结论称,HRV 和 HRT 的改变是由于迷走神经的活动增强和交感神经活动减弱。因而,刺激颈动脉压力感受器使这些患者的血压下降,很可能是通过自主神经系统调节实现的。

同样一个对 12 名患者的研究结果也显示,电刺激颈动脉压力感受器大幅度降低难治性高血压人群的交感神经活性。交感神经活性减低与血浆肾素浓度和血压降低有关,而且贯穿整个心动周期。对动脉压力感受器的电刺激并不损害人类生理性压力反射调节,患者没有出现压力反射调节紊乱造成的症状。该实验中,经过 24 小时治疗血压明显降低,收缩压下降(10±12)mmHg($P<0.05$),舒张压下降(6±10)mmHg($P=0.08$)。

另一个实验的结果也已经得出,在一个多中心的研究中,17 名患者植入了永久性双侧颈动脉窦电极和一个脉冲发生器,之前 17 名患者服用多种降压药物,血压控制不理想,平均收缩压为(189.6±27.5)mmHg,舒张压为(110.7±15.3)mmHg。平均手术时间为(202±43)分钟,没有出现围手术期休克和死亡的事件发生,术后 1～3 天的系统测试收缩压、舒张压、心率的平均最大降幅及其标准差和 95% 的可信区间改变明显[所有 $P\leqslant 0.0001$,分别为(28±22)mmHg,95% CI:(17～39)mmHg:(16±11)mmHg,95% CI:(10～22)mm Hg:(8±4)次/min,95% CI:(6～11)次/min]。三个月后的重复试验表明该疗法降压具有良好的持续性。

美国欧洲临床研究的结果更令人兴奋:33 个样本,18 例男性,15 例女性,年龄(52.4±10.4)岁,体重指数(33.0±7.3)kg/m^2,在 5 个中心进行移植手术。Rheos 系统降压治疗后心血管的结构明显改善,虽然在 3 个月中伴随着收缩压的改变,血管的顺应性发生变化($r=-0.53$,$P<0.01$),但并没有发现血管结构与血压之间的关联,表明还存在其他可以解释这些变化的机制。

欧洲的一项关于 Rheos 系统应用可行性的研究,45 例高血压患者平均血压 179/105 mmHg,心率 80 次/min,平均服用 5 种降压药。经过 3 个月的治疗,平均血压下降 21/12 mmHg。该试验对其中 17 人进行 2 年的随诊,血压平均下降 33/22 mmHg,试验过程中没有出现明显的并发症。

这些有前途的结果表明,这种方法治疗顽固性高血压有很大的发展潜力,一些研究还显示,Rheos 系统能在一定程度上改善心力衰竭,降低左心室壁厚度与左心房大小,改善交感迷走张力平衡,抑制血管紧张素-醛固酮系统和动静脉扩张,延缓肾功能衰竭。在治疗心力衰竭和心绞痛方面也有广阔的应用前景。

4. 总结

大量临床研究表明,刺激颈动脉窦压力感受器对顽固性高血压总体来说是一种疗效好、副作用低的降压方案。这是一种全新概念的降压方法,血压的降低伴随着死亡、休克、心脏病发作、心力衰竭和肾脏病变的风险降低。除稳定降压外,对早期心力衰竭患者的长期治疗还能改善左心房和心室的结构，增强收缩功能。随着治疗的进行，得到的益处逐渐增加。截止目前，已经有超过300名美国和欧洲的高血压患者植入了Rheos高血压治疗系统。但由于各种原因，国内尚没有应用Rheos系统的报道。

参考文献

第一章　高血压概述

[1]中国高血压防治指南修订委员会. 中国高血压防治指南2010年修订版(第三版)[J]. 中华高血压杂志,2011,19(8):701~743.

[2]葛均波,徐永健. 全国高等学校教材:内科学(第8版)[M]. 北京:人民卫生出版社,2013.

[3]陈伟伟,高润霖,刘力生. 中国心血管病报告2014概要[J]. 中国循环杂志,2015,30(7):671.

[4]陈伟伟,高润霖,刘力生. 中国心血管病报告2016[J]. 中国循环杂志,2017,32(6):521~530.

[5]Paul K. Whelton, MB, MD, MSc, FAHA, et al. *2017 ACC/AHA/AAPA/ABC/ACPM/AGS/APhA/ASH/ASPC/NMA/PCNA Guideline for the Prevention, Detection, Evaluation, and Management of High Blood Pressure in Adults: Executive Summary* [J]. Journal of the American Society of Hypertension,2018,12(8):579~573.

第二章　难治性高血压诊治流程

[1]中国高血压防治指南修订委员会. 中国高血压防治指南(2005年修订版)[J]. Chin JHypertens,2005,13(supp 1):1~53.

[2]Calhoun DA, Jones D, Textor S, et al. *Resistant hypertension: diagnosis, evaluation, and treatment* [J]. Hypertension,2008,51:1403~1414.

[3]Joint National Committee on Detection, Evaluation, and Treatment of High Blood Pressure. *The sixth report of the Joint National Committee on Prevention, Detection, and Treatment of High Blood Pressure(JNC VI)* [J]. Arch intern Med,1997,157:2413~2446.

[4]Chobanian AV, Bakris GL, Black HR, Cushman WC, Green LA, Izzo JL, Jr, Jones DW, Materson BJ, Oparil S, Wright JT, Jr, Roccella EJ, Joint National Committee on Prevention, Detection, Evaluation, and Treatment of High Blood Pressure; National Heart, Lung, and Blood Institute; National High Blood Pressure Education Program Coordinating Committee. *Seventh Report of the Joint National Committee on Prevention, Detection, Evaluation, and Treatment of High Blood Pressure: the JNC 7 complete report* [J]. Hypertension,2003,42:1206~1252.

[5]Mancia G, De Backer G, Dominiczak A, et al. 2007 *Guidelines for the management of*

arterial hypertension [J]. European Heart Journal,2007,28:1462 ~ 1536.

[6]Messerli FH,VenturaHO,Amodeo C. *Oslers' maneuver and pseudo hypertension* [J]. N Engl J Med,1985,312:1548 ~ 1551.

[7]Pickering TG,Hall JE,Appel LJ,et al. *Recommendations of blood pressure measurement in humans and experimental animals. Part1: blood pressure measurement in humans. A Statement for Professionals from the Subcommittee of Professional and Public Education of the American Heart Association Council on High Blood Pressure Research* [J]. Circulation,2005, 111:697 ~ 716.

[8]Pierdomenico SD,LapennaD,BucciA,et al. *Cardiovasular outcome in treated hypertensive patients with responder,masked false resistant and true resistant hypertension* [J]. Am J Hypertension,2005,18:1422 ~ 1428.

[9]Calhoun DA, Jones D, Textor S, et al. *Resistant hypertension: diagnosis, evaluation, and treatment* [J]. Hypertension,2008,51:1404 ~ 1406.

[10]Yakovlevitch M,Black HR. *Resistant hypertension in a teriary care clinic* [J]. Arch Intern Med,1991,151(9):1786 ~ 1792.

[11]中国肥胖问题工作组数据汇总分析协作组.我国成人体重指数和腰围对相关疾病危险因素异常的预测价值:适宜体重指数和腰围切点的研究.中华流行病学杂志,2002, 23(1):5 ~ 10.

[12]Bramlage P,Pittrow D,Wittchen H-U,et al. *Hypertension in overweight and obese primary care patients is highly prevalent and poorly controlled* [J]. Am J Hypertension,2004,17: 904 ~ 910.

[13]Modan M,Almog S,Fuchs Z,et al. *Obesity,glucose intolerance,hyperinsulinemia,and response to antihypertensive drugs* [J]. Hypertension 1991,17:565 ~ 573.

[14]刘力生.高血压[M].北京:人民卫生出版社,704 ~ 706.

[15]Sutton MG, Sheps SG, Lie JT. *Prevalence of clinically unsuspectedpheochromocytoma. Review of a 50-year autopsy series.* Mayo ClinicProc. 1981,56:354 ~ 360.

[16]Nishizaka MK,Pratt-Ubunama M,Zaman MA,et al. *Validity of plasma aldosterone-to-renin activity ratio in African American and white subjects with resistant hypertension* [J]. Am J Hypertens,2005,18:805 ~ 812.

[17]Stowasser M,Gordon RD. *Primary aldosteronism* [J]. Best Pract Res Clin Endocrinol Metab,2003,4:591 ~ 605.

[18]Teba Alnima,Peter W. de Leeuw,Abraham A. Kroon. *Baropacing as a new option for treatment of resistant hypertension* [J]. European Journal of Pharmacology,2015,763:23 ~ 27.

[19]*Resistant Hypertension: Detection,Evaluation,and Management A Scientific Statement From the American Heart Association,2018 American Heart Association,Inc.* Downloaded from http://ahajournals. org by on September 16,2018.

第三章　血压规范化测量

[1]中国高血压防治指南修订委员会. 中国高血压防治指南(2010 版). 中国实用乡村医生杂志,2012,19(12):1~15.

[2]O'Brien E,Asmar R,Beilin L,et al. *European Society of Hypertension ecommendations for conventional,ambulatory and home blood pressure measurement* [J]. J Hypertens,2003,21:821~848.

[3]Mancia G,De Backer G,Dominiczak A,et al. *2007 Guidelines for the anagement of arterial hypertension:the task force for the management of arterial hypertension of the European Society of Hypertension(ESH) and of the European Society ofCardiology(ESC)* [J]. J Hypertens,2007,25:1105~1187.

[4]Parati G,Stergiou GS,Asmar R,et al. *European Society of Hypertension guidelines for blood pressure monitoring at home:a summary report of the Second International Consensus Conference on Home Blood Pressure Monitoring*[J]. J Hypertens,2008,26:1505~1526.

[5]朱鼎良. 血压和血压测量. 人民军医出版社,2010 年 2 月.

[6]中国医师协会高血压专业委员会,中国高血压联盟,中华医学会心血管病学分会. 家庭血压监测中国专家共识. 中华高血压杂志,2012,20:525~529.

第四章　动态血压监测

[1]De la Sierra A1,Redon J,et al. *Prevalence and factors associated with circadian blood pressure patterns in hypertensive patients.* Hypertension,2009,53(3):466~72.

[2]O'Brien E,Parati G,Stergiou G,et al. *on behalf of the European Society of Hypertension Working Group on Blood Pressure Monitoring. European Society of Hypertension Position Paper on Ambulatory Blood Pressure Monitoring.* J Hypertens,2013, 31:1731~1767.

[3]Parati G1,Stergiou G,O'Brien E,et al. *European Society ofHypertension practice guidelines for ambulatory blood pressure monitoring.* J Hypertens,2014,32:1359~1366.

[4]O'Brien E1,Atkins N,Stergiou G,et al. *European Society of Hypertension International Protocol revision* 2010 *for the validation of blood pressure measuring devices in adults.* J Blood Press Monit,2010,15(1):23~38.

[5]O'Brien E,Asmar R,Beilin L,et al. *European Society of Hypertension recommendations for conventional,ambulatory and home blood pressure measurement.* J Hypertens,2003,21(5):821~48.

[6]李燕. 2014 欧洲高血压学会动态血压监测指南解读[J]. 中华高血压杂志,2015,23(3):215~216.

[7]O'Brien E,Asmar R,Beilin L,et al. *Practice guidelines of the European Society of Hypertension for clinic,ambulatory and self blood pressure measurement.* J Hypertens,2005,23(4):

697～701.

[8]Di Rienzo M,Grassi G,Pedotti A,et al. *Continuous vs intermittent blood pressure measurements in estimating 24-hour average blood pressure.* Hypertension,1983,5:264～269.

[9]中国高血压联盟,中国医师协会高血压专业委员会血压测量与监测工作委员会,《中华高血压杂志》编委会. 动态血压监测临床应用中国专家共识[J]. 2015,23(8):727～730.

[10]Stergiou GS,Kollias A,Destounis A,et al. *Automated blood pressure measurement in atrial fibrillation:a systematic review and meta-analysis.* J Hypertens,2012,30(11):2074～82.

[11]Krause T,Lovibond K,Caulfield M,et al. *Management of hypertension:summary of NICE guidance.* BMJ,2011,25;343:d4891.

[12] Daskalopoulou SS, Rabi DM, Zarnke KB, et al. *The 2015 Canadian Hypertension Education Program recommendations for blood pressure measurement,diagnosis,assessment of risk,prevention,and treatment of hypertension.* Can J Cardiol,2015,31(5):549～568.

[13]Li Y,Staessen JA,Lu L,et al. *Is isolated nocturnal hypertension a novel clinical entity? Findings from a Chinese population study.* Hypertension,2007,50(2):333～9.

[14]Li Y,Thijs L,Hansen TW. *Prognostic value of the morning blood pressure surge in 5645 subjects from 8 populations.* Hypertension,2010,55(4):1040-8.

[15]Schutte R,Thijs L,Asayama K,et al. *Double product reflects the predictive power of systolic pressure in the general population:evidence from 9,937 participants.* Am J Hypertens,2013,26(5):665～72.

[16]Zhang Y,Agnoletti D,Blacher J,et al. *Blood pressure variability in relation to autonomic nervous system dysregulation:the X-CELLENT study.* Hypertens Res,2012,35(4):399～403.

[17]Castiglioni P,Parati G,Brambilla L,et al. *Detecting sodium-sensitivity in hypertensive patients:information from 24-hour ambulatory blood pressure monitoring.* Hypertension,2011,57(2):180～5.

[18]Hansen TW,Thijs L,Boggia J,Li Y,et al. *Prognostic value of ambulatory heart rate revisited in 6928 subjects from 6 populations.* Hypertension, 2008,52(2):229～35.

[19]Giuseppe M,Robert F,Krzysztof N,et al. *2013 ESH/ESC guidelines for the management of arterial hypertension.* Eur Heart J,2013,34:2108～2109.

第五章　高血压急症及亚急症

[1]Mancia G,De Backer G,Dominiczak A. *2007 guidelines for the management of arterial hypertension:the Task Force for the Management of Arterial Hypertension of the European Society of Hypertension(ESH) and of the European Society of Cardiology(ESC).* 2007,28(12):1462～1536.

[2]Chobanian AV,Bakris GL,Black HR. *The seventh report of the joint national committee on*

prevention, detection, evaluation, and treatment of high blood pressure. the JNC 7 report. JAMA, 2003, 289(19):2560～2572.

[3] MarikPE, VaronJ. *Hypertensivecrises: challenges and management*[J]. chest, 2007, 131(6): 1949-1962.

[4] Bassand JP, Hamm CW, Ardissino D. *Guidelines for the diagnosis and treatment ofnon-ST-segment. elevation. acute. coronary.* syndromes. EurHeart, 2007, 28(13):1598～1660.

[5] Khoynezhad A, Plestis KA. *Managing emergency hypertension in aortic dissection and aortic aneurysm surgery.* J card surg, 2006, 21(Suppl 1):S3～7.

[6] Elliott WJ. *Management of hypertension emergencies.* 2003, 5(06):486～492.

[7] Cherney D, Straus S. *Management of patients with hypertensive urgencies and emergencies: a systematic review of the literature.* J Gen intern Med, 2002, 17(12):937～945.

[8] Herbland A, Lasserre R, Minifie C. *Malignant hypertension. Case series of* 42 *patients.* Areh Mal Coeur Vaiss, 2004, 97(4)299～304.

[9] Grossman E, Messerli FH. *High blood pressure. A side effect of drugs, poisons, and food.* Arch Intern Med, 1995, 155(05):450～460.

[10] Elliott WJ. *Clinical features and management of selected hypertensive emergencies.* J clin hypertens, 2004, 6(10):587～592.

[11] Katz IJ, Sofianou L, Butler O. *Recovery of renal function in Black South African patients with malignant hypertension: superiority of continuous ambulatory peritoneal dialysis over hemodialysis.* 2001, 21(06):581～586.

[12] Sahney S A. *review of calcium channel antagonists in the treatment of pediatric hypertension.* 2006, 8(06):357～373.

[13] Fleisher LA, Beckman JA, Brown KA. *ACC/AHA 2007 Guidelines on Perioperative Cardiovascular Evaluation andCare for Noncardiac Surgery: Executive Summary: A Report of the American College of Cardiology/American HeartAssociation Task Force on Practice Guidelines (Writing Committee to Revise the 2002 Guidelines on Perioperative Cardiovascular Evaluation for Noncardiac Surgery): Developed in Collaboration With the American Society of Ech.* Cireulation, 2007(17):1971～1996.

[14] Magee LA, von DP. *The management of severe hypertension.* Semin Perinatol, 2009, 33(03):138～142.

[15] 余振球. 高血压防治进展与实践[M]. 北京:北京科技出版社, 2003:316.

[16] Elliott WJ. *Management of hypertension emergencies.* Curr Hypertens Rep, 2003, 5(06): 486-492.

[17] Adams HP Jr, Adams RJ, Brott T. *Guidelines for the early management of patients with ischemic stroke: A scientific statement from the Stroke Council of the American Stroke Association.* Stroke, 2003, 34(04):1056～1083.

[18] Phillips RA, Greenblatt J, Krakoff LR. *Hypertensive emergencies: diagnosis and management.* Prog Cardiovasc Dis, 2002, 45(01):33～48.

[19]《中国高血压防治指南》修订委员会. 中国高血压防治指南(2005 年修订版). 中华高血压杂志 2005(增刊):2-41.

[20]卫生部疾病控制司,中华医学会神经科学会. 中国脑血管病防治指南. 中国现代神经疾病杂志,2007(03):217~229.

[21] RoseJC, MayerSA. *Optimizing. blood. pressure. inneurological. emergencies.* Neurocrit Care,2004,1(03):287~299.

[22]Qureshi AI. *Acute hypertensive response in patients with stroke:pathophysiology and management.* 2008,118(02):176~187.

[23]Cherney D,Straus S. *Management of patients with hypertensive urgencies and emergencies: a systematic review of the literature.* JGen intern Med,2002(12):937~945.

[24]Slama M,Modeliar SS. *Hypertension in the intensive care unit.* 2006(04):279~287.

[25] Link A, Selejan S, Walenta K. *Treatment of peri - and postoperative hypertensive emergencies.* Dtsch Med wochenschr,2009,134(14):701-707.

[26]Haas CE,LeBlanc JM. *Acute postoperative hypertension:a review of therapeutic options.* Am J,Health Syst Pharm,2004,61(16):1661~1675.

[27]Graettinger WF. *Systemic hypertension.* Crawford MH. Ed. Current diagnosis treatment in cardiology. 2003:167~178.

[28]Suwelack B,Gerhardt U,Hohage H. *Therapy of hypertensive crises.* Med Klin,2000,95(05):286~292.

[29]Hirschl MM. *Guidelines for the drug treatment of hypertensive crises.* Drugs,1995,50(06):991-1000.

[30]Link A,Walenta K,Bohm M. *Hypertensive emergencies.* 2005,46(05):557~563.

[31]Tsapatsaris NP,Farha D. *Management of Hypertension in the Perioperative Period.* Surgical Intensive CareMedicine. Springer,191~197.

[32]Broderick J,Connolly S,Feldmann E. *Guidelines for the management of spontaneous intracerebral hemorrhage inadults:2007 update:a guideline from the American Heart Association/American Stroke Association Stroke Council,High Blood Pressure Research Council,and the Quality of Care and Outcomes in Research Interdisciplinary Working Group.* Stroke, 2007,38(06):2001~2003.

[33] Leeuw PW, Kroon AA. *What goes up, must come down: treating the hypertensive emergency.* Eur J Clin Pharmacol,1998,54(04):277~299.

[34]张维忠. 高血压,内科学 第七版,北京:人民卫生出版社,2008:251~266.

[35]Felmeden DC, Beevers DG, Lip GY. *Tackling malignant hypertension: not so desperate now.* Am Heart J,2002,144(02):E4.

第六章　高血压的规范化药物治疗

[1]中国高血压防治指南修订委员会. 中国高血压防治指南 2010 版[J]. 中国医学前沿杂

志,2011,3(5):42 ~93.

[2]Mancia G,Fagard R,Narkiewicz K,et al. *2013 ESH/ESC guidelines for the management of arterial hypertension:the Task Force for the Management of Arterial Hypertension of the European Society of Hypertension(ESH)and of the European Society of Cardiology(ESC)*[J]. J Hypertens,2013,31(7):1281 ~1357.

[3] ESH/ESC Task Force for the Management of Arterial Hypertension. *2013 Practice guidelines for the management of arterial hypertension of the European Society of Hypertension (ESH) and the European Society of Cardiology(ESC):ESH/ ESC Task Force for the Management of Arterial Hypert-ension*[J]. J Hypertens,2013,31(10):1925 ~1938.

[4]James PA,Oparil S,Carter BL,et al. *2014 evidence-based guideline for the management of high blood pressure in adults:report from the panel members appointed to the Eighth Joint National Committee(JNC 8)*[J]. JAMA,2014,311(5):507 ~520.

[5]Hayashi K,Wakino S,Sugano N,et al. *Ca^{2+} channel subtypes and pharmacology in the kidney*[J]. Circ Res,2007,100(3):342 ~353.

[6]中华医学会心血管病学分会高血压学组. 利尿剂治疗高血压的中国专家共识[J]. 中华高血压杂志,2011,19(3):214 ~222.

[7]薛全福,王振纲. 钙通道不同分型与亚基和抗高血压药物的关系[J]. 中国药理学通报,2008,24(5):569 ~572.

[8]孙宁玲. 高血压治疗学[M]. 北京:人民卫生出版社,2009.

[9]中华医学会心血管病学分会,中华心血管病杂志编辑委员会. 血管紧张素转换酶抑制剂在心血管病中应用中国专家共识 [J]. 中华心血管病杂志,2007,35(2):97 ~106.

[10]López-Sendón J,Swedberg K,McMurray J,et al. *Expert consensus document on angiotensin converting enzyme inhibitors in cardiovascular disease. The Task Force on ACE-inhibitors of the European Society of Cardiology*[J]. Eur Heart J,2004,25(16):1454 ~1470.

[11]Shimamoto K,Ando K,Fujita T,et al. *The Japanese Society of Hypertension Guidelines for the Management of Hypertension (JSH 2014)* [J]. Hypertens Res, 2014, 37 (4): 253 ~390.

[12]中华医学会心血管病学分会,中华心血管病杂志编辑委员会. 非 ST 段抬高急性冠状动脉综合征诊断和治疗指南 [J]. 中华心血管病杂志,2012,40(5):353 ~367.

[13]中华医学会心血管病学分会,中华心血管病杂志编辑委员会. 急性 ST 段抬高型心肌梗死诊断和治疗指南[J]. 中华心血管病杂志,2010,38(8):675 ~690.

[14]Fihn SD, Gardin JM, Abrams J, et al. *2012 ACCF/AHA/ACP/AATS/PCNA/SCAI/STS Guideline for the diagnosis and management of patients with stable ischemic heart disease:a report of the American College of Cardiology Foundation/ American Heart Association Task Force on Practice Guidelines,and the American College of Physicians,American Association for Thoracic Surgery, Preventive Cardiovascular Nurses Association, Society for Cardiovascular Angiography and Interventions,and Society of Thoracic Surgeons*[J]. J Am Coll Cardiol,2012,60(24):e44 ~e164.

[15]No authors listed. *Effect of metoprolol CR/XL in chronic heart failure:Metoprolol CR/XL Randomised Intervention Trial in Congestive Heart Failure(MERIT-HF)*[J]. Lancet, 1999,353(9169):2001~2007.

[16]刘力生. 高血压[M]. 北京:人民卫生出版社,2001:1118~1128.

[17]第八届中华肾脏病学会慢性肾脏病高血压治疗专家协作组. α/β 受体阻滞剂在慢性肾脏病高血压治疗中的实践指南[J]. 中华医学杂志,2013,93(48):3813~3814.

[18]郭冀珍. β 受体阻滞剂及/或 α 受体阻滞剂在治疗高血压中的地位[J]. 心脑血管病防治,2006,10(5):275~277.

[19]*2018 ESC/ESH Guidelines for themanagement of arterial hypertension*[J]. European Heart Journal(2018)00,1~98.

第七章　妊娠期高血压

[1]Report of the American College of Obstetricians and Gynecologists'Task Force on H[1]Report of the American College of Obstetricians and Gynecologists'Task Force on Hypertension in Pregnancy. *Hypertension in pregnancy:executive summary*[J]. Obstet Gynecol,2013,122(5):1122~1131.

[2]Shalom G,Shoham-Vardi I,Sergienko R,et al. *Is preeclampsia significant risk factor for long-term hospitalizations and morbidity?*[J]. J Matern Fetal Neonatal Med,2013,26(1):13~15.

[3]Telang MA,Bhutkar SP,Hirwani RR. *Analysis of patents on preeclampsia detection and diagnosis:a perspective*[J]. Placenta,2013,34(1):2~8.

[4]全国妊高征科研协作组. 全国妊高征的流行病学调查[J]. 中华妇产科杂志,1991,26(1):67~71.

[5]National High Blood Pressure Education Program Working Group on High Blood Pressure in Pregnancy. *Report of the national high blood pressure education program working group on high blood pressure in pregnancy*[J]. Am J Obstet Gynecol,2000,183(1):S1~S22.

[6]American College of Obstetricians and Gynecologists. *ACOG Practice Bulletin No. 125:Chronic hypertension in pregnancy*[J]. Obstet Gynecol,2012,119(2 Pt 1):396~407.

[7]中国医师协会高血压专业委员会. 妊娠期高血压疾病血压管理中国专家共识[J]. 中华高血压杂志,2012,20(11):1023~1027.

[8]谢幸,苟文丽. 妇产科学(第 8 版)[M]. 北京:人民卫生出版社,2013:64~71.

[9]Rosser ML, Katz NT. *Preeclampsia:an obstetrician's perspective*[J]. Adv Chronic Kidney Dis,2013,20(3):287~296.

[10]段涛. 子痫前期-子痫相关问题近十年的回顾与展望[J]. 中华妇产科杂志,2013,48(4):268~271.

[11]Leandro De Oliveira,José C Pera oli,Maria T Pera oli,et al. *sFlt-1 / PlGF ratio as a prognostic marker of adverse outcomes in women with early-onset preeclampsia*[J]. Preg-

nancy Hypertension,2013,3(3):191 ~195.

[12]SibaiB,DekkerG,KupfermincM. *Pre-eclampsia*[J]. Lancet,2005,365(9461):785 ~799.

[13]Janzarik WG,Ehlers E,Ehmann R,et al. *Dynamic Cerebral Autoregulation in Pregnancy and the Risk of Preeclampsia*[J]. Hypertension,2014,63(1):161 ~166.

[14]Steegers EA,von Dadelszen P,Duvekot JJ,et al. *Pre-eclampsia*[J]. Lancet,2010,376(9741):631 ~644.

[15]Meads CA,Cnossen JS,Meher S,et al. *Methods of prediction and prevention of pre-eclampsia:systematic reviews of accuracy and effectiveness literature with economic modeling*[J]. Health Technol Assess,2008,12(6):1 ~6.

[16]杨孜.生物学标记结合临床风险推动子痫前期预测更上一层楼[J].中华围产医学杂志,2011,14(7):385 ~389.

[17]Akercan F,Cirpan T,Terek MC,et al. *The immunohistochemical evaluation of VEGF in placenta biopsies of pregnancies complicated by preeclampsia*[J]. Arch Gynecol Obstet,2008,277(2):109 ~114.

[18]Akolekar R,Zaragoza E,Poon. LC,et al. *Maternal seru placental growth factor at 11 + 0 to 13 + 6 weeks of gestation in the prediction of pre-eclampsia*[J]. Obstet Gynecol,2008,32(6):732 ~739.

[19]Kusanovic JP,Romero R,Chaiworapongsa T,et al. *A prospective cohort study of the value of maternal plasma concentrations of angiogenic and anti - angiogenic factors in early pregnancy and midtrimester in the identification of patients destined to develop preeclampsia*[J]. J Matern Fetal Neonatal Med,2009,22(11):1021 ~1038.

[20]Poon LC,Kametas NA,Maiz N,et al. *First-trimester prediction of hypertensive disorders in pregnancy*[J]. Hypertension,2009,53(5):812 ~818.

[21]Bujold E,Roberge S,Lacasse Y,et al. *Prevention of preeclampsiaand intrauterine growth restriction with aspirin started in earlypregnancy:a meta-analysis*[J]. Obstet Gynecol,2010,116(2 Pt1):402 ~414.

[22]Hypp nen E. *Vitamin D for the prevention of preeclampsia? A Hypothesis*[J]. Nutr Rev,2005,63(7):225 ~232.

[23]Bezerra Maia E Holanda Moura S,Marques Lopes L,Murthi P,et al. *Prevention of preeclampsia*[J]. J Pregnancy, 2012:435090.

[24]Koopmans CM,Bijlenga D,Groen H,et al. *Induction of labour versus expectant monitoring for gestational hypertension or mild pre-eclampsia after* 36 *weeks' gestation(HYPITAT):a multicentre,open-label randomised controlled trial*[J]. Lancet,2009,374(9694):979 ~988.

[25]张慧丽,陈敦金.美国妇产科医师学会“妊娠期高血压疾病指南”解读[J/CD].中华产科急救电子杂志,2014,3(1):40 ~46.

第八章　围手术期高血压患者管理专家共识

[1] Aubrun F, Gazon M, Schoeffler M, et al. *Evaluation of perioperative risk in elderly patients.* Minerva Anestesiol, 2012, 78(5): 605 ~ 618.

[2] Lien SF, Bisognano JD. *Perioperative hypertension: defining at-risk patients and their management.* Curr Hypertens Rep, 2012, 14(5): 432 ~ 441.

[3] Marik PE, Varon J. *Perioperative hypertension: a review of current and emerging therapeutic agents.* J Clin Anesth, 2009, 21(3): 220 ~ 229.

[4] Grant PJ, Cohn SL, Jaffer AK, et al. *Update in perioperative medicine 2011.* J Gen Intern Med, 2011, 26(11): 1358 ~ 1363.

[5] Poldermans D, Schouten O, van Lier F, et al. *Perioperative strokes and beta-blockade.* Anesthesiology, 2009, 111(5): 940 ~ 945.

[6] Fontes ML, Varon J. *Perioperative hypertension crisis: newer concepts.* Int Anesthesiol Clin, 2012, 50(2): 40 ~ 58.

第九章　精神心理因素与高血压

[1]陆再英,钟南山. 内科学[M]. 北京:人民卫生出版社,2009:251.

[2]何秉贤. 高血压防治的严峻形势和存在的问题[J]. 中华高血压杂志,2007,15(4):286.

[3] Kearney PM, Whelton M, Reynolds K, et al. *Globle burden ofhypertension: analysis of worldside data*[J]. Lancet, 2005, 362(28): 217 ~ 223.

[4]胡永华,李立明,曹卫华,等. 城乡社区原发性高血压患病情况的流行病学研究[J]. 中华流行病学杂志,2000,21(3):177 ~ 180.

[5]苏便苓,李拥军,刘振红,等. 抗抑郁治疗对高血压病伴抑郁症患者预后的影响[J]. 中国康复医学杂志,2006,21(10):917 ~ 918.

[6]韩晶,殷晓梅,徐斐,等. 南京市浦口地区高血压人群抑郁和焦虑症状状况的病例对照研究[J]. 中华流行病学杂志,2008,29(2):125 ~ 127.

[7] Cafarov VV, Cromova HA, Cagulin IV, et al. *Arterial hypertention, myocardial infarction and stroke: risk of development and psychosocial factors*[J]. Alaska Med, 2007, 49(2 suppl): 117 ~ 119.

[8] Kayano H, Koba S, Matsui T, et al. *Anxiety disorder is associated with nocturnal and early morning hypertension with or without morning surge: ambulatory blood pressure monitoring*[J]. Circulation Jourhal, 2012, 76(9): 1670 ~ 1677.

[9] Jonas BS, Lando JF. *Negative affect as a prosepective risk factor for hypertension*[J]. Psychosom Med, 2000, 62(2): 188 ~ 196.

[10] Patten SB, Williams JVA, Lavorat DH, et al. *Major depression as a risk factor for high blood*

pressure:epidemiologic evidence from a national longitudinal study[J]. Psychosomatic Medicine,2009,71(3):273~279.

[11]Nabi H,Chastang JF,Lefewe T,et al. *Trajectories of depressive episodes and hypertension over 24 years:the whitehall II prospective cohort study*[J]. Hypertension,2011,57(4):710~716.

[12]Jovanovic D,Jakovljevic B,Paunovic K,et al. *Importance of personality traits and psychosocial factors for the development of coronary heart disease*[J]. Vojnosanit Pregl,2006,63(2):153~158.

[13]戚厚兴,张作记,冯学泉,等. 冠心病患者焦虑情绪与血清氧化低密度脂蛋白含量的关系[J]. 中国行为医学科学,2006,15(4):313~315.

[14]Davidson KW,Rieckmann N,Lesperance F. *Psychological theories of depression:potential application for the prevention of acute coronary syndrome recurrence*[J]. Psychosom Med,2004,66(2):165~173.

[15] Camey RM, Freedland KE, Veith RC. *Depression, the autonomic nervous system and coronary heart disease*[J]. Psychosom Med,2005,67(Suppl 1):S29~S33.

[16] Serebruany VL, Glassman AH, Malinin AI, et al. *Platelet/endothelial biomarkers in depressed patients treated with the selective serotonin reuptake inhibitor sertraline after acute coronary events; the Sertraline Anti-Depressent Heart Attack Randomized Trial(SADHART) Platelet Substudy*[J]. Circulation, 2003,108(8):939~944.

[17]Nikolskaya IN,Guseva IA,Bliznevskaya EV,et al. *Clinical effects of anxiolytic preparation tenoten in complex therapy of essential hypertension*[J]. Bull Exp Biol Med,2009,148(2):346~348.

[18]张宏斌,徐宪连. 氟西汀对高血压伴抑郁状态患者血压的影响[J]. 中国当代医药,2010,17(13):63~64.

[19]Sowden GL,Huffman JC. *the impact of mental illness on cardiac outcomes:a review for the cardiologist*[J]. Int J Cardiol,2009,132(1):30~37.

第十章　药物相关性高血压

[1]Baillargeon JP,McClish DK,Essah PA et al. *Association between the current use of low - dose oral contraceptives and cardiovascular arterial disease:a meta - analysis.* J Clin Endocrinol Metab,2005,90(7):3863~3870.

[2]Curtis KM,Mohllajee AP,Martins SL et al. *Combined oral contraceptive use among women with hypertension:a systematic review.* Contraception,2006,73(2):179~188.

[3]Woods JW. *Oral contraceptives and hypertension.* Hypertension,1988; 11(3 Pt 2):II11~15.

[4]韦玮,李瑛,等. 口服避孕药及 AGT 基因多态性与女性高血压的关系. 中国计划生育杂志,2010,04:205~208.

[5] William J. Elliott MD, PhD. *Drug interactions and drugs that affect blood pressure*. J Clin Hypertens, 2006, 8(10): 731 ~ 737.

[6] Ehud Grossman, *MD Drug-induced Hypertension: An Unappreciated Cause of Secondary Hypertension* Am J Med, 2012, 125(1): 14 ~ 22.

第十一章 继发性高血压的辅助检查

[1] *European Society Of Hypertension practice guidelines for ambulatory blood pressure monitoring*. Journal of Hypertension Journal of Hypertension, 2014, 32: 1359 ~ 1366.

[2] Funder JW, et al. J Clin Endocrinol Metab, 2008, 93: 3266 ~ 3281.

[3] Park H J, et al. *The relationship between the acute changes of the systolic blood pressure and the brachial-ankle pulse wave velocity Korean*[J]. Intern med, 2007, 22(5): 147 ~ 151.

[4] 张宇, 王存选. 踝指数的研究进展[J]. 中国老年保健医学, 2009, 7(2): 82 ~ 83.

[5] White J, Shevor T. *Sleep apnea and its impact on public health*. Thorax, 1998, 53: 410 ~ 413.

第十二章 阻塞性睡眠呼吸暂停与高血压

[1] Peppard PE, Young T, Palta M, et al. *Prospective study of the association between sleep-disordered breathing and hypertension*. New Engl J Med, 2000 , 342: 1378 ~ 1384.

[2] Bixler EO, Vgontzas AN, Lin HM, et al. *Association of hypertension and sleep-disordered breathing*. Arch Inter Med, 2000, 160: 2289 ~ 2295.

[3] 陈宝元. 睡眠呼吸暂停相关性高血压的诊断和治疗. 中国实用内科杂志, 2010, 30: 306 ~ 308.

[4] 李南方, 王磊, 周克明, 等. 新疆维吾尔自治区人民医院住院高血压患者病因构成特点. 中华心血管病杂志, 2007, 35: 865 ~ 868.

[5] 李南方, 张丽丽, 严志涛, 等. 不同体质指数的高血压人群睡眠呼吸暂停低通气综合征检出率的研究. 中华心血管病杂志, 2012, 40: 1 ~ 5.

[6] 严志涛, 张丽丽, 李南方, 等. 高血压专科就诊患者阻塞性睡眠呼吸暂停低通气综合征的检出率调查. 中华高血压杂志, 2012, 20: 272 ~ 276.

[7] 中华医学会呼吸病学分会睡眠呼吸疾病学组. 睡眠呼吸暂停人群高血压患病率的多中心研究. 中华结核和呼吸杂志, 2007, 30: 894 ~ 897.

[8] 中国医师协会高血压专业委员会, 中华医学会呼吸病学分会睡眠呼吸障碍学组. 阻塞性睡眠呼吸暂停相关性高血压中国专家共识. 中国呼吸与危重监护杂志, 2013, 12: 435 ~ 441.

[9] 严治涛, 程维平, 毕云伟, 等. 高血压合并阻塞性睡眠呼吸暂停低通气综合征患者左心室结构与收缩功能的影响因素. 中华高血压杂志, 2011, 19: 273 ~ 277.

[10] 中华医学会呼吸病学分会睡眠呼吸疾病学组. 阻塞性睡眠呼吸暂停低通气综合征诊治指南. 中华结核和呼吸杂志, 2012, 35: 9 ~ 12.

[11]李南方,程维平,严治涛,等.睡眠呼吸暂停相关性高血压靶器官损害的调查与分析.中华高血压杂志,2011,19:642~646.

[12]杨晶晶,李南方.阻塞性睡眠呼吸暂停综合征相关交感神经递质的研究进展.临床和实验医学杂志,2010,9:632~633.

[13]宋海峰,李南方.炎性因子与阻塞性睡眠呼吸暂停综合征的睡眠结构紊乱.医学综述,2009,15:1301~1303.

[14]Li NF,Yao XG,Zhu J,et al. *Higher levels of plasma TNF-alpha and neuropeptide Y in hypertensive patients with obstructive sleep apnea syndrome*. Clin Exp Hypertens,2010,32:54~60.

[15]Kushida CA,Morgenthaler TI,Littner MR,et al. *Practice parameters for the treatment of snoring and obstructive aleep apnea with oral appliances:an update for 2005*. Sleep,2006,29:240~243.

[16]中华医学会耳鼻咽喉头颈外科学分会咽喉学组.阻塞性睡眠呼吸暂停低通气综合征诊断和外科治疗指南.中华耳鼻咽喉头颈外科杂志,2009,44:95~96.

第十三章　大动脉炎与高血压

[1]Arnaud L,Kahn J E,Girszyn N,et al. *Takayasu's arteritis:An update on physiopathology*[J]. Eur J Intern Med,2006,17(4):241~246.

[2]Park YB,Hong SK,Choi KJ,et al. *Takayasu arteritis in Korea:clinical and angiographic features*. Heart Vessels,1992,7 Suppl:55~59.

[3]Vesna DG,Stephen CT. *Renovascular hypertension and ischemic nephropathy*. Circulation,2005,112:1362~1374.

[4]Soto M E,Vargas-Alarcon G,Cicero-Sabido R,et al. *Comparison distribution of HLA--B alleles in mexican patients with takayasu arteritis and tuberculosis*[J]. Hum Immunol,2007,68(5):449~453.

[5]Lee S W,KwonO J,Park M C,et al. *HLA alleles in Korean patients with Takayasu arteritis*[J]. Clin Exp Rheumatol,2007,25(1 Suppl 44):S18~22.

[6]Yoshida M,Kimura A,Katsuragi K,et al. *DNA typing of HLA—B gene in Takayasffs arteritis*[J]. Tissue Antigens,1993,42(2):87~90.

[7]Lv N,Dang A,Wang Z,et al. *Association of susceptibility to Takayasu arteritis in Chinese Han patients with HLA—DPBl*[J]. Hum Immunol,2011 in press.

[8]Dang A,Wang B,Zhang Y,et al. *Association of the HLA—DRBl gene with susceptibility to aortoarteritis in a Chinese Han population*[J]. Hypertens Res,2002,25(4):631~634.

[9]Johnston SL,Lock RJ,Gompels M M. *Takayasu arteritis:a review*. J Clin Pathol 2002,55:481~486.

[10]张乃峥.临床风湿病学[M].上海:上海科学技术出版社,1999:246~253.

[11]Arend WP,Michel BA,Bloch DA,et al. *The American College of Rheumatology* 1990 *crite-*

ria for the classification of Takayasu arteritis. Arthritis Rheum,1990,33:1129～1134.

[12]Kerr GS,Hallahan CW,Giordano J,et al. *Takayasu arteritis*. Ann Intern Med,1994,120:919～929.

[13]中华医学会风湿病学分会. 大动脉炎诊治指南(草案). 中华风湿病学杂志,2004,8:502～504.

[14]Molloy ES,Langfbrd CA,Clark TM,et al. *Anti－tumour necrosis factor therapy in patients with refractory Taksyasu arteritis:longterm follow－up*. Ann Rheum Dis,2008,67:1567～1569.

[15]Maffei S,Di Renzo M,Bova G,et al. *Takayasu's arteritis:a review of the literature*. Intern Emerg Med,2006,1:105－112.

[16]Sharma BK,Jain S,Bali HK,et al. *A follow－up study of balloon angioplasty and de－novo stunting in Takayasu arteritis*. Int J Cardiol,2000,75:(suppl1):S147～152.

[17]蒋雄京,吴海英,张慧敏,等. 锁骨下动脉狭窄经皮介入治疗 152 例分析. 中华心血管病杂志,2007,35(4):316～319.

第十四章　主动脉缩窄

[1]Koksal C,Ozcan V,Sarikaya S,et al. *Coarctation of the aorta in the adult complicated by poststenotic fusiform aneurysm J*. Cardiovascular pathology,2004,13(1):54～55.

[2] Rosenthal E. *Coarctation of the aorta from fetus to adult:curable condition or life long disease process?* Heart,2005,91(11):1495～1502.

[3]Nicholas TK,Eugene HB,Donald BD,et al. *Cardiac Surgery,3rded Salt Lake City:Churchill Livingston*,2003:1316～1353.

[4]吴清玉. 心脏外科学[M]. 济南:山东科学技术出版社,2003:332～339.

[5]Schreiber C,Mazzitelli D,Haehnel JC,et al. *The interrupted arch:an Overview after* 20 *years of surgical treatment*. Eur J Cardio thorac Surg,1997,12:466.

[6]汪曾炜. 心脏外科学[M]. 北京:人民军医出版社,2003:604～617.

[7]杨思源. 小儿心脏病学(第 2 版). 北京:人民卫生出版社,1994,275～276.

[8]朱晓东. 心脏外科基础图解,第二版. 北京:中国协和医科大学出版社,2010:444～445.

[9]Paroni R,Astuni M,Baroni C,et al. *Abdominal aortic coarctation inducing aortic occlusion and renovascular hypertension*. J Cardiovasc Surg,1991,32(6):770.

[10]汪勇芬,王鲤珍. 先天性主动脉缩窄 10 例临床分析. 中国当代儿科杂志,2003,5(4):373～375.

[11]Henry JB. *Coarctation of the aorta*. Textbookof Surgery,1986,2178～2186.

[12]Ovaert C ,Benson LN ,Nykanen D ,et al. *Transcatheter treatment of coarctation of the aorta:a review*. Pediatr Cardiol,1998,19(1):27～44.

[13]陈荣华,译. 尼尔逊儿科学(第 15 版). 西安:世界图书出版社西安公司,1999:195～197.

[14] Liard J-F, Spadone J-C. *Regional circulations in experimental coarctation of the aorta in conscious dogs*. J Hypertens, 1985, 3:281 ~ 291.

[15] Ross RD, Clapp SK, Gunther S, et al. *Augmented norepinephrine and rennin output in response to maximal exercise in hypertensive coarctectomy patients*. Am Heart J, 1992, 123: 1293 ~ 1298.

[16] Margabanthu G, Barron D, et al. *Facial palsy as a presenting feature of coarctation of aorta J*. Interactive Cardiovascular and Thoracic Surgrery, 2003, 2(1):91 ~ 93.

[17] 贾兵, 张善通, 曹金红, 等. 小儿主动脉缩窄的诊断和治疗. 中国循环杂志, 1994, 9(8):471.

[18] Rao PS. *Coarctation of aorta*. semin Nephrol, 1995, 15:87 ~ 105.

[19] Soulen RL, Donner RM. *Advance in noninvasive evaluation of congenital anomalies of the thoracic aorta*. Radiol Clin North Am, 1985, 23(4):727 ~ 736.

[20] Li YF, Li JL, Zhuang J, et al. *54 cases report concerning diagnosis and treatmeat of coarctation of the aorta in wean J*. Chinese J Utlity Paediatric, 2005, 20(1):41 ~ 42.

[21] 夏红梅, 高云华, 钱频, 等. 先天性主动脉缩窄的超声诊断价值. 中国医学影像学杂志, 2006, 22(3):363 ~ 365.

[22] 张希平, 李盈禄, 闫瑞玲. 主动脉缩窄及主动脉弓离断的超声诊断. 中国医学影像学杂志, 2002, 10(4):308 ~ 309.

[23] 刘延玲, 熊鉴然. 临床超声心动图学. 北京: 科学出版社, 2001:526 ~ 529.

[24] Simpson IA, Shane DJ, Valdescruz LM, et al. *Color Doppler-flow mapping in patients with coarctation of the aorta: new observations and improved evaluation with colorflow diameter and proximal acceleration Predictors of severity*. Circulation, 1998, 77:736.

[25] 李东蓓, 黄云洲, 刘晓程, 等. 超声心动图诊断先天性主动脉缩窄. 中国超声医学杂志, 2008, 24(9):811-813).

[26] Aboulhosn J, Child JS. *Left ventricular outflow obstruction: subaortic stenosis, bicuspid aortic valve, supravalvar aortic stenosis and coarctation of the aorta*. Circulation, 2006, 114:2412.

[27] 许实成, 程涛, 程琦, 等. 多层螺旋 CT 血管成像在主动脉缩窄中的应用. 2008, 27(11):1498 ~ 1501.

[28] Shih MC, Tholpady A, Kramer CM, et al. *Surgical and endovascular repair of aortic coarctation: normal findings and appearance of complications on CT angiography and MR angiography*. AJR, 2006, 187:302.

[29] 江菊芬, 孙立军, 黄明霞, 等. 先天性主动脉缩窄的影像学检查: 应用与评价. 放射学实践, 2003, 18(8):584 ~ 586.

[30] Godart F, Labrot G, Devos P, et al. *Coarctation of the aorta: comparison of aortic dimensions between conventional MR imaging, 3DMR angiography, and conventional angiography*. Eur Radiol, 2002, 12(8):2034 ~ 2039.

[31] Steffens JC, Bourne MW, Sakuma H, et al. *Quantification of collateral blood flow in coarctation of the aorta by velocity encoded cine magnetic imaging*. Circulation, 1994, 90(2):

937 ~ 943.

[32]宋云龙，刘玉清，凌坚，等. 先天性主动脉缩窄的磁共振成像诊断. 中华放射学杂志，1998，32(5)：317.

[33]文利，邹利光，孙清荣. MRI 在主动脉缩窄诊断中的应用价值. 第三军医大学学报，2006，28(1)：92 ~ 94.

[34]孙立军，江海寿，李军，等. 复杂先心病心血管数字造影和超声诊断的对比研究. 中华放射学杂志，1999，33(11)：729 ~ 733.

[35]Riquel ME，Laissy JP，Menegazz OD，et al. *MR imaging of coarctation of the aorta and its post-operative complications in adults：assessment with spin-echo and cine-MR imaging*. Magn Reson Imaging，1999，17(1)：37 ~ 46.

[36]张红菊，王浩，江勇，等. 彩色多普勒超声对心绞痛患者颈动脉病变的初步分析. 中国超声医学杂志，2007，23：596 ~ 598.

[37]Johuson MC，Gutierrez FR，Sekarski DR，et，al. *Comparison of ventricular mass and function in early versus late repair of coarctation of the aorta*. Am J Cardiol，1994，73：698 ~ 701.

[38]Korbmacher B，Krogmann ON，Rammos S，et al. *Repair of critical aortic coarctation in neonatal age*. J Cardiovasc Surg(Torino)，2002，43：1 ~ 6.

[39]郑景浩，徐志伟，苏肇伉，等. 婴幼儿主动脉缩窄的外科治疗. 中华胸心血管外科杂志，2007，23(2)：90 ~ 92.

[40]Toro-Salazar OH，Steinberger J，Thomas W，et al. *Long-term follow-up of Patients after coarctation of the aorta repair*. Am J Cardiol，2002，89：541 ~ 547.

[41]周燕萍，史珍英，蔡及明，等. 主动脉缩窄手术与年龄的探讨. 2004，24(10)：853 ~ 855.

[42]郭兰敏. 实用胸部外科手术学[M]. 济南：山东科学技术出版社，1996. 692.

[43]刘愚勇，张宏家，王晓龙. 成人型主动脉缩窄的外科治疗，心肺血管病杂志，2008，27(4)：991 ~ 702.

[44]丁文祥，苏肇伉. 小儿心脏外科学. 2000，261 ~ 269.

[45]Adeeb SM，Leman H，Sallehuddin A，et al. *Coarctation of aorta repair at the National Heart Institute(1983-1994)*. Med J Malaysia，2004，59(1)：11 ~ 14.

[46]Gross RE. *Surgical correction for coarctation of the aorta*. Surgery，1945，18：673.

[47]Cooley DA. *Techniques in cardiac Surgery*. 2nd Philadelphia：W. B. Saunders Com pany，1984，33 ~ 421.

[48]兰锡纯. 心脏血管外科学(第一版)[M]. 北京：人民卫生出版社，1985，379 ~ 391.

[49]Guillermo RS，RohintoKB，JeffreyMD，et al. *Recurrent obstruction after subclavianflap repair coarctation of the aorta in fants*. J Thorac Cardiovasc Surg，1986，91：738.

[50]Singer MI，Rowen M，Dorsey TJ，et al. *Transluminal aortic balloon angioplasty for coarctation of the aorta in the newborn*. Am Heart J，1982，103：131.

[51]周爱卿，王荣发，黄美蓉，等. 先天性主动脉缩窄球囊扩张术疗效探讨. 中华儿科杂志，1995，33：72.

[52] MacDonald S, Thomas SM, Cleveland TJ, et al. *Angioplasty or stenting in adult coarctation of the aorta: A retrospective single center analysis over a decade*. Cardiovasc Intervent R adiol, 2003, 26(4): 357~364.

[53] Miró J. *Treatment of native coarctation by interventional catheterization: indications, technique and results*. Chen J Med Guide, 2002, 4(Suppl): 2.

[53] 马宁,蒋世良,徐仲英. 先天性主动脉缩窄的介入治疗. 中华放射学杂志, 2004, 38(6): 596~600.

[55] Ragini P, Gordon G. *Subclavian flap repair: review of 399 patients at median follow-up of fourteen years*. Ann Thorac Surg, 2006, 81: 1420~1428.

[56] Kimball TR, Reynolds JM, Mays WA, et al. *Persistent hyperdynamic cardiovascular state at rest and during exercise in children after successful repair of coarctation of the aorta*. J Am CollCardiol, 1994, 24: 194~200.

[57] Choy M, Rocchini AP, Beekman RH, et, al. *paradoxical hypertension after repair of coarctation of aorta in chidren: balloon angioplasty versus surgical repair*. Circulation, 1987, 75: 1186~1191.

[58] Ronald JW, Jaco CL, Gordon HO, et al. *Comparison of polytetraflu - roethylenepatchaortoplasty and end-to-end anastomosis fo rcoarctation of The aorta*. J Thorac Cardiovasc Surg, 2003, 126: 521~528.

[59] *2007 Guidelines for the management of arterial hypertension: The Task Force for the Management of Arterial Hypertension of the European Society of Hypertension (ESH) and of the European Society of Cardiology (ESC)*. European Heart Journal 2007, 28, 1462~1536.

[60] Kaemmerer H, Oelert F, Bahlmann J, et al. *Arterial hypertension in adults after surgical treatment of aortic coarctation*. Thorac Cardiovasc Surg, 1998, 46: 121~125.

[61] Westaby S, Parnell B, Pridie RB, et al. *Coarctation of the Aorta in Adults*. J Cardiovase Surg, 1987, 28: 12.

[62] 刘志永,王平凡. 小儿主动脉缩窄的外科治疗. 医药论坛杂志, 2008, 29(21): 66~77.

[63] Bobby JJ, Emami JM, Farmer RDT, Newman CGH. *Operative survival and 40 year follow up of surgical repair of aortic coarctation*. Br Heart J, 1991, 65: 271~276.

[64] Jenkins NP, Ward C. *Coarctation of the aorta: natural history and outcome after surgical treatment*. QJM, 1999, 92: 365~371.

[65] 张培华. 临床血管外科学[M]. 北京:科学出版社, 2003: 221~225.

[66] Aerican diabetes association. *Peripheral arterial disease in people with diabetes* [J]. Diabetes Care, 2003, 26(12): 3333~3341.

第十五章　原发性醛固酮增多症

[1] Michael Stowasser, Richard Gordon. *The aldosterone-renin ratio in screening for primary aldosteronism*, The endocrinologist, 2004(14): 267~276.

[2]醛固酮脱逸现象与高醛固酮血症的危害,高血压杂志,2004,12,(3):271.

[3]郑德裕.继发性高血压诊断治疗学,北京:人民军医出版社,2005:244 ~255.

[4]马腾骧.现代泌尿外科学.天津:天津科学技术出版社,2000:761-775,1036 ~1040.

[5]廖二元,楚超.内分泌学.北京:人民卫生出版社,2001:908 ~920.

[6]陈国伟.高级临床内科学[M].长沙:中南大学出版社,2002:1765 ~1777.

[7]刘力生.高血压[M].北京:人民卫生出版社,2007:633 ~651.

[8] Thakkar RB, oparil S. *Primary aldosteronism: apractical approach to diagnosis and treatment*. J clin Hypertens,2001:189.

[9] Davil NO, Willian JK. *The adrenal cortex, In Wilson JD, Williams Textbook of Endocrinology*. 9thed Philadelphia:WB Saunders Company,1998:595 ~598.

[10]Loriaux DL,*the adrenal cortex*. In:Goldman and Bennet,cecil textbook of Medicine,21th ed. Philadelphia:WB Saunders Company,2000:1250 ~1257.

[11]Reincke M. *Adrenocotrical Tumors and oncogenes*. in Margiois A N,chrousos GP,Contemporary Endocrinology Adrenal Disorders. Totowa,New Jersay:Human Press Inc 2001:219 ~230.

[12]Racine Mc,Douville P,Lebel M. *Functional tests for primary aldosteronism: Value of Captopil supprension*,Cur Hypertens Rep,2002:245.

[13]Bernini G,Moretti A ,Argenio G,et al. *primary aldosteronism without discontinuing hypertensive medications:plasma aldosterone_renin ratio*. Am J Kidney DIS,2001:699.

[14]Minowada S,Fujimura T,Takanashi N,et al. *Computed tomography-guided percutaneous acetic acid injection therapy for functioning adrenocortical adenoma*. J clin Endocrinol Metab,2003,88:5814.

[15]Ashraf H. Ahmed,Michele Calvird,Richard D Gordon,et al. *Effects of Two Selective Serotonin Reuptake Inhibitor Antidepressants, Sertraline and Escitalopram, on Aldosterone/Renin Ratio in Normotensive Depressed Male Patients*. ISSN Print 0021-972X ISSN Online 1945-7197 Printed in U. S. A. First Published Online February 2,2011.

[16]Ashraf H. Ahmed,Richard D. Gordon,Paul J. Taylor,et al. *Women More at Risk of False-Positive Primary Aldosteronism Screening and Unnecessary Suppression Testing than Men*. ISSN Online 1945-7197 Printed in U. S. A. First Published Online October 20,2010.

[17]John W. Funder,Robert M. Carey,Carlos Fardella,et al. *Case Detection, Diagnosis, and Treatment of Patients with Primary Aldosteronism: An Endocrine Society Clinical Practice Guideline*. J Clin Endocrinol Metab. September,2008,93(9):3266 ~3281.

[18]中华医学会内分泌学分会肾上腺学组.原发性醛固酮增多症诊断治疗的专家共识[J].中华内分泌代谢杂志,2016,(32)3:188 ~195.

[19]John W. Funder(chair),Robert M. et al. *The Management of primary Aldosteronis: Case detection, diagnosis, and Treatment: An Endocrine Society Clinical Practice Guideline*. J Clin Endocrinol Metab,2016,ISSN Online 1945 ~7197.

第十六章　嗜铬细胞瘤

[1]余振球,赵连友,惠汝太. 嗜铬细胞瘤与高血压. 实用高血压学(第三版)[M]. 北京:科学出版社,2007,1228～1239.

[2] Giovanella L, Squin N, Ghelfo A, et al. *Chromogranin A immunoradiometric assay in diagnosis of pheochromocytoma: comparison with plasma metanephrines and 123I－MIBG scan*. Q J Nucl Med Mol Imaging 2006,50(4):344～347.

[3] JacquesWM Lenders, Graeme Eisenhofer, Massimo Mannelli, et al. *Phaeochromocytoma*. Lancet,2005, 366:665～675.

[4] Manger WM, Gifford RW. *Pheochromocytoma*. J Clin Hypertens,2002,4:62～72.

[5] Zelinka T, Strauch B, Petrák O, et al. *Increased blood pressure variability in pheochromocytoma compared to essential hypertension patients*. J Hypertens,2005,23:2033～2039.

[6] Mian Zhou, Subir R Maitra, and Ping Wang. *Adrenomedullin and Adrenomedullin Binding Protein-1 Protect Endothelium-Dependent Vascular Relaxation in Sepsis*. Mol Med 2007,13(9～10)488～494.

[7] Brown H, Goldberg PA, Selter JG, et al. *Hemorrhagic pheochromocytoma associated with systemic corticosteroid therapy and presenting as myocardial infarction with severe hypertension*. J Clin Endocrinol Metab,2005,90(1):563～9.

[8] Onishi T, Sakata Y, Yonemura S, et al. *Pheochromocytoma of the urinary bladder without typical symptoms*[J]. Int J Urol,2003,10(7):398～400.

[9]陈盛烨,翁志梁,汪朔. 膀胱嗜铬细胞瘤的诊断与治疗[J]. 临床泌尿外科杂志,2004,19(4):240～241.

[10] Nakatani T, Hayama T, Uchida J, et al. *Diagnostic localization of extra-adrenal pheochromocytoma: comparison of 123I－MIBG imaging and 131I－MIBG imaging*. Oncol Rep, 2002,9:1225-1227.

[11] Eisenhofer G, Goldstein DS, Walther MM, et al. *Biochemical diagnosis of pheochromocytoma: how to distinguish true-from false-positive test results*. J Clin Endocrinol Metab. 2003;88(6):2656～2666.

[12] Lenders JW, Eisenhofer G, Mannelli M, et al. *Phaeochromocytoma*. Lancet,2005,366:665～675.

[13] Chidakel AR, Pacak K, Eisenhofer G, et al. *Utility of plasma free metanephrines in diagnosis of factitious pheochromocytoma*. Endocr Pract,2006,12(5):568～571.

[14] Goldstein DS, Eisenhofer G, Flynn JA et al. *Diagnosis and Localization of pheochromocytoma*. Hypertension,2004,43,907～910.

[15] Giuseppe Mancia, Co-Chairperson, Guy De Backer, et al. *2007 Guidelines for the management of arterial Hypertension*. European Heart Journal(2007)28,1462～1536.

[16] Manger WM, Eisenhofer G. *Pheochromocytoma: diagnosis and management update*. Curr

Hypertens Rep,2004,6:477～484.

[17]Plouin P-F,Chatellier G,Rougeot M-A,et al. *Plasma rennin activity in phaeochromocytoma:effects of beta-blockade and converting enzyme inhibition*. J Hypertens,1998,6:579～585.

[18]Pacak K,Linehan WM,Eisenhofer G et al. *Recent advances in genetics,diagnosis localization,and treatment of pheochromocytoma*. Ann Intern Med,2001,11334,315-329.

[19]祝宇,吴瑜璇,张翀宇. 沙唑嗪控释片在嗜铬细胞瘤术前准备中的应用(附25例报告). 中国医师杂志,2006,8(2):279.

[20]Wilhelm SM,Prinz RA,Barbu AM,et al. *Analysis of large versus small pheochromocytoma: Operative approaches and patien outcomes*. Surgery 2006,140(4):553～560.

[21]刘力生,龚兰生,陈孟勤,曾贵云. 高血压. 2001,9,654～667.

[22]Jacques W. M. Lenders,Quan-Yang Duh,Graeme Eisenhofer,Pheochromocytoma and Paraganglioma:An Endocrine Society Clinical Practice Guideline,2014,99(6):1915～1942.

第十七章　肾脏疾病与高血压

[1]Rahman M,Pressel S,Davis BR,et al for the ALLHAT Collaborative Research Group. *Renal Outcomes in High-Risk Hypertensive Patients Treated With an Angiotensin-Converting Enzyme Inhibitor or a Calcium Channel Blocker vs a Diuretic:A Report From the Antihypertensive and Lipid-Lowering Treatment to Prevent Heart Attact Trial(ALLHAT)*. Arch Intern Med,2005,165(8):936～946.

[2]Meisinger C,Doring A,Lowel,HKORA Study Group. *Chronic kidney disease and risk of incident myocardial infarction and all-cause and cardiovascular disease mortality in middle-aged men and women from the general population*. Eur Heart J,2006,27(10):1245～1250.

[3]Parikh NI,Hwang SJ,Larson MG,et al. *Cardiovascular disease risk factors in chronic kidney disease:overall burden and rates of treatment and control*. Arch Intern Med,2006,166(17):1884～1891.

[4]Kevin DB. *Angiotensin II and its receptors in the diabetic kidney*. Am J Kidney Dis,2000,36(3):449～467.

[5]National Kidney Foundation. *K/DOQI clinical practice guidelines for chronic kidney disease:evaluation,classification,and stratification. Kidney Disease Outcome Quality Initiative*. Am J Kidney Dis,2002,39(2 Suppl 1):S1～S266.

[6]Zuo L,Ma YCH,Wang M,et al. *Application of glomerular filtration rate estimating equations in Chinese patients with chronic kidney disease*. Am J Kidney Dis,2005,45(3):463～472.

[7]张海霞,左力,徐国宾,等. 北京市石景山地区中老年人群中慢性肾脏病的流行病学研究. 中华肾脏病杂志,2006,2(2):67～71.

[8]Sampaio WO, Souza dos Santos RA, Faria SR, et al. *Angiotensin-(1-7) through receptor Mas mediates endothelial nitric oxide synthase activation via Akt-dependent pathways*. Hypertension, 2007, 49(1): 185 ~ 192.

[9]Reudelhuber TL. *The continuing saga of the AT2 receptor: a case of the good, the bad, and the innocuous*. Hypertension, 2005, 46(6): 1261 ~ 1262.

[10]Martin H. Strauss, Alistair S. Hall. *Angiotensin Receptor Blockers May Increase Risk of Myocardial Infarction Unraveling the ARB-MI Paradox*. Circulation, 2006, 114: 838 ~ 854.

[11]Maschio G, Alberti D, Janin G, et al. *Effect of the angiotensin-converting-enzyme inhibitor benazepril on the progression of chronic renal insufficiency*. N Engl J Med, 1996, 334(15): 939 ~ 945.

[12]Croom KF, Curran MP, Goa KL, et al. *Irbesartan: a review of its use in hypertension and in the management of diabetic nephropathy*. Drugs, 2004, 64(9): 999 ~ 1028.

[13]Biberti G, Wheeldon NM. MicroAlbuminuria Reduction With VALsartan (MARVAL) Study Investigators. *Microalbuminuria Reduction With VALsartan in Patients with Type* 2 *Diabetes Mellitus*. Circulation, 2002, 106(6): 672 ~ 678.

[14]Lewis EJ, Hunsicker LG, Clarke WR, et al. *Renoprotective effect of the angiotensin-receptor antagonist irbesartan in patients with nephropathy due to type 2 diabetes*. N Eng J Med, 2001, 345(12): 851 ~ 860.

[15]Brertner BM, Cooper ME, De Zeeuw D, et al. *Effects of losartan on renal and cardiovascular outcomes in patients with type 2 diabetes and nephropathy*. N Eng J Med, 2001, 345(12): 861 ~ 869.

[16]Nakao N, Yoshimura A, Morita H, et al. *Combination therapy of angiotensin-II receptor blocker and angiotensin-converting-enzyme inhibitor in non-diabetic renal disease. (COOPERATE): a randomized controlled trial*. Lancet, 2003, 361: 117 ~ 124.

[17]Parving HH. *Hypertension Optimal Treatment (HOT) trial*. Lancet, 1998, 352(9127): 574 ~ 575.

[18]Dahiof B, Sever P, Poulter N, et al. for the ASCOT investigators. *A randomized controlled trial of the prevention of CHD and other vascular events by BP and cholesterol lowering in a factorial study design*. Lancet, 2005, 366: 895 ~ 906.

[19]Lindholm LH, Carlberg B, Samuelsson O. *Should βblockers remain first choice in the treatment of primary hypertension? A meta-analysis*. Lancet, 2005, 366(9496): 1545 ~ 1553.

[20]Cice G, D'Isa S. *Chronic heart failure treatment in uremic patients with beta-blockers*. G Ital Nefrol, 2006, 23(3): 273 ~ 279.

[21]Rahman M, Pressel S, Davis BR, et al for the ALLHAT Collaborative Research Group. *Cardiovascular Outcomes in high-Rish Hypertensive Patients Stratified by baseline Glomerular Filtration Rate*. Ann Intern Med, 2006, 144(3): 172 ~ 180.

[22]郑德裕. 继发性高血压诊断治疗学. 北京:人民军医出版社, 2005 年 9 月, 第一版, 183 ~ 201.

[23]Chobanian AV, Bakris GL, Black HR. *Seventh report of the Joint National Committee on Prevention, Detection, Evaluation, and Treatment of High Blood Pressure*. JAMA, 2003, 289:2560

[24]Langham RG, Kelly DJ, Cox AJ, et al. *Proteinuria and the expression of the podocyte slit diaphragm protein, nephrin, in diabetic nephropathy: effects of angiotensin converting enzyme inhibition*. Diabetologia, 2002, 45:1572 ~ 1576.

[25]Barkis GL, Siomos M, Richardson D, et al. *ACE inhibilion or angiotensin receptor blockade: impact on potassium in renal failure*. Kidney Int, 2000, 58:2084.

[26]Kelly DJ, Aaltonen P, Cox AJ, et al. *Expression of the slit-diaphragm proerin, nephrin, in experimental diabetic nephropathy: differing effects of anti-proteinuric theraphic*. Nephrol Dial Transplant, 2002, 17:1327.

第十八章 肾血管性高血压

[1]Hansen KJ, Edwards MS, Craven TE, et al. *Prevalence of renovasculardisease in the elderly: a population-based study*[J]. JVasc Surg, 2002, 36:443 ~ 451.

[2]Eyler WR, Clark MD, Garman JE, et al. *Angiography of the renal areas including acomparative study of renal arterial stenoses in in patients with and hypertension*. Radiology, 1962;78: 879 ~ 892.

[3]刘力生. 高血压. 北京:人民卫生出版社,2001 年 9 月,622 ~ 630.

[4]2007 Guidelines for the management of arterial hepertension. *the task force for the management of arterial hepertension of the European society of hypertension(ESH) and the European society of Cardiology(ESC)*. European Heart Journal, 2007, 28:1462 ~ 1536.

[5]Bijlstra PJ, Postma CT, de Boo T, et al. *Clinical and biochemical criteria in the detection of renal artery stenosis*. Hypertension, 1996, 14:1033 ~ 1040.

[6]Van Jaarsveld BC, Krijnen P, Derkz FHM, et al. *Resistance to antihypertensive medication as predictor of renal artery stonosis*. J Hum Hypertens, 2001, 15:669 ~ 676.

[7]Cromley JJ, Santos RM, Peter RH et al. *Progression of renal artery stenosis in patients Safain RD, Textof SC*. Renal artery stenosis. N Engl J Med, 2001, 344:421 ~ 442.

[8]Caps MT, Zierler RE, Polissar NL, et al. *Prospective study of atheroscletotic disease progression in the renal artery*. Circulation, 1998, 98:2866 ~ 2872.

[9]Steinbach F, Novick AC, Campbell S, et al. *Long-term survial after surgical revascularisation for atheroscelerotic renal artery disease*. J Urol, 1997, 158:38 ~ 41.

[10]余振球,赵连友,惠汝太,郭冀珍. 实用高血压学. 北京:科学出版社,2007 年 10 月,第三版,1294 ~ 1308.

[11]Safain RD, Textof SC. *Renal artery stenosis*. N Engl J Med, 2001, 344:421 ~ 442.

[12]Gomez Campdera FJ, Luno J, Garcia de Vinuesa S, et al. *Renal vascular disease in the elderly*. Kidney Int 1998;54(suppl68):S73 ~ S77.

[13]Conlon PJ,O,Riordan E,Kalra PA. *New insights into the epidemiologic and clinical manifestations of atherosclerotic renovascular disease*. Am J Kideny Dis,2000,35:573 ~587.

[14]Baboolal K,Evans C,Moore RH. *Incidence of end-stage renal disease in medically treated patients with severe bilateral atherosclerotic renovascular disease*. Am J Kidney Dis,1998, 31:971 ~977.

[15]Voiculescu A,Schmitz M,Plum J,ea al. *Duplex ultrasound and renin ratio predict treatment failure after revascularization for renal artery stenosis*. Am J Hypertens, 2006, 19: 756 ~763.

[16]Mclaughlin R,Jardine AG,Moss JG. *Renal artery stenosis*. BMJ,2000,320:1124 ~1128.

[17]Elliott WJ. *Secondary hypertension: renovascular hypertension*. In: Black h & Elliott WG (eds). Hypertension: a Companion to Braunwald' s Heart Disease. Saunders Elsevier 2007,pp 93-105. RV

[18]Textor SC. *Renovascular hypertension and ischemic nephrology*. In: Brenna BM, Ed. The Kidney. 7th ed ,Vol2,Philadelphia:Saunders,2004:2065 ~2178.

[19]于振球,赵连友,刘国仗. 高血压防治进展与实践. 北京:科学出版社,2003 年,第一次印刷:332 ~342.

[20]Bloch MJ,Basile J. *Clinical insights into the diagnosis and management of renovascular disease*. An evidence-based review. minerva Med,2004,95(5):357 ~373.

[21]Garovic VD,Textor SC. *Renovascular hypertension and ischemic nephropathy*. Circulation, 2005,112(9):1362 ~1374.

[22]Senitko M,Fenves AZ. *An update on renovascular hypertension*. Curr Cardiol Rep,2005,7 (6):405 ~411.

[23]Textor SC. *Renovascular hypertension update*. Curr Hypertens Rep,2006,8(6):521 ~527.

[24]Covit AB. *Medical treatment of renal artery stenosis: is it effective and appropriate?* J Hypertens suppl,2005,23(3):S15 ~S22.

[25]Gray BH. *Intervention for renal artery stenosis :endovascular and surgical roles*. J Hypertens suppl,2005,23(3):S23 ~S29.

[26]Donauer J,Krumme B. *Atherosclerotic renal artery stenosis and reconstruction*. Kidney Int, 2006,70(9):1543 ~1547.

[27]Cheung CM,Hegarty J,kalra PA. *Dilemmas in the management of renal artery stenosis*. Br Med Bull,2005,73 ~74.

[28]谌贻璞. 老年人缺血性肾脏病的诊断与治疗. 中华老年病杂志,2001,20:468 ~469.

[29]季勇,姜卫剑,张雪哲. 肾动脉狭窄球囊成形术和内支架植入术的现状. 中华放射学杂志,1998,32.

[30]Plouin PF ,Chatellier G,Dame B et al. *Blood pressure outcome of angioplasty in atherosclerotic renal arteral stenosis :a randomized trial*. Hypertension,1998,31:823 ~929.

[31]Tobe SW,Burgess E,Lebel M. *Atherosclerotic renovascular disease*. Can J Cardiol ,2006,22 (7):623 ~628.

[32]王焱,巩燕,叶涛,等. 高血压合并肾动脉狭窄患者肾动脉支架术对血压的影响. 中华高血压杂志,2006,14(8):613~616.

[33]Conlon PJ ,Athirakul K,Kovalik E,et al. *Survial in renovascular disease*. J Am Soc Nephrol,1998,9:252~256.

第十九章　几种少见的继发高血压

[1]Godley P A,et al. *Renal cell carcinoma*. Curr Opin Oncol,1999,11(3):213~217.

[2]Januszewicz W,et al. *Secondary hypertension in the eider*. J Hum Hypertens,1998,12(9):603~606.

[3]Chapman A B,et al. *Hvpertension in autosomal dominant polycystic kidney chsease*. Kidney Int,1997,61:S71~73.

[4]Kihara I. *Comments on different states of secretory autonomy of juxtagk'merular cell tumors of the kidney*. Intern Med,1996,35(4):239~240. Review.

[5]王静,马坚,刘力生,等. 球旁细胞瘤临床特点及诊治. 中国循环杂志,1988,3:3.

[6]黄受方,王正明,付治锋,等. 二侧球旁细胞瘤的组织病理学及超微结构观察. 中华病理学杂志,1988,17:2.

[7]Gomez-Sanchex CE,Gomez-Sanchez EP,Yamakita N. *Endocrine causes of hypertension*. Semin N. phr 01,1995,12(2):106~115.

[8] Kater CE, Biglieri EG. *Disorders of steroid 17 alpha-hydroxylase deficiency*. Endocrinol Metab Clin North Am,1994,23(2):341~357.

[9]White PC. *Genetic diseases of steroid metabolism*. Vitam Horm,1994,49:131~195.

[10] Biglieri EG; Kater CE. *Steroid characteristics of mineralocorticoid adrenocortical hypertension*. Clin Chem. 1991,37(10P52):1843~1848.

[11]许一新,孙辉,彭丽,等. 1 例 17α-羟化酶缺乏症患者 CY17A1 基因突变分析. 中华男科学杂志,2014,12:56.

[12]殷璐,郑丽丽,翟绍忠,等. 11β-羟化酶缺乏症 1 例报道及相关文献复习. 中华实用诊断与治疗杂志,2010,3:35.

[13]Jeunemaitre X,Bassilana F,Persu A,et al. *Genotype-phenotype analysis of a newly discovered family with Liddle's syndrome*. J Hypertens,1997,15:1091.

[14]Kreutz R,Struk B,Rubattu S,et al. *Role of α-,β-,and γ-Subunits of epithelial sodium channelin amodel of polygenic hypertension*. Hypertension,1997,29:131.

[15]Melander Olle,Drho M,Fagerudd J,et al. *Mutations and variants of the epithelial sodium channel gene in Liddle's syndrome and primary hypertension*. Hypertension, 1998, 31:1118.

[16]Palmer BF,Alpem RJ. *Liddle's syndrome*. Am J Med,1998,104:301.

[17]Gordon Rd,et al. *Aust Ann Mmed*. 1970,4:287~294.

[18]Gordon Rd. *Hypertension*. 1986,8:93~102.

[19]Wang XY et al. *Chinese Med J*. 1993,106:933 ~937.
[20]Semmekrot B,et al. *Pediatr Nephrol*. 1987,1:473 ~478.
[21]张翀,秦岭,王朝晖,等. Gordon 综合征患者 WNK 基因突变研究. 肾脏病与透析肾移植杂志,2009,3:226.

第二十章 高血压相关介入技术

[1]Whelton PK,He J,Muntner P. *Prevalence,awareness,treatment and control of hypertension in NorthAmerica,North Africa and Asia*. J Hum Hypertens. 2004 Aug;18(8):545 ~51.
[2]Safian R D,Textor S C. *Renal artery stenosis*[J]. N Engl J Med,2001,344(6):431 ~442.
[3]Garovic V,Textor S C. *Renovascular hypertension:current concepts*[J]. Semin Nephrol,2005,25:261 ~271.
[4]蒋雄京,吴艳,杨倩,等. 经皮血管成形术治疗肾动脉纤维肌性发育不良[J]. 中华高血压杂志,2010,18(7):643 ~647.
[5]Maksimowicz-Mckinnon K,Clark T M,Hoffman G S. *Limitations of therapy and a guarded prognosis in an American cohort of Takayasu arteritis patients*[J]. Arthritis Rheum,2007,56(3):1000 ~1009.
[6]蒋雄京,吴海英,明广华,等. 支架重建血运治疗肾动脉狭窄中期临床结果[J]. 中华心血管病杂志,2005,33(3):224 ~227.
[7]蒋雄京,高润霖. 动脉粥样硬化性肾血管病的经皮介入治疗[J]. 中华心血管病杂志,2007,35(3):285 ~288.
[8]Rundback J H,Sacks D,Kent K C,et al. *Guidelines for the reporting of renal artery revascularization in clinical trials*[J]. Circulation,2002,106:1572 ~1585.
[9]程庆砾,蒋雄京,陈兵,等. 老年动脉粥样硬化性肾动脉狭窄诊治的中国专家共识(2010)[J]. 中华老年医学杂志,2010,29(40):265 ~270.
[10]Jsles C G,Roberson S,Hill D. *Management of renovascular disease:a review of renal artery stunting in ten studies*[J]. Q J M,1999,92:159 ~167.
[11]Leertouwer T C,Gussenhoven E J,Bosch J L,et al. *Stent placement for renal arterial stenosis:where do we stand? A meta-analysis*[J]. Radiology,2000,216:78 ~85.
[12]van de Ven P J,Kaatee R,Beutler J J,et al. *Arterial stenting and balloon angioplasty in ostial atherosclerotic renovascular disease:a randomised trial*[J]. Lancet,1999,353:282 ~286.
[13]蒋雄京,高润霖. 肾动脉支架术的临床地位和争论[J]. 中华心血管病杂志,2010,38(1):3 ~4.
[14]Lederman R J,Mendelsohn F O,Santos R,et al. *Primary renal artery stenting:characteristics and outcomes after 363 procedures*[J]. Am Heart J,2001,142:314 ~323.
[15]Zahringer M,Sapoval M,Pattynama P M,et al. *Sirolimus-eluting versus bare-metal low-profile stent for renal artery treatment (GREAT Trial):angiographic follow-up after 6*

months and clinical outcome up to 2 years[J]. J Endovasc There,2007,14(4):460～468.

[16]Bax L,Mali W P,van de Ven P J,et al. *Repeated intervention for in-stent restenosis of the renal arteries*[J]. J Vasc Interv Radiol,2002,13:1219～1224.

[17]Munneke G J,Engelke C,Morgan R A,et al. *Cutting balloon angioplasty for resistant renal artery in-stent restenosis*[J]. J Vasc Interv Radiol,2002,13:327～331.

[18]杨倩,蒋雄京,杨跃进,等. 经皮肾动脉支架术治疗老年动脉粥样硬化性肾动脉狭窄患者的疗效[J]. 中华老年医学杂志,2009,28(5):366～370.

[19]Balk E,Raman G,Chung M,et al. *Effectiveness of management strategies for renal artery stenosis: a systematic review*[J]. Ann Intern Med,2006,145(12):901～912.

[20]蒋雄京,吴海英,张慧敏,等. 肾动脉支架置入对缺血性肾病患者肾功能的影响[J]. 中华医学杂志,2005,85(29):2046～2049.

[21]Young WF Jr. *Minireview: primary aldosteronism-changing con- cepts in diagnosis and reatment*[J]. Endocrinology,2003,144(6):2208～2213.

[22]Calhoun DA,Nishiaka MK,Zaman MA,et al. *Hyperaldosteron- ism among black and white subjects with resistant hypertension*[J]. Hypertension,2002,40(6):892～896.

[23]Young WF,Stanson AW,Thompson GB,et al. *Role for adrenal venous sampling in primary aldosteronism*[J]. Surgery,2004,136(6):1227～1235.

[24]曾龙驿,穆攀伟. 原发性醛固酮增多症的诊断与治疗现状[J]. 新医学,2004,35(6):325～327.

[25]Funder JW,Carey RM,Fardel C,et al. *Endocrine Society. Case detection, diagnosis, and treatment of patients with primary aldo- steronism: an endocrine society clinical practice guideline*[J]. J Clin Endocrinol Metab,2008,93(9):3266～3281.

[26]Young WF Jr,Klee GG. *Primary aldosteronism. Diagnostic eval- uation*[J]. Endocrinol Metab Clin North Am,1988,17(2):367～395.

[27]Kempers MJ,Lenders JW,van Outheusden L,et al. *Systematic review: diagnostic procedures to diferentiate unilateral from bi-lateral adrenal abnormality in primary aldosteronism*[J]. Ann Intern Med,2009,151(5):329～337.

[28]Young WF,Stanson AW. *What are the keys to sucesful adre- nal venous sampling(AVS) in patients with primary aldosteronism?*[J]. Clin Endocrinol,2009,70(1):14～17.

[29]Funder JW,Carey RM,Fardel C,et al. *Endocrine Society. Case detection, diagnosis, and treatment of patients with primary aldo-steronism: an endocrine society clinical practice guideline*[J]. J Clin Endocrinol Metab,2008,93(9):3266～3281.

[30]吴志远,张华,吴明达,等. 肾上腺静脉采样技术探讨[J]. 介入放射学杂志,2011,20(6):436～439.

[31]孙勇,倪才方. 肾上腺静脉采血[J]. 介入放射学杂志,2009,18(8):631～635.

[32] Daunt N. *Adrenal vein sampling: how to make it quick, easy, and sucesful*[J]. Radiographics,2005,25(Suppl 1):S143～158.

[33]Harvey A,Kline G,Pasieka JL. *Adrenal venous sampling in pri- mary aldosteronism: com-*

parison of radiographic with biochemical suces and the clinical decision-making with" les than ideal" testing[J]. Surgery,2006,140(6):847~855.

[34] Rosi. *Adrenal vein sampling in primary aldosteronism*[J]. Clin Endocrinol Metab,2012,97(5):1606~1614.

[35] Doppman JL, Gil Jr JR. *Hyperaldosteronism: sampling the adrenal veins*[J]. Radiology, 1996,198(2):309~312.

[36] Mancia G, De Backer G, Dominiczak A, et al. 2007 *Guidelines for the management of arterial hypertension*. European Heart Journal(2007)28,1462~1536. PMID:17562668.

[37] Kobori H, Nangaku M, Navar LG, et al. *The Intrarenal Renin-Angiotensin System: From Physiology to the Pathobiology of Hypertension and Kidney Disease*. Pharmacol Rev, 2007 September,59(3):251~287.

[38] Krum H, Schlaich M, Whitbourn R, et al. *Catheter-based renal sympathetic denervation for resistant hypertension: a multicentre safety and proof-of-principle cohort study*. Lancet,2009 Apr 11,373(9671).

[39] Esler MD, Krum H, Sobotka PA, et al. *Renal sympathetic denervation in patients with treatment-resistant hypertension (The Symplicity HTN-2 Trial): a randomised controlled trial*. Lancet,2010 Dec 4,376(9756).

[40] Brandt MC, Mahfoud F, Reda S, et al. *Renal sympathetic denervation reduces left ventricular hypertrophy and improves cardiac function in patients with resistant hypertension*. J Am Coll Cardiol,2012 Mar 6,59(10):901~9.

[41] Mahfoud F, Schlaich M, Kindermann I, et al. *Effect of renal sympathetic denervation on glucose metabolism in patients with resistant hypertension: a pilot study. Circulation*. 2011 May 10,123(18):1940~6.

[42] Deepak L. Bhatt, M. *D, A Controlled Trial of Renal Denervation for Resistant Hypertension*, N Engl J Med,2014,370:1393~1401.

[43] David E. *Kandzari, Predictors of blood pressure response in the SYMPLICITY HTN-3 trial*, European Heart Journal, November 16,2014.

[44] 蒋雄京. 中国高血压联盟关于经皮经导管射频消融去肾交感神经术治疗难治性高血压的立场和建议. 中华高血压杂志,2013,21(5):419~423.

[45] 蒋雄京. 经皮经导管射频消融去肾交感神经术治疗难治性高血压:挑战与机会并存,现实离期望多远? 中华高血压杂志,2013,21(5):401~402.

[46] Bunte MC, de Oliveira EI, Shishehbor MH. *Endovascular treatment of resistant and uncontrolled hypertension therapies on the horizon*. JACC: Cardiovasc Interv,2013,6(1):1~9.

[47] Bilgutay AM, Lillehei CW. *Surgical treatment of hypertension with reference to baropacing*. Am J Cardiol,1966,17:663~667.

[48] Schwartz S, Griffith L, Neistadt A, et al. *Chronic carotid sinus nerve stimulation in the treatment of essential hypertension*. Am J Surg,1967,114:5~15.

[49] Agishi T, Temples J, Peirce EC 2nd. *Electrical stimulation of the carotid sinus nerve as an*

experimental treatment of hypertension. J Surg Res,1969,9:305 ~309.

[50] Sica DA,KievalRS,Martin RC,et al. *Baroreflex hypertension therapy for resistant hypertension*. 20th Annual Scientific Meeting,May 2005. Am J Hypertens,2005,18:A213.

[51] Bisognano J,de Leeuw P,Irwin E,et al. *Reduced arrhythmia burden in a resistant hypertensive patient receiving baroreflex activation therapy from an implantable device*. Heart Rhythm,2009,6:S327.

[52] Tordoir JH,Scheffers I,Schmidli J,et al. *Animplantable carotid sinusbaroreflex activating system:surgical techniqueand short-term out come from a multicenter feasibility trial for the treatment of resistant hypertension*. Eur J Vasc Endovasc Surg,2007,33:414 ~421.

[53] Lobodzinski SS. *An implantabal device for the treatment of durg resistant hypertension*. Cardiol J,2010,17:100 ~103.

[54] Bisogano J,Sloand J,Papademetriou V,et al. *An implantable carotid sinus baroreflex activating system for drug-resistant hypertension:Interim chronic efficacy results from the multicenter Rheos feasibility trial*. Circulation,2006,114:II-575.

[55] Sanchez LA,IIliq K,Levy M,et al. *Implantable carotid sinus stimulator for the treatment of resistant hypertension:local effects on carotid artery morphology*. Ann Vasc Surg,2010,24:178 ~184.

[56] Lohmeier TE,Dwyer TM,Irwin ED,et al. *Prolonged activation of the baroreflex abolishes obesity-induced hypertension*. Hypertension,2007,49:1307 ~1314.

[57] deLeeuw P,Bisognano J,CodyR J,et al. *Chronic treatment of resistant hypertension with an implantable device: Preliminary results of European and United States Trials of Rheos Baroreflex Activa-tion*. Presented at ACC March 25,2007,Late-breaking Technology Session 2406.

[58] Schmidli J,Savolainen H,Eckstein F,et al. *Acutedevice-based blood pressure reduction: electricalactivation of the carotid baroreflex inpatients undergoing elective carotid surgery*. Vascular,2007,15:63 ~69.

[59] K,Kucera JP,Scheffers I,et al. *Effects of chronic baroreceptor stimulation on the autonomic cardiovascular regulation in patients with drug - resistant arterial hypertension*. Hypertension,2009,54:530 ~536.

[60] Heusser K,Tank J,Engeli S,et al. *Carotid baroreceptor stimulation,sympathetic activity,baroreflex function,and blood pressure in hypertensive patients*. Hypertension,2010,55:619 ~626.

[61] Bisognano JD,de Leeuw P,Bach DS,et al. *For the DEBuT-HT and Rheos Feasibility Investigators. Improved cardiac structure and diastolic flow velocities in early stage heart failure with chronic treatment using an implantable device:results from European and United States trials of the Rheos system*. J Am Coll Cardiol,2009,53:A188.

[62] SchefferslI J,KroonA A,SchmidiJ,et al. *Novelbaroreflex activation therapy inresistant hypertension:results of a European multi-center feasibility study*. J Am Coll Cardiol,2010,56:

1254 ~ 1258.

[63] Georqakopoulos D, Little WC, Abraham WE, et al. *Chronic baroreflex activation: a potential therapeutic approach to heart failure with preserved ejection fraction*. J Card Fail, 2011, 17: 167 ~ 178.

[64] Lovett EG, Schafer J, Kaufman CL. *Chronic baroreflex activation by the Rheos system: an overview of results from European and North American feasibility studies*. Conf Proc IEEE Enq Med Biol Soc, 2009: 4626 ~ 4630.